烟碱型乙酰胆碱受体信号通路在神经保护中的作用

Nicotinic Acetylcholine Receptor Signaling in Neuroprotection

（日）赤池日则　下原春　三须义明　主编
Akinori Akaike　Shun Shimohama　Yoshimi Misu

胡清源　侯宏卫　王红娟　主译

U0247202

化学工业出版社

·北京·

内容简介

本书围绕日本吸烟研究基金会（SRF）的支持研究项目——"长期刺激 nAChRs 引起的功能变化""大脑烟碱型乙酰胆碱受体与阿尔茨海默病——创新治疗策略的建议"和"吸烟与神经系统"，深入探讨了神经退行性疾病（如阿尔茨海默病）中 nAChRs 介导的神经保护作用。为了应对临床和实验室神经药理学和神经化学领域的快速发展，图书从不同角度全面深入地总结了基础研究中 nAChR 介导的神经保护，以及神经退行性疾病中有效神经保护策略临床应用的未来发展。

Nicotinic Acetylcholine Receptor Signaling in Neuroprotection, 1st edition/by Akinori Akaike, Shun Shimohama, Yoshimi Misu.

ISBN 978-981-10-8488-1

Copyright©2018 by Akinori Akaike, Shun Shimohama, Yoshimi Misu. All rights reserved.

This book is licensed under the terms of the Creative Commons Attribution 4.0 International License (http://creativecommons.org/licenses/by/4.0/).

图书在版编目（CIP）数据

烟碱型乙酰胆碱受体信号通路在神经保护中的作用 /（日）赤池日则，（日）下原春，（日）三须义明主编；胡清源，侯宏卫，王红娟主译. —北京：化学工业出版社，2022.10

书名原文：Nicotinic Acetylcholine Receptor Signaling in Neuroprotection

ISBN 978-7-122-41891-3

Ⅰ.①烟… Ⅱ.①赤… ②下… ③三… ④胡… ⑤侯… ⑥王… Ⅲ.①乙酰胆碱-作用-神经系统疾病 Ⅳ.①R741

中国版本图书馆 CIP 数据核字（2022）第 131736 号

责任编辑：李晓红   文字编辑：张春娥
责任校对：边 涛   装帧设计：刘丽华

出版发行：化学工业出版社（北京市东城区青年湖南街 13 号 邮政编码 100011）
印 装：北京印刷集团有限责任公司
710mm×1000mm 1/16 印张 13½ 字数 197 千字 2022 年 11 月北京第 1 版第 1 次印刷

购书咨询：010-64518888   售后服务：010-64518899
网 址：http://www.cip.com.cn
凡购买本书，如有缺损质量问题，本社销售中心负责调换。

定 价：98.00 元   版权所有 违者必究

译者人员名单

主译：胡清源　侯宏卫　王红娟

译者：胡清源　侯宏卫　王红娟　付亚宁

　　　田雨闪　陈　欢　韩书磊　刘　彤

　　　李凯欣　秦雨涵　张　浩　刘明达

　　　韩鹏飞　高铭遥　李倩楠　程浩平

　　　吴夏青　周文娟

前　言

烟碱型乙酰胆碱受体（nAChRs）是一种典型的配体门控离子通道，能引起跨质膜的阳离子选择性电流。在暴露于激动剂的情况下，nAChR 以一种活跃的开放状态存在，并引起神经元的快速去极化。除了急性离子反应外，人们普遍认为 nAChRs 介导了细胞功能的长期修饰。在习惯性吸烟和用乙酰胆碱酯酶（AChE）抑制剂治疗阿尔茨海默病期间，nAChRs 持续刺激较长时间。长期吸烟、尼古丁应用或暴露于乙酰胆碱酯酶抑制剂可诱导 nAChRs 上调，并且其在大多数情况下有助于细胞反应。这种长期的 nAChR 刺激有助于复杂的细胞内信号形成，导致中枢神经系统（CNS）中表达 nAChR 的细胞的功能变化。nAChRs 作为产生快速离子电流的配体门控离子通道的概念可能会被更复杂的机制所补充，其中 nAChRs 是触发细胞内信号转导逐渐改变细胞功能的重要元件。神经保护是尼古丁和乙酰胆碱酯酶抑制剂（包括用于治疗阿尔茨海默病的多奈哌齐）诱导的渐进性功能改变的主要效果之一。

本书的目的是描述目前关于 nAChR 刺激触发的信号转导在神经保护中的作用和机制的相关知识，以对抗神经退行性疾病危险因素的毒性效应，主要主题是神经退行性疾病（如阿尔茨海默病）中 nAChRs 介导的神经保护。本书的作者是由日本吸烟研究基金会（SRF）支持的研究项目的成员。SRF 项目的标题是"长期刺激 nAChRs 引起的功能变化""大脑烟碱型乙酰胆碱受体与阿尔茨海默病——创新治疗策略的建议"和"吸烟与神经系统"。在此感谢 SRF 多年来的支持。

为了应对临床和实验室神经药理学和神经化学领域的快速发展，我们深入报道了基础研究中 nAChR 介导的神经保护，以及神经退行性疾病中有效神经保护策略临床应用的未来发展。希望我们的工作将引起人们对中枢神经系统中尼古丁神经保护信号这一极具吸引力的课题的更大兴趣。

日本京都　　Akinori Akaike
日本札幌　　Shun Shimohama
日本横滨　　Yoshimi Misu

致　谢

我们感谢下面所列经费的友好支持：

第 1 章，来自日本科学促进会（JSPS）的科学研究资助金（KAKENHI）和日本吸烟研究基金会（SRF）的基金支持。

第 2 章，教育、文化、体育、科学和技术部（MEXT）的英才中心（COE）政府补贴的基金支持。日本名为"微剂量分子成像模式分子和基因靶向疗法的卓越中心"，来自 JSPS 的 KAKENHI，SRF 的基金支持和日本制药学会的 Naga Memorial Rescarch 奖学金。

第 3 章，福井大学生命科学研究实验室的支持，来自 JSPS 的 KAKENHI 和来自 SRF 的经费支持。

第 4 章，来自 JSPS 的 KAKENHI，来自日本内藤基金会 SRF 的赠款和 Naito 的经费支持。

第 5 章，来自 SRF 的基金支持。本章作者也感谢奥尔德里克·汉娜博士认真编辑手稿的贡献。

第 6 章，JSPS 的 KAKENHI，JSPS 的挑战性探索性救援基金，日本医学研究与发展署（AMED）的药品和医疗器械监管科学救援基金，SRF 的基金和小林国际基金会的基金支持。

第 7 章，JSPS 的 KAKENHI 和 SRF 的基金支持。

第 8 章，JSPS 的 KAKENHI 和 SRF 的基金支持。

第 9 章，来自 JSPS 的 KAKENHI，来自 AMED 的转化和临床研究核心中心项目以及来自 SRF 的基金支持。

第 10 章，来自 JSPS 的 KAKENHI 和来自 SRF 的基金支持。

最后，衷心感谢施普林格自然的编辑 Emmy Lee 和 Selvakumar Rajendran。

目 录

第 1 章

概述

Akinori Akaike[1]，Yasuhiko Izumi[2]

1 A. Akaike (✉)
Department of Pharmacology, Graduate School of Pharmaceutical Sciences, Kyoto University,
Kyoto, Japan
Wakayama Medical University, Wakayama, Japan
✉: aakaike@ps.nagoya-u.ac.jp
2 Y. Izumi
Department of Pharmacology, Graduate School of Pharmaceutical Sciences, Kyoto University,
Kyoto, Japan
Department of Pharmacology, Kobe Pharmaceutical University, Kobe, Japan

摘要：烟碱型乙酰胆碱受体（nAChR）是一种典型的配体门控离子通道。nAChR 激动剂能以毫秒量级唤起快速的兴奋性反应。除急性反应外，持续刺激 nAChRs 可诱导延迟的细胞反应，通过可能由 Ca^{2+} 内流触发的细胞内信号通路发挥神经保护作用。在中枢神经系统（CNS）表达最多的 nAChR 亚型是 α4（称为 α4β2）nAChRs 和 α7 nAChRs。长期接触烟碱或乙酰胆碱酯酶（AChE）抑制剂对谷氨酸、β-淀粉样蛋白和其他有害物质引起的神经毒性具有保护作用。烟碱神经保护作用由高钙通透性的 α7 nAChR 介导，尽管也有研究表明了 α4 nAChR 在烟碱神经保护中的作用。这些受体激动剂刺激导致神经营养素受体下游的磷脂酰肌醇 3-激酶（PI3K）-Akt 信号通路的激活。乙酰胆碱酯酶抑制剂，包括用于治疗阿尔茨海默病的多奈哌齐，也通过 nAChRs 而激活 PI3K-Akt 通路。长期 nAChR 刺激诱导的神经保护作用表明，在脑缺血和神经退行性疾病等病理生理条件下，CNS nAChRs 在促进神经元存活方面发挥着重要作用。阐明 nAChRs 的神经保护机制可能有助于开发治疗神经退行性疾病的新疗法。

关键词：乙酰胆碱；乙酰胆碱酯酶；神经保护；烟碱

1.1 简介

乙酰胆碱（ACh）是一种化学结构简单的小分子化合物，由胆碱和乙酸形成的酯组成。这种分子作为周围神经系统（包括运动神经、自主神经和中枢神经系统）中的神经递质，在维持动态平衡和大脑功能方面起着至关重要的作用。乙酰胆碱是由胆碱乙酰转移酶以胆碱和乙酰辅酶 A 为底物合成的（图 1.1）。神经兴奋时，神经末梢释放的乙酰胆碱酯酶（AChE）迅速降解为胆碱和乙酸。在突触裂隙中释放的乙酰胆碱作为其特定受体的激动剂，引起各种细胞反应。乙酰胆碱受体主要分为烟碱型乙酰胆碱受体（nAChRs）和毒蕈碱型乙酰胆碱受体（mAChRs）两大类。这些受体的名字来源于它们特定的激动剂：烟叶中含有的烟碱和从有毒蘑菇（*Amanita muscaria*）中分离出来的毒蕈碱。nAChRs 是配体门控离子通道，能引起快速去极化反应，进而引起神经元兴奋或骨骼肌收缩。另一方面，mAChRs 是具有代表性的 G 蛋白偶联受体，分类为 M1～M5（Caulfield and Birdsall 1998）。M1、M3 和 M5 受体与 GQ 型 G 蛋白相互作用，主要引起兴奋性反应，而 M2 和 M4 受体与 GI/GO 型 G 蛋白相互作用，引起超极化等抑制性反应。mAChRs 介导的反应相对较慢，而开放 nAChRs 的配体门控通道可诱导数毫秒级的快速细胞反应。

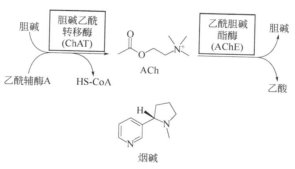

图 1.1 乙酰胆碱（ACh）的合成和代谢

乙酰胆碱转移酶（ChAT）和乙酰胆碱酯酶（AChE）参与乙酰胆碱（ACh）的合成和代谢。
ACh 是由乙酰辅酶 A 和胆碱合成的，释放辅酶 A（HS-CoA）

nAChRs 在骨骼肌和神经系统中高度表达。近年来，免疫细胞和神经胶质细胞中 nAChRs 的表达也引起了人们对炎症和神经退行性疾病潜在治疗靶点的关注（de Jonge and Ulloa 2007；Fujii et al. 2017；Jurado-Coronel et al. 2016）。在 Goodman 和 Gilman 的《治疗学的药理学基础》（第 12 版，2011）中，根据 nAChRs 的分布、亚单位组成和选择性拮抗剂的分类，nAChRs 可分为肌型（N_m）、外周神经元型（N_n）和中枢神经元型（CNS）三种。在分类上，中枢神经系统 AChRs 进一步分为两个亚型：$(α4)_2(β2)_3$（α-银环蛇毒素不敏感）和$(α7)_5$（α-银环蛇毒素敏感）。N_n AChRs 广泛表达于自主神经节和肾上腺髓质。CNS AChRs 在不同脑区的神经元和胶质细胞中均有表达。N_m AChRs 的典型拮抗剂之一是 d-Tubocurarine，这是一种从箭毒中提取的有毒生物碱，临床上用作神经肌肉接头的非去极化阻滞剂。六甲溴铵和甲戊胺是 N_n 和 CNS 型 AChRs 的选择性拮抗剂。

在所有类型的烟碱乙酰胆碱受体中，激动剂如 ACh 本身或烟碱诱导的离子通道开放并引起 Na^+ 和 Ca^{2+} 内流，这会触发细胞去极化并打开各种功能开关（Albuquerque et al. 2009）。与快速神经传递相关的烟碱型胆碱能反应很容易在交感神经的神经肌肉接头和神经节细胞的终板中被检测到。相比之下，检测中枢神经系统神经元的突触后烟碱反应相对困难，因为大多数神经元的烟碱型乙酰胆碱受体在暴露于烟碱激动剂时会迅速脱敏（Albuquerque et al. 2009；Alkondon et al. 1998；Frazier et al. 1998）。能够快速给药和清除药物的药物输送装置的发展，使得检测功能性 CNS nAChRs 介导的快速反应成为可能。虽然外周烟碱型乙酰胆碱受体参与骨骼肌收缩等快速反应，但在中枢神经系统表达的烟碱型乙酰胆碱受体往往参与相对缓慢的功能变化。例如，在大脑皮层，持续的 nAChR 刺激触发磷脂酰肌醇 3-激酶（PI3K）级联信号，这有助于神经保护（Kihara et al. 2001；Dajas-Bailador and Wonnacott 2004）。在海马神经元中，烟碱型乙酰胆碱受体诱导突触传递的长时程增强（Kenney and Good 2008）。烟碱型乙酰胆碱受体调节纹状体中多巴胺的释放（Exley and Cragg 2008）。此外，烟碱型乙酰胆碱受体是调节记忆和成瘾的重要因素之一（Molas et al. 2017；Nees 2015）。因此，除了通过离子通道的内向电流引起的膜去极化等快速反应外，烟碱型乙酰胆碱受体还可以在中枢神经系统神经元中产生更持久的效应，其中快速的阳离子内流可能触发复杂的细胞内信号通路的激活。

1.2　烟碱型乙酰胆碱受体的结构和药理特性

nAChRs 被归类为配体门控离子通道的半胱氨酸环（Cys-loop）家族的成员（Sine and Eagle 2006；Tsetlin et al. 2011）。Cys 环配体门控通道，又称 Cys 环受体，在神经系统产生兴奋性和抑制性突触后电位中起重要作用。NAChRs、γ-氨基丁酸 A 型受体（GABA$_A$）、甘氨酸受体和 5-羟色胺 3 型（5-HT$_3$）受体属于环状受体。这些受体由五个亚基组成，在中心充满水的孔隙周围形成五聚体构象。半胱氨酸环受体具有共同的结构特征，其特征环由两个半胱氨酸残基之间的二硫键形成。在 nAChRs 中，这两个半胱氨酸残基分离出 13 个高度保守的氨基酸，位于 α 亚基的胞外 N-末端结构域。据估计，这四个疏水的跨膜区形成了组成离子通道孔的 α-螺旋。通道孔内排列着来自受体五个亚基中每个亚基的第二跨膜结构域（TM2）的残基。胞外区主要由具有激动剂结合位点的 N-末端组成。

受体命名和药物分类国际基础和临床药理学委员会联合会（NC-IUPHAR，网址：http://www.GuidetopPharmacology.org/nciupar.jsp）根据已知的、自然发生的和/或异源表达的 nAChR 亚型的亚基组成，推荐了 nAChR 的命名和分类方案。在 nAChRs 中共鉴定出 17 个亚基（α1-10、β1-4、γ，δ 和 ε）。除了在鸟类中存在的 α8 外，其他所有的亚基都在哺乳动物中被发现。ACh 结合位点位于 N$_m$ AChRs 的 α 亚基和 δ 或 γ 亚基的界面，以及 N$_n$ 型和 CNS 型 AChRs 的 α 亚基和 β 亚基或两个相邻的 α 亚基的界面（图 1.2）。所有的 α 亚基在 ACh 结合位点附近都有两个串联的半胱氨酸残基。相比之下，β、γ、δ 和 ε 亚基缺少这些半胱氨酸残基。成年动物的 N$_m$ AChRs 具有化学计量比(α1)$_2\beta$1$\delta\varepsilon$，而在胚胎肌和失神经的成年肌肉中表达的 N$_m$ AChRs 具有化学计量比(α1)$_2\beta$1$\gamma\delta$（Lukas et al. 1999）。其他类型的 nAChRs 主要在神经元中表达（表 1.1）。它们被组装成 α2-α6 和 β2-β4 亚基或 α7、α8 和 α9

亚基的组合，形成功能性同源低聚物。N_m AChRs 及其某些 CNS AChRs 亚型（α7、α8、α9 和 α10）对 α-银环蛇毒素敏感，银环蛇毒素是一种从鼠毒中提取的著名神经毒性蛋白。

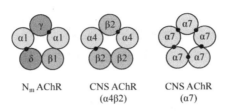

图 1.2　激动剂结合位点的亚基组装和位置示例

大圆圈表示烟碱型乙酰胆碱受体（nAChR）的亚单位。小的实心圆圈表示乙酰胆碱的结合位点。
N_m AChR 表示肌型乙酰胆碱受体；CNS AChR 表示中枢神经系统乙酰胆碱受体

表 1.1　烟碱型乙酰胆碱受体的特点

亚型	初级亚基组成	钙离子通透性	主要位置	α-银环蛇毒素敏感性
α1	$(α1)_2β1γδ$，$(α1)_2β1δε$	低	神经与肌肉连接处	敏感
α2	α2β2，α2β4	低	CNS	不敏感
α3	α3β2，α3β4	低	中枢神经系统自主神经节	不敏感
α4	$(α4)_3(β2)_2$，$(α4)_2(β2)_3$	低	CNS	不敏感
α5	α3β2α5，α3β4α5，$(α4)_2(β2)_2α5$	高	中枢神经系统自主神经节	不敏感
α6	α6β2β3，α6α4β2β3	高	CNS	不敏感
α7	$(α7)_5$	高	中枢神经系统，非神经细胞	敏感
α8（仅限鸟类）	$(α8)_5$	高	CNS	敏感
α9	$(α9)_5$，α9α10	高	机械感觉毛细胞	敏感
α10	α9α10	高	机械感觉毛细胞	敏感

对于 α2、α3、α4 以及 β2 和 β4 亚基，α 和 β（例如 α3β4 和 α4β2）的配对组合在体外足以形成功能受体，但在体内可能存在更复杂的异构体。在这些亚基组合中，α3β4 亚基组合在自主神经节神经元的 nAChR 中占主导地位。α5 和 β3 亚基与另一对 α 和 β 如 α4α5αβ2、α4β2β3、α5α6β2 以第三亚单位的形式表达时，参与了功能性异源低聚体受体的形成。α6 亚基

在体外与 β4 共表达时可形成功能性受体。α7 亚基形成功能性同源低聚物，该亚基还可以与 β 亚基结合形成异源低聚体组件，如 α7β2。α8 和 α9 亚基表现出与 α7 亚基相似的性质。为了实现 α10 亚基的功能性表达，需要与 α9 进行共组装。

nAChRs 的亚型可以根据主要的 α 亚基（α1-α10）进行分类，因为 α 亚基在激动剂结合触发离子通道开放的过程中起着关键作用，而亚型选择性拮抗剂，如 α-银环蛇毒素，则根据 α 亚基的组合来区分受体（见表 1.1）。根据这种受体分类，N_m AChRs 可以定义为 α1nAChRs，因为 α1 亚基只在骨骼肌中高表达，而其他 α 亚基在该组织中没有被检测到。N_n 和 CNS AChRs 大致可分为两个亚类，即 α2-α6 nAChRs，其由 α-和 β-亚基组合而成，以及 α7-α9 nAChRs，其形成同源低聚体。前一个亚群 α2-α6 nAChRs 对 α-银环蛇毒素不敏感，而后一个亚群 α7-α9 nAChRs 对该毒素敏感。同源低聚受体 α7-α9 的离子通道具有高钙通透性。α5 和 α6 异寡体受体也表现出较高的钙离子通透性。

在这些神经元受体中，α3 nAChR 在自主神经节中高表达，但在中枢神经系统也有表达。在中枢神经系统中表达的最主要的 nAChR 亚型是 α4，即 α4β2 和 α7 nAChRs（Dani 2015）。这两个亚基的表达在中枢神经系统的广泛区域都能检测到（表 1.2）。在大脑皮层也检测到了 α2 和 α5 亚单位。越来越多的证据还表明，在免疫细胞和神经胶质细胞中表达的 α7 nAChR 具有抗炎和神经保护作用（Egea et al. 2015；Morioka et al. 2015）。

表 1.2　烟碱型乙酰胆碱受体在中枢神经系统中的分布

α2	α3	α4	α5	α6	α7
皮质		皮质	皮质		皮质
海马	海马	海马	海马		海马
		纹状体	纹状体	纹状体	
杏仁核		杏仁核			杏仁核
		丘脑			
下丘脑		下丘脑			下丘脑
	黑质	黑质	黑质	黑质	黑质
	小脑	小脑			小脑
	脊髓	脊髓			脊髓

1.3　烟碱型乙酰胆碱受体介导的神经保护作用

人们普遍认为谷氨酸是一种兴奋性神经递质，但在缺血等病理条件下也有兴奋性神经毒性作用（Meldrum and Garthwaite 1990；Duggan and Choi 1994；Brsai et al. 2015）。除了脑缺血，谷氨酸的神经毒性也被认为是阿尔茨海默病和帕金森病等神经退行性疾病的风险因素之一。Mattson 的研究（1989）首次报道了胆碱能系统参与谷氨酸的神经毒性，表明刺激 mAChR 可增强海马体的谷氨酸神经毒性。Olney 等（1991）的研究结果表明，MK801 阻断 N-甲基-D-天冬氨酸（NMDA）受体可引起中枢胆碱能系统的去抑制，并引起 mAChRs 的过度刺激。他们推测，由于 mAChR 的间接刺激，MK801 偶尔会引起神经毒性，而不是神经保护。因此，在谷氨酸神经毒性导致神经变性的病理状态下，mAChRs 很可能促进神经元死亡。

另一方面，越来越多的证据表明，nAChRs 在谷氨酸神经毒性中起到保护作用。大约 20 年前，Akaike 等（1994）和 Kane ko 等（1997）报道了大脑皮层中谷氨酸神经毒性被烟碱和其他烟碱乙酰胆碱受体激动剂所抑制。由于 NMDA 受体被认为是大脑皮层谷氨酸细胞毒性的主要途径，烟碱被认为可以通过保护 NMDA 受体介导的细胞内反应诱导神经元死亡来预防谷氨酸神经毒性。烟碱的神经保护作用可分别被 N_n 和 CNS 型 nAChR 拮抗剂六甲基铵和甲戊胺所拮抗，表明烟碱是通过对 nAChR 的选择性作用而发挥神经保护作用的。据我们所知，我们的研究（Akaike et al. 1994）是 nAChRs 在中枢神经系统发挥神经保护作用的第一个证据。在这项研究中，烟碱明显逆转谷氨酸的细胞毒性，而毒扁豆碱则加剧了谷氨酸的细胞毒性。同时作用于烟碱和毒扁豆碱受体的卡巴胆碱降低了谷氨酸的细胞毒性，尽管它的作用不如烟碱那么强。这些观察表明，nAChRs 和 mAChRs 对谷氨酸细胞毒性具有相反的作用。此外，nAChR 介导的神经保护研究结果表明，在脑缺血等病理条件下，烟碱胆碱能系统在促进神经元存活方面发挥了作用。烟碱的神经保护作用的一个特征是，长期接触超过一个小时是必要的，以减轻谷氨酸的神经毒性。根据我们在大脑皮层的发现，已经在大脑的不同区域检测到了由 nAChRs 介导的神经保护效应，包括海马（Dajas-Bailador et al. 2000；Liu and Zhao 2004）、纹状体（Ohnishi et al. 2009）、黑质中的多巴胺能神经元（Takeuchi et al. 2009）和脊髓（Nakamizo et al. 2005；Toborek et al. 2007）。在这些研究中检测到的烟碱神经保护估计是由神经元中表达的 nAChR 介导的，尽管 α7 nAChR 激活的小胶质细胞在烟碱神经保护中也起到了作用（Morioka et al. 2015）。

烟碱对谷氨酸神经毒性的保护作用不太可能是由于它对 NMDA 受体的直接作用，尽管有报道表明烟碱部分抑制了 NMDA 受体。Aizenman 等（1991）的研究成果已经证明烟碱激动剂部分抑制了培养的大脑皮层神经元的全细胞 NMDA 诱导的反应。Akaike 等（1991）还报道了胆碱能药物对 Meynert 神经元基底核 NMDA 反应的调节作用。这些研究表明，烟碱激动剂具有直接与 NMDA 受体相互作用并调节其功能的特性。在这种情况下，同时应用烟碱和谷氨酸或短期烟碱暴露可能通过直接修饰 NMDA 受体而影响谷氨酸的神经毒性。然而，如上所述，长期暴露超过一个小时对于检测烟碱神经保护是必要的（Akaike et al. 1994；Kaneko et al. 1997）。此外，中枢神经系统 nAChR 拮抗剂可拮抗烟碱对谷氨酸细胞毒性的保护作用。因此，尽管烟碱与 NMDA 受体的直接相互作用可能增强烟碱诱导的神经保护，但持续刺激 nAChRs 而不是直接抑制 NMDA 受体被认为是烟碱诱导的神经保护的主要途径。

在包括大脑皮层在内的前脑中，α7 nAChRs、α7 亚基的同源低聚体和 α4β2 nAChRs、α4 和 β2 亚基的异源低聚体是 CNS nAChRs 的主要亚型（Albuquque et al. 2009；Zoli et al. 2015）。据报道，烟碱对谷氨酸神经毒性的保护作用可被选择性 α7 nAChR 拮抗剂 α-银环蛇毒素（α-bungarotoxin）和甲基琥珀酸乌头碱（methyllycaconitine），以及选择性 α4β2 nAChR 拮抗剂二氢-β-乙二胺嘧啶所拮抗（Kaneko et al. 1997）。α7 nAChR 引起了更多的关注，认为与阿尔茨海默病有关，淀粉样蛋白（Aβ）是阿尔茨海默病的一个众所周知的危险因素，它在几种情况下都与 α7nAChR 结合，包括在患阿尔茨海默病死后的大脑中（Wang et al. 2000；Parri et al. 2011）。一种选择性的 α7 nAChR 激动剂 3-(2,4)-二甲氧基苯基亚甲基花叶菜碱（DMXB），在体外对谷氨酸的神经毒性和在体脑缺血显示出强大的神经保护作用

(Shimohama et al. 1998)。烟碱和 DMXB 可抑制 β 诱导的神经毒性（Kihara et al. 1997）。烟碱和 DMXB 对 Aβ 毒性的保护作用可被 α-银环蛇毒素拮抗，提示刺激 α7 nAChRs 是抑制 Aβ 神经毒性的关键。人们普遍认为 Aβ 的 β 片状构象是引起其神经毒性所必需的（Fändrich et al. 2011）。烟碱可能影响 Aβ 的 β 片状构象，从而减轻其毒性或调节生存信号。然而，据报道，烟碱和 DMXB 都不影响 β 片段的构象（Kihara et al. 1999）。因此，α7 nAChRs 下游的信号转导可能参与烟碱对 Aβ 神经毒性的保护作用。

1.4 烟碱型乙酰胆碱受体触发的细胞内信号转导

当暴露于激动剂时，nAChR 以一种活跃的开放状态存在，并引起毫秒级的快速去极化。因此，nAChR 被归类为一种兴奋性受体，能在神经细胞、肌肉细胞和分泌细胞中引起快速兴奋。激动剂诱发电流的进行性下降表明通道关闭。当进一步暴露于激动剂时，nAChRs 以不敏感、无功能的状态存在。除了这种短期反应外，人们还认识到 nAChRs 通过特定的信号通路介导细胞功能的长期改变（Dajas-Bailado and Wonnacott 2004）。nAChRs，特别是 α7 nAChRs，能产生特异而复杂的钙信号，包括腺苷酸环化酶、蛋白激酶 A、蛋白激酶 C、钙离子钙调素依赖性激酶和磷脂酰肌醇 3-激酶（PI3K）（图 1.3）。这些磷酸化的下游靶点激活与胞吐和细胞外信号调节的丝裂原活化蛋白激酶（ERK）相关的神经元功能相关的细胞信号。Kihara 等（2001）发现，α7 nAChR 刺激促进了 PI3K-Akt 信号转导，抑制了 Aβ 的神经毒性。

PI3K 磷酸化 Akt（或称为蛋白激酶 B），它是一种丝氨酸/苏氨酸激酶。PI3-Akt 级联激活可刺激 B 细胞淋巴瘤 2（Bcl-2）家族成员，发挥抗凋亡因子的作用。已有研究表明，非受体类型 Src 酪氨酸激酶家族成员 Fyn 与 α7 nAChRs 相关，但目前尚不清楚是否有其他 Src 家族成员参与了 nAChRs 下游的级联反应。一项 nAChRs 和 Fyn 之间的关系研究中，表明烟碱诱导的儿茶酚胺释放依赖于 Fyn 和细胞外 Ca^{2+} 的存在（Allen et al.1996）。在 Kihara 等（2001）的研究中，Src 酪氨酸激酶抑制剂降低 Akt

磷酸化。此外，PI3K 和 Fyn 与 α7 nAChRs 有物理联系。这些发现提示，nAChR 刺激通过 Fyn 到 PI3K 的信号转导导致 Akt 磷酸化。Ca^{2+} 可能通过 α7 nAChR 离子通道的内流参与了这一过程。有人提出，激活 PI3K-Akt 导致 Bcl-2 上调以促进神经元存活（Matsuzaki et al. 1999；Kihara et al. 2001）。

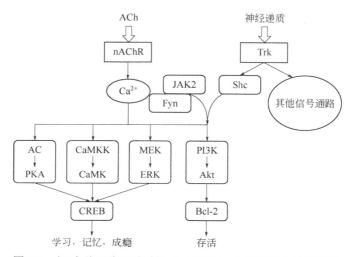

图 1.3　烟碱型乙酰胆碱受体（nAChR）介导的脑内信号通路

AC—腺苷酸环化酶；ACh—乙酰胆碱；Akt—AKT8 病毒癌基因细胞同源物；Bcl-2—B 细胞淋巴瘤 2；CaMK—钙/钙调蛋白依赖性蛋白激酶；CaMKK—钙/钙调蛋白依赖性蛋白激酶激酶；CREB—cAMP 反应元件结合蛋白；ERK—细胞外信号调节激酶；Fyn—FGR/Yes 相关新蛋白；JAK2—Janus 激活激酶 2；MEK—MAPK/ERK 激酶；nAChR—烟碱型乙酰胆碱受体；PI3K—磷脂酰肌醇 3 激酶；PKA—蛋白激酶 A；Shc—含 SH2 的胶原相关蛋白；Trk—原肌球蛋白受体激酶

CNS nAChRs 下游的细胞内信号通路被认为是神经营养因子［包括神经生长因子（NGF）和脑源性神经营养因子（BDNF）］神经保护作用的主要途径（Dajas-Bailador and Wonnacott 2004；Lim et al. 2008）。已知 NGF 和 BDNF 影响中枢和外周神经元的存活和分化。由于神经营养因子的作用，PI3K/Akt 信号级联在神经元存活中起着关键作用（Chan et al. 2014）。据报道，NGF 和 BDNF 以时间依赖的方式预防谷氨酸的神经毒性，在大于 1h 的时间内显示出显著的神经保护作用（Shimohama et al. 1993a，b；Kume et al. 1997，2000）。每种神经营养因子都与特定的原肌球蛋白受体激酶（Trk）受体相互作用。Trk 受体对神经营养因子家族成员具有选择性。TrkA、TrkB

和 TrkC 分别是 NGF、BDNF 和神经营养素 3 的优先受体（Kalb 2005）。与这些高亲和力受体相反，低亲和力神经营养素受体 p75 与所有神经营养素成员相互作用。BDNF 通过 TrkB 促进包括大脑皮层在内的几个大脑区域的神经元存活。此外，nAChRs 看起来传递的生存信号类似于神经营养素 Trk 受体下游的信号（Dajas-Bailado and Wonnacott 2004）。因此，烟碱和神经营养素在神经保护的时程和信号通路方面表现出相似的特性。

1.5　用于治疗阿尔茨海默病的乙酰胆碱酯酶抑制剂

持续刺激 nAChRs 可抑制谷氨酸的神经毒性，这一发现提示烟碱胆碱能系统可能是促进中枢神经系统神经元存活的一个因素。包括容易渗透血脑屏障的多奈哌齐在内的 AChE 抑制剂可用于治疗阿尔茨海默病。Takada 等（2003）报道，在培养的皮层神经元中，包括多奈哌齐、加兰他敏和他克林在内的 AChE 抑制剂可抑制谷氨酸的神经毒性，尽管同时添加 AChE 抑制剂和谷氨酸并不显示出神经保护作用。乙酰胆碱酯酶抑制剂的神经保护作用可被神经和中枢 AChR 拮抗剂（包括甲乙酰胺和甲基乌头碱）拮抗，但不能被 mAChR 拮抗剂东莨菪碱拮抗。因此，乙酰胆碱酯酶抑制剂似乎具有与烟碱神经保护特性相似的神经保护作用。乙酰胆碱酯酶抑制剂如多奈哌齐显著抑制长期给予低浓度谷氨酸诱导的神经元凋亡。对 PI3K 参与 AChE 抑制剂保护作用的研究表明，多奈哌齐和加兰他明的神经保护作用与 Fyn、Janus 激活激酶 2（JAK2）和 PI3K 有关（Takada-Takatori et al. 2006；Akaike et al. 2010）。此外，这些中枢 AChE 抑制剂还促进 Akt 的磷酸化，提高 Bcl-2 蛋白的表达水平。这些结果表明，PI3K-Akt 信号通路在乙酰胆碱酯酶抑制剂的保护机制中起重要作用。

nAChRs 也被认为是介导吸烟药理作用的主要功能分子。烟碱是烟草的主要成分，可以刺激所有亚型的 nAChR，尽管烟碱诱导的乙酰胆碱受体快速脱敏速度比 ACh 更快（Albuquerque et al. 2009）。一些临床研究表明，散发性帕金森病的患病率和吸烟史与 nAChR 和神经退行性疾病呈负相关，尽管尚不能就阿尔茨海默病与吸烟之间的关系得出明确的结论（Godwin-

Austen et al. 1982；Tanner et al. 2002；Ulrich et al. 1997）。此外，加兰他敏对 α7 nAChR 具有变构增强作用，被用来治疗阿尔茨海默病（Albuquerque et al. 2001；Santos et al. 2002）。有趣的是，长期吸烟或烟碱的使用诱导 nAChRs 上调，并且在大多数情况下，促进其功能（Brody et al. 2013；Govind et al. 2009）。这种现象非常独特，因为在包括 mAChRs 在内的大多数神经元受体中，特定激动剂的长期受体刺激通常会导致受体下调和受体功能降低。此外，包括多奈哌齐在内的乙酰胆碱酯酶抑制剂诱导 nAChRs 显著上调（Kume et al. 2005；Takada-Takatori et al. 2010）。PI3-Akt 通路的激活是多奈哌齐长期暴露后 nAChR 上调所必需的。长期接触烟碱和 AChE 抑制剂后受体上调可能与 nAChRs 的多种特性有关，从增强学习和记忆到成瘾和神经保护，尽管上调的确切机制尚不完全清楚。

1.6　总结

　　烟碱可诱导数毫秒量级的 nAChR 快速电流，而持续的烟碱暴露可诱导延迟的细胞内反应。神经保护是中枢神经系统 nAChRs 介导的主要延迟反应之一。持续 nAChR 刺激的神经保护作用机制不能仅仅通过离子通道开放引起的去极化后的简单兴奋反应来描述，而是通过激活细胞内的 PI3K-Akt 信号通路导致抗凋亡蛋白 Bcl-2 的上调来描述。α7 nAChR 具有较高的钙离子通透性，在烟碱神经保护中起重要作用。Ca^{2+} 作为第二信使的代谢变化可能在 nAChRs 下游信号的触发中起重要作用。因此，可以认为 nAChRs 与两种类型的细胞功能有关：一种是快速去极化，另一种是导致神经保护的缓慢细胞内反应（图 1.4）。烟碱和其他 nAChR 激动剂既能引起急性反应，又能引起延迟反应；前者涉及受体脱敏，后者涉及受体上调。另一方面，乙酰胆碱酯酶抑制剂直接或间接刺激 nAChRs 而没有引起明显的急性反应（Akaike et al. 2010；Takada-Takatori et al. 2010）。用来治疗阿尔茨海默病的 AChE 抑制剂长期应用于神经保护和 nAChR 上调，提示 CNS nAChRs 是神经元防御病理生理条件下神经退行性变危险因素机制的重要组成部分。

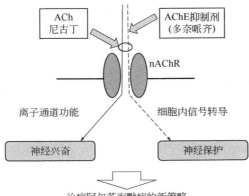

图 1.4　烟碱型乙酰胆碱受体（nAChR）在中枢神经系统（CNS）中可能的作用示意

乙酰胆碱（ACh）和烟碱作用于 CNS nAChR，既通过离子通道功能发挥神经兴奋作用，又通过细胞内信号
转导发挥神经保护作用。乙酰胆碱酯酶（AChE）抑制剂，如多奈哌齐，在没有神经兴奋的
情况下起到神经保护作用

参考文献

Aizenman E, Tang LH, Reynolds IJ (1991) Effects of nicotinic agonists on the NMDA receptor. Brain Res 551: 355-357.

Akaike N, Harata N, Tateishi N (1991) Modulatory action of cholinergic drugs on N-methyl-D-aspartate response in dissociated rat nucleus basalis of Meynert neurons. Neurosci Lett 130: 243-247.

Akaike A, Tamura Y, Y okota T et al (1994) Nicotine-induced protection of cultured cortical neurons against N-methyl-D-aspartate receptor-mediated glutamate cytotoxicity. Brain Res 644: 181-187.

Akaike A, Takada-Takatori Y, Kume T et al (2010) Mechanisms of neuroprotective effects of nicotine and acetylcholinesterase inhibitors: role of α4 and α7 receptors in neuroprotection. J Mol Neurosci 40: 211-216. https://doi.org/10.1007/s12031-009-9236-1.

Albuquerque EX, Santos MD, Alkondon M (2001) Modulation of nicotinic receptor activity in the central nervous system: a novel approach to the treatment of Alzheimer disease. Alzheimer Dis Assoc Disord 5 (Suppl 1): S19-S25.

Albuquerque EX, Pereira FR, Alkondon M et al (2009) Mammalian acetylcholine receptors: from structure to function. Physiol Rev 89: 73-120.

Alkondon M, Pereira EF, Albuquerque EX (1998) α-bungarotoxin- and methyllycaconitine-sensitive nicotinic receptors mediate fast synaptic transmission in interneurons of rat hippocampal slices. Brain Res810: 257-263.

Allen CM, Ely CM, Juaneza MA et al (1996) Activation of Fyn tyrosine kinase upon secretagogue stimulation of bovine chromaffin cells. J Neurosci Res 44: 421-429.

Brassai A, Suvanjeiev RG, Bán E et al (2015) Role of synaptic and nonsynaptic glutamate receptors in ischemia induced neurotoxicity. Brain Res Bull 112: 1-6. https: //doi.org/10.1016/ j.brainresbull.2014.12.007.

Brody AL, Mukhin AG, La Charite J et al (2013) Up-regulation of nicotinic acetylcholine receptors in menthol cigarette smokers. Int J Neuropsychopharmacol 16: 957-966. https: //doi.org/10.1017/S1461145712001022.

Caulfield MP, Birdsall NJ (1998) International Union of Pharmacology. XVII. Classification of muscarinic acetylcholine receptors. Pharmacol Rev 50: 279-290.

Chan KM, Gordon T, Zochodne DW et al (2014) Improving peripheral nerve regeneration: from molecular mechanisms to potential therapeutic targets. Exp Neurol 261: 826-835. https: //doi.org/10.1016/j.expneurol.2014.09.006.

Dajas-Bailador F, Wonnacott S (2004) Nicotinic acetylcholine receptors and the regulation of neuronal signaling. Trends Pharmacol Sci 25: 317-324.

Dajas-Bailador FA, Lima PA, Wonnacott S (2000) The α7 nicotinic acetylcholine receptor subtype mediates nicotine protection against NMDA excitotoxicity in primary hippocampal cultures through a Ca2+ dependent mechanism. Neuropharmacology 39: 2799-2807.

Dani JA (2015) Neuronal nicotinic acetylcholine receptor structure and function and response to nicotine. Int Rev Neurobiol 124: 3-19. https: //doi.org/10.1016/bs.irn.2015.07.001.

de Jonge WJ, Ulloa L (2007) The α7 nicotinic acetylcholine receptor as a pharmacological target for inflammation. Br J Pharmacol 151: 915-929.

Duggan LL, Choi DW (1994) Excitotoxicity, free radicals, and cell membrane changes. Ann Neurol 35 (Suppl): S17-S21.

Egea J, Buendia I, Parada E et al (2015) Anti-inflammatory role of microglial α7 nAChRs and its role in neuroprotection. Biochem Pharmacol 97: 463-472. https: //doi.org/10.1016/j.bcp. 2015.07.032.

Exley R, Cragg SJ (2008) Presynaptic nicotinic receptors: a dynamic and diverse cholinergic filter of striatal dopamine neurotransmission. Br J Pharmacol 153 (Suppl 1): S283-S297.

Fändrich M, Schmidt M, Grigorieff N (2011) Recent progress in understanding Alzheimer's β-amyloid structures. Trends Biochem Sci 36: 338-345. https: //doi.org/10.1016/j.tibs. 2011.02.002.

Frazier CJ, Buhler A V, Weiner JL et al (1998) Synaptic potentials mediated via α-bungarotoxin-sensitive nicotinic acetylcholine receptors in rat hippocampal interneurons. J Neurosci 18: 8228-8235.

Fujii T, Mashimo M, Moriwaki Y et al (2017) Expression and function of the cholinergic system in immune cells. Front Immunol 8: 1085. https: //doi.org/10.3389/fimmu.2017.01085.

Godwin-Austen RB, Lee PN, Marmot MG, Stern GM (1982) Smoking and Parkinson's disease. J Neurol Neurosurg Psychiatry 45: 577-581.

Govind AP, V ezina P, Green WN (2009) Nicotine-induced upregulation of nicotinic receptors: underlying mechanisms and relevance to nicotine addiction. Biochem Pharmacol 78: 756-765. https: //doi.org/10.1016/j.bcp.2009.06.011.

Jurado-Coronel JC, Avila-Rodriguez M, Capani F et al (2016) Targeting the nicotinic acetylcholine receptors (nAChRs) in astrocytes as a potential therapeutic target in Parkinson's disease. Curr Pharm Des 22: 1305-1311.

Kalb R (2005) The protean actions of neurotrophins and their receptors on the life and death of neurons. Trends Neurosci 28: 5-11.

Kaneko S, Maeda T, Kume T et al (1997) Nicotine protects cultured cortical neurons against glutamate- induced cytotoxicity via α7-neuronal receptors and neuronal CNS receptors. Brain Res 765: 135-140.

Kenney JW, Gould TJ (2008) Modulation of hippocampus-dependent learning and synaptic plasticity by nicotine. Mol Neurobiol 38: 101-121. https: //doi.org/10.1007/s12035-008-8037-9.

Kihara T, Shimohama S, Sawada H et al (1997) Nicotinic receptor stimulation protects neurons against β-amyloid toxicity. Ann Neurol 42: 159-163.

Kihara T, Shimohama S, Akaike A (1999) Effects of nicotinic receptor agonists on β -amyloid beta-sheet formation. Jpn J Pharmacol 79: 393-396.

Kihara T, Shimohama S, Sawada H et al (2001) α7 nicotinic receptor transduces signals to phosphatidylinositol 3-kinase to block A β-amyloid-induced neurotoxicity. J Biol Chem 276: 13541-13546.

Kume T, Kouchiyama H, Kaneko S et al (1997) BDNF prevents NO mediated glutamate cytotoxicity in cultured cortical neurons. Brain Res 765: 200-204.

Kume T, Nishikawa H, Tomioka H et al (2000) p75-mediated neuropro-tection by NGF against glutamate cytotoxicity in cortical cultures. Brain Res 852: 279-289.

Kume T, Sugimoto M, Takada Y et al (2005) Up-regulation of nicotinic acetylcholine receptors by central-type acetylcholinesterase inhibitors in rat cortical neurons. Eur J Pharmacol 527: 77-85.

Lim JY, Park SI, Oh JH (2008) Brain-derived neurotrophic factor stimulates the neural differentiation of human umbilical cord blood-derived mesenchymal stem cells and survival of differentiated cells through MAPK/ERK and PI3K/Akt-dependent signaling pathways. J Neurosci Res 86: 2168-2178. https: //doi.org/10.1002/jnr.21669.

Liu Q, Zhao B (2004) Nicotine attenuates beta-amyloid peptide-induced neurotoxicity, free radical and calcium accumulation in hippocampal neuronal cultures. Br J Pharmacol 141: 746-754.

Lukas RJ, Changeux J-P, Novere NL (1999) International Union of Pharmacology. XX. Current status of the nomenclature for nicotinic acetylcholine receptors and their subunits. Pharmacol Rev 51: 397-401.

Matsuzaki H, Tamatani M, Mitsuda N (1999) Activation of Akt kinase inhibits apoptosis and changes in Bcl-2 and Bax expression induced by nitric oxide in primary hippocampal neurons. J Neurochem 73: 2037-2046.

Mattson MP (1989) Acetylcholine potentiates glutamate-induced neurodegeneration in cultured hippocampal neurons. Brain Res 497: 402-406.

Meldrum B, Garthwaite J (1990) Excitatory amino acid neurotoxicity and neurodegenerative disease. Trends Pharmacol Sci 11: 379-387.

Molas S, DeGroot SR, Zhao-Shea R et al (2017) Anxiety and nicotine dependence: emerging role of the habenulo-interpeduncular axis. Trends Pharmacol Sci 38: 169-180. https: //doi.org/10.1016/j.tips.2016.11.001.

Morioka N, Harano S, Tokuhara M et al (2015) Stimulation of α7 nicotinic acetylcholine receptor regulates glutamate transporter GLAST via basic fibroblast growth factor production in cultured cortical microglia. Brain Res 1625: 111-120. https: //doi.org/10.1016/j.brainres.2015.08.029.

Nakamizo T, Kawamata J, Yamashita H et al (2005) Stimulation of nicotinic acetylcholine receptors protects motor neurons. Biochem Biophys Res Commun 330: 1285-1289.

Nees F (2015) The nicotinic cholinergic system function. Neuropha-rmacology 96 (Pt B): 289-301. https: //doi.org/10.1016/j.neuropharm.2-014.10.021.

Ohnishi M, Katsuki H, Takagi M et al (2009) Long-term treatment with nicotine suppresses neurotoxicity of, and microglial activation by, thrombin in cortico-striatal slice cultures. Eur J Pharmacol 602: 288-293. https: //doi.org/10.1016/j.ejphar.

Olney JW, Labruyere J, Wang G et al (1991) NMDA antagonist neurotoxicity: mechanism and prevention. Science 254: 1515-1518.

Parri HR, Hernandez CM, Dineley KT (2011) Research update: α7 nico-tinic acetylcholine receptor mechanisms in Alzheimer's disease. Biochem Pharmacol 82: 931-942. https: //doi.org/10.1016/j.bcp.2011.06.039.

Santos MD, Alkondon M, Pereira EF et al (2002) The nicotinic allosteric potentiating ligand galantamine facilitates synaptic transmission in the mammalian central nervous system. Mol Pharmacol 61: 1222-1234.

Shimohama S, Ogawa N, Tamura Y et al (1993a) Protective effect of nerve growth factor against glutamate-induced neurotoxicity in cultured cortical neurons. Brain Res 632: 269-302.

Shimohama S, Tamura Y, Akaike A et al (1993b) Brain-derived neurot-rophic factor pretreat-ment exerts a partially protective effect against glutamate-induced neurotoxicity in cultured rat cortical neurons. Neurosci Lett 164: 55-58.

Shimohama S, Greenwald DL, Shafron DH et al (1998) Nicotinic α7 receptors protect against glutamate neurotoxicity and neuronal ischemic damage. Brain Res 779: 359-363.

Sine SM, Eagle AG (2006) Recent advances in Cys-loop receptor structure and function. Nature 440: 448-455. https: //doi.org/10.1038/nature04708.

Takada Y, Y onezawa A, Kume T et al (2003) Nicotinic acetylcholine receptor-mediated neuroprotection by donepezil against glutamate neurotoxicity in rat cortical neurons. J Pharmacol Exp Ther 306: 722-727.

Takada-Takatori Y, Kume T, Sugimoto M et al (2006) Acetylcholinestera-se inhibitors used in treat-ment of Alzheimer's disease prevent glutamate neurotoxicity via nicotinic acetylcholine receptors and phosphatidylinosi-tol 3-kinase cascade. Neuropharmacology 51: 474-486.

Takada-Takatori Y, Kume T, Izumi Y et al (2010) Mechanisms of chronic nicotine treatment-induced enhancement of the sensitivity of cortical neurons to the neuroprotective effect of donepezil in cortical neurons. J Pharmacol Sci 112: 265-272.

Takeuchi H, Yanagida T, Inden M et al (2009) Nicotinic receptor stimulation protects nigral dopaminergic neurons in rotenone-induced Parkinson's disease models. J Neurosci Res 87: 576-585. https: //doi.org/1-0.1002/jnr.21869.

Tanner CM, Goldman SM, Aston DA et al (2002) Smoking and Parkinson's disease in twins. Neurology 58: 581-588.

Toborek M, Son KW, Pudelko A et al (2007) ERK 1/2 signaling pathway is involved in nicotine-mediated neuroprotection in spinal cord neurons. J Cell Biochem 100: 279-292.

Tsetlin V, Kuzmin D, Kasheverov I (2011) Assembly of nicotinic and other Cys-loop receptors. J Neurochem 116: 734-741. https: //doi.org/10.1111/j.1471-4159.2010.07060.

Ulrich J, Johannson-Locher G, Seiler WO et al (1997) Does smoking protect from Alzheimer's disease? Alzheimer-type changes in 301 unselected brains from patients with known smoking history. Acta Neuropathol 94: 450-454.

Wang HY, Lee DH, D'Andrea MR et al (2000) β-Amyloid1-42 binds to α7 nicotinic acetylcholine receptor with high affinity. Implications for Alzheimer's disease pathology. J Biol Chem 275: 5626-5632.

Zoli M, Pistillo F, Gotti C (2015) Diversity of native nicotinic receptor subtypes in mammalian brain. Neuropharmacology 96 (Pt B): 302-311. https: //do i.org/10.1016/j.neuropharm.2014.11.003.

第2章
中枢神经系统烟碱型乙酰胆碱受体的活体显像

Masashi Ueda[1]，Yuki Matsuura[1]，Ryosuke Hosoda[1]，Hideo Saji[2]

1 M. Ueda, Y. Matsuura, R. Hosoda
Graduate School of Medicine, Dentistry, and Pharmaceutical Science, Okayama University, Okayama, Japan
2 H. Saji (✉)
Graduate School of Pharmaceutical Sciences, Kyoto University, Kyoto, Japan
✉: hsaji@pharm.kyoto-u.ac.jp

摘要：中枢神经系统中的烟碱型乙酰胆碱受体（nAChRs）参与大脑的高级功能，如记忆、认知、学习等。这些受体还具有多种药理作用，如神经保护和镇痛作用。因此，阐明 nAChRs 在脑内的定位和/或表达水平，有助于阐明 nAChRs 在生理和病理条件下的调控功能。"分子成像"是一种强大的工具，它使人们能够无创地从活体中获取信息。许多信号类型，如辐射、核磁共振、荧光、生物发光和超声，通常用于分子成像。其中，使用放射性成像探针的核医学分子成像，因其灵敏度高且是一种定量方法而具有很大的优势。许多针对 nAChRs 的核医学成像探针已经被开发出来，其中一些已经成功地在动物和人脑中实现了 nAChRs 可视化。此外，还检测到患者在病理条件下 nAChR 密度的变化。本章综述了 nAChR 成像的历史和最新进展。

关键词：分子成像；放射性探针；正电子发射断层扫描（PET）；单光子发射计算机断层扫描（SPECT）；烟碱型乙酰胆碱受体；A-85380；阿尔茨海默病

2.1 引言

烟碱型乙酰胆碱受体（nAChRs）是五聚体配体门控离子通道。迄今为止，共鉴定了 17 个亚基（α1-α10，β1-β4，γ，δ 和 ε）（Nemecz et al. 2016），并且 nAChRs 由这些亚基的各种组合形成。nAChRs 位于中枢和外周神经系统。在中枢神经系统（CNS）中，nAChRs 不仅在高级脑功能中发挥作用，而且还发挥各种药理作用（Graef et al. 2011）。在哺乳动物中枢神经系统中发现的两种主要的 nAChR 亚型是异源体 α4β2 nAChRs 和同源体 α7 nAChRs（Terry et al. 2015）。因此，评估这两个亚型在中枢神经系统（CNS）中的定位和/或表达水平具有重要意义，因为它使我们能够阐明它们在生理和病理条件下调节的功能。

分子成像被定义为在人类和其他生命系统的分子和细胞水平上对生物过程进行可视化、表征和测量（Mankoff 2007）。可以使用专门针对 nAChRs 的分子成像技术以非侵入性方式评估人脑中 nAChRs 的定位和/或密度。分子成像通常使用几种成像技术，例如核医学成像、磁共振成像、光学成像和超声。其中，使用放射性成像探针的核医学分子成像因其高灵敏度和定量方法而具有极大的优势。以下成像方式用于核医学分子成像：正电子发射断层扫描（PET）和单光子发射计算机断层扫描（SPECT）。PET 和 SPECT 的原理和特点将在下节介绍。已经开发了许多使用 PET 和 SPECT 进行 nAChR 成像的探针。其中一些探针已经成功地在动物和人类的大脑中实现 nAChR 可视化。此外，已在患者中检测到病理条件下 nAChRs 密度的变化。以 nAChR 为靶点的分子成像的历史和最新进展将在后面的章节中进行阐述。

2.2 核医学成像设备

2.2.1 正电子发射断层扫描

正电子发射断层扫描（PET）是一种核医学成像技术，用于无创获取与活体生理和病理功能相对应的图像。

使用 PET 的图像采集是通过注射或吸入正电子发射的放射性药物开始的。扫描在几秒到几分钟的延迟后开始，以允许传输到感兴趣的器官或被感兴趣的器官吸收。当发射正电子的放射性同位素衰变时，它会发出一个正电子，在电子-正电子湮没事件发生前在短距离内传输。这种湮灭事件产生了两个高能光子（511keV），它们以几乎相反的方向传播。因此，PET 探测器的目标是探测这种 511keV 的湮没辐射。如果在短时间窗口（约 10ns）内检测到两个光子，则沿着连接两个探测器的线路记录事件。将许多这样的事件相加得到的量近似于通过放射性同位素分布的线积分。PET 扫描仪不需要准直器，因为准直是以电子方式完成的，因此灵敏度相对较高。如果校准得当，PET 图像可以定量估计人体内特定位置的放射性成像探针的浓度。

非放射性碳、氮、氧和氟通常存在于许多具有生物学意义的化合物和/或药物中。还存在碳、氮、氧和氟的正电子发射放射性核素，因此可以很容易地结合到各种有用的放射性成像探针中。表 2.1 概述了几种发射正电子的放射性同位素。然而，这并不是正电子发射放射性同位素的详尽清单，因为最近在具有 10～20MeV 质子的小型医用回旋加速器上生产了许多其他正电子发射器（Nickles 1991，2003）。PET 的主要缺点是它的成本较高。大多数正电子发射的同位素的半衰期很短，需要现场回旋加速器，而扫描仪本身比单光子相机要贵得多。尽管如此，PET 仍被广泛应用于研究中，并且其结果越来越被临床接受，主要用于癌症的诊断和分期。

表 2.1 临床正电子发射断层扫描（PET）所用的主要放射性同位素

放射性元素	半衰期
^{11}C	20.4min
^{13}N	9.97min
^{15}N	122s
^{18}F	110min

2.2.2　单光子发射计算机断层扫描

大多数使用示踪剂可视化特定组织结合位点的临床程序是使用平面伽马相机成像、单光子发射计算机断层扫描（SPECT）和 PET 进行的。即使在最近临床 PET 的爆炸性增长之后，用伽马相机（无论是平面模式还是 SPECT）对单光子发射放射性药物进行成像，也构成了临床核医学的最大组成部分。许多用于 SPECT 的临床建立的放射性药物可在市场上买到，并且通常用于影像科。用作示踪分子标记的单光子发射放射性核素通常具有足够长的半衰期以允许长距离转运。或者，它们可以通过发电机系统在现场获得。SPECT 的示踪剂通常可以使用商业试剂和试剂盒在现场很容易地制备出来，因此，与 PET 相比，不需要与回旋加速器生产相关的基础设施。

SPECT 相机的一个关键因素是它的准直器设计，它消除了所有不垂直于探测器表面传播的光子。准直器的存在限制了入射光子的方向。如果没有这一点，就很难确定检测到的光子的来源。准直器的设计不仅在很大程度上决定了系统的整体空间分辨率，而且还决定了系统的辐射计数效率。然而，挑战在于通过扩大准直器的孔径来提高效率将导致低分辨率。此外，低灵敏度和低效率意味着研究必须在相对较长的时间获得才能积累足够的计数。唯一的替换选择是增加给药的活度，但这受到给予病人的辐射剂量的限制。

SPECT 的放射性核素比 PET 的半衰期相对较长。SPECT 成像优先使用中等伽马射线能量（100~200keV）。众所周知，PET 比 SPECT 具有更高的分辨率、更高的灵敏度和更好的定量能力。然而，越来越多的医院配备了 SPECT 扫描仪，使 SPECT 作为常规程序的使用更加实际。表 2.2 列出了 SPECT 成像常用的放射性核素。

表 2.2　临床用于单光子发射计算机断层扫描（SPECT）的主要放射性同位素

放射性同位素	半衰期/h	伽马射线能量/keV
^{67}Ga	78.3	93185300
^{99m}Tc	6.01	141
^{111}In	67.3	171245
^{123}I	13.3	159

2.3 烟碱型乙酰胆碱受体的成像探针

2.3.1 α4β2 亚型成像探针

开发针对 α4β2 nAChRs 的 PET 和 SPECT 探针已经投入大量的努力。几种探针已成功用于健康人脑内 α4β2 nAChRs 的无创性成像，还可以检测各种疾病患者脑内 α4β2 nAChRs 表达的变化。根据母体化合物的结构，探针大致可分为以下几类：烟碱、A-85380 和依巴替丁。本节总结了这些探针的特点，其化学结构如图 2.1 所示。

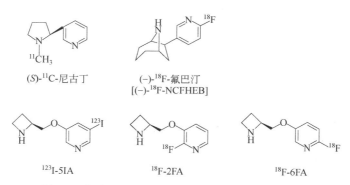

图 2.1　靶向 α4β2 nAChRs 的成像探针的化学结构

2.3.1.1 烟碱衍生物

首先选择烟碱作为亲本骨架，对 nAChRs 进行可视化。Saji 等使用 ^{11}C-甲基碘分别通过甲基化 (S)-去甲烟碱和 (R)-去甲烟碱合成 (S)-^{11}C-烟碱和 (R)-^{11}C-烟碱。然后，评估了其在小鼠体内的生物分布。注射 (S)-^{11}C-烟碱后，放射性区域吸收顺序如下：皮质＞丘脑＞纹状体＞小脑。这种吸收被过量的未标记 (S)-烟碱取代，但不被 (R)-烟碱取代。与 (S)-^{11}C-烟碱相比，(R)-^{11}C-烟碱在大脑中的吸收量和区域差异较小（Saji et al. 1992）。Nordberg 等报道说，在恒河猴身上使用 PET 成像也有类似的结果。注射 (S)-^{11}C-烟碱后，

脑内放射性在 $1 \sim 2$ min 内达到峰值，然后迅速下降。探针在枕叶皮质和丘脑的积聚程度最高，而在额叶皮层和白质中分别发现了中等和低度的探针积累。(S)-烟碱预处理使(S)-[11]C-烟碱吸收降低了 30%。相比之下，(R)-[11]C-烟碱的分布没有差异（Nordberg et al. 1989）。这些结果表明(S)-[11]C-烟碱在体内可与 nAChRs 特异性结合。然而，(S)-[11]C-烟碱在人体 PET 研究中的特异性结合量较低，其结果也存在争议。

2.3.1.2　A-85380 衍生物

A-85380 [3-(2S-氮杂环丁甲氧基)吡啶] 是雅培实验室开发的。它对 α4β2 nAChRs 的亲和力是烟碱的 25 倍。A-85380 与 α4β2 nAChRs 的亲和力与依巴替丁相当。然而，与依巴替丁的亲和力相比，A-85380 与其他烟碱受体亚型，如 α3β4、α7 和肌肉类型的亲和力是其 10 倍或更少（Sullivan et al. 1996；Rueter et al. 2006）。因此，A-85380 是一种比依巴替丁更具 α4β2-nAChR 特异性的配体。到目前为止，放射性碘化 A-85380 衍生物和放射性氟化 A-85380 衍生物分别被开发为针对 α4β2 nAChRs 的单光子发射计算机断层扫描和正电子发射计算机断层扫描成像探针。

（1）A-85380 衍生 SPECT 探针

将 [123]I 引入 A-85380 吡啶环的 5 位，得到 5-[^{123}I]碘-A-85380（[123]I-5IA），用于 α4β2 nAChRs 的 SPECT 显像。当使用大鼠脑匀浆进行评估时，[123/125]I-5IA 对 α4β2 nAChRs 的亲和力（K_i=10pmol/L）与依巴替丁（K_i=8pmol/L）的亲和力一样高。而 α3β4、α7 和肌肉型 5IA 的 K_i 分别为 51nmol/L、250nmol/L 和 1400nmol/L。因此，计算出 α4β2 与其他亚型的亲和力比分别为 5100、25000 和 140000（Mukhin et al. 2000）。这些结果表明，尽管将碘引入母体骨架，[123]I-5IA 仍然保持了对 α4β2 nAChRs 的亲和力和选择性。

在小鼠体内的生物分布研究中，[125]I-5IA 在丘脑的蓄积量最高（60min 时每克组织注射剂量为 14.9% [ID/g]），而在皮质中的积累量中等（60min 时为 8.5% ID/g），在小脑中的积累量最低（60min 时为 2.4% ID/g）。用乙酰胆碱受体激动剂[A-85380、(S)-烟碱或胞嘧啶]预处理可显著降低 [125]I-5IA 在大脑中的积累（Musachio et al. 1998）。Saji 等在一项使用大鼠的研究中报道了类似的结果。注射 ^{125}I-5IA 后，放射性区域积累顺序为：丘脑＞皮质＞纹状体＞小脑。这一区域分布与 nAChR 密度高度相关，nAChR 密度是通过体外 [^{3}H] 胞嘧啶结合测定的。此外，使用 ^{125}I-5IA 单光子发射计算机断层扫描（SPECT）清晰地显示了普通绒猴的大脑。丘脑的放射性积聚高于小脑，注射胞嘧啶后，降至小脑水平（Saji et al. 2002）。在狒狒脑中的 α4β2 nAChRs 也成功地进行了 SPECT 成像（Musachio et al. 1999；Fujita et al. 2000）。

在 5IA 的毒性评估中，检测了行为和生理参数（即呼吸频率、心率、动脉血压和血气参数）。静脉注射 10μg/kg 5IA 的 ICR 小鼠出现自主活动的短暂下降。SD 大鼠静脉注射 5IA（2μg/kg 和 5μg/kg）可使呼吸频率增加。相反，在注射 1μg/kg 5IA 的小鼠中未观察到异常行为，各项生理参数均维持在正常水平。因此，认为 5IA 的无可见作用水平（NOEL）是 1μg/kg（Ueda et al. 2004）。

（2）A-85380 衍生 PET 探针

已经研制了两种基于 A-85380 的 PET 探针，即 2-[^{18}F]氟-A-85380（^{18}F-2FA）和 6-[^{18}F]氟-A-85380（^{18}F-6FA）。两种探针均显示出良好的 α4β2 nAChRs 活体显像性能。

用 ^{3}H-依巴替丁体外竞争性结合法测定大鼠脑匀浆中 ^{18}F-2FA 的 K_i 为 46pmol/L（Koren et al. 1998）。静脉注射 ^{18}F-2FA 后 60min，丘脑和小脑的放射性积聚分别约为 6% ID/g 和 1% ID/g（Horti et al. 1998）。这些数值约为 ^{125}I-5IA 的一半，表明与 $^{123/125}$I-5IA 相比，^{18}F-2FA 的脑渗透率较低。在大鼠身上进行的体内阻断研究表明，α4β2-nAChR 配体（烟碱、依巴替丁、胞嘧啶或非放射性 2FA）预处理后，大脑局部对 ^{18}F-2FA 的摄取减少了45%～85%。相反，α7-nAChR 配体（甲基乌头碱）和 5-羟色胺 3（5-HT$_3$）受体配体（格拉司琼）预处理并不影响 ^{18}F-2FA 的积累（Doll et al. 1999）。因此，已证实 ^{18}F-2FA 在体内可与 α4β2 nAChRs 特异性结合。在一项使用狒狒进行的 PET 成像研究中，丘脑中积累的放射性比小脑高出近 2 倍（Valette et al. 1999）。毒理学研究表明，静脉注射 2FA（0.8～10μmol/kg）可引起小鼠行为异常。然而，示踪剂量（大约 1 nmol/kg）的 ^{18}F-2FA 没有显示出毒性迹象（Horti et al. 1998）。此外，2FA 在微核试验和 Ames 试验中未表现出致突变特性（Valette et al. 2002）。

用 ^{3}H-依巴替丁和大鼠脑匀浆进行体外竞争性结合试验测定 ^{18}F-6FA 的 K_i 为 25pmol/L（Koren et al. 1998）。^{18}F-6FA 脑摄取量略高于 ^{18}F-2FA。静脉注射后 60 min，丘脑和小脑的放射性积聚分别约为 8% ID/g 和 1.5% ID/g。用 α4β2-nAChR 配体（烟碱和胞嘧啶）预处理后，大脑区域对 ^{18}F-6FA 的摄取减少了 44%～92%（Scheffel et al. 2000）。在狒狒大脑的 PET 成像中，^{18}F-6FA 在丘脑的积累量高于小脑。与 ^{18}F-2FA 相比，两种示踪剂的吸收峰相似。然而，与 ^{18}F-2FA 相比，^{18}F-6FA 表现出稍快的动力学（丘脑的吸收峰值分别出现在注射 ^{18}F-6FA 和 ^{18}F-2FA 后的 55～65min 和 60～80min 时）和更好的对比度（在 180min 时，^{18}F-6FA 和 ^{18}F-2FA 的丘脑/小脑比率分别为 2.5～3.5 和 1.9～2.1）（Ding et al. 2000）。与 ^{18}F-2FA 相比，^{18}F-6FA 的一个缺点可能是其相关毒性。尽管示踪剂量（0.3nmol/kg）的 ^{18}F-6FA 无毒性迹象，但高剂量（1.3μmol/kg）可引起呼吸、心率加快和严重癫痫发作，而 2.0μmol/kg 的 ^{18}F-6FA 可导致一定程度的即刻死亡。小鼠静脉注射 6FA 的半数致死剂量（LD$_{50}$）估计为 1.74μmol/kg，约为 2FA（15μmol/kg）的九分之一（Scheffel et al. 2000）。

2.3.1.3　依巴替丁衍生物

依巴替丁是 1992 年从厄瓜多尔毒蛙中分离出来的一种生物碱（Fitch et al. 2010）。它是最有效的烟碱型乙酰胆碱受体激动剂之一。它的激动效力大于 A-85380 和烟碱（Anderson et al. 2000）。已经开发了几种基于依巴替丁的成像探针，其中一种(−)-^{18}F-氟巴汀最近被首次应用于人体研究。

(−)-^{18}F-氟巴汀的正式名称为(−)-^{18}F-去氯氟高依巴替丁 [（−)-^{18}F-NCFHEB]。这一探针在 2004 年首次报道。(+)-对映体（K_i=64pmol/L）和(−)-对映体（K_i=112pmol/L）与人 α4β2 nAChRs 的结合亲和力比依巴替丁（K_i=14pmol/L）低 5～10 倍。然而，考虑到这两个对映体对人 α3β4 nAChR 的亲和力比依巴替丁低 65 倍，这导致氟巴汀的 α4β2 nAChR 特异性比依巴替丁高 14 倍（Deuther-Conrad et al. 2004）。在小鼠体内生物分布研究中，(+)-^{18}F-氟巴汀和(−)-^{18}F-氟巴汀的脑摄取分别为 7.45% ID/g（20min）和 5.60% ID/g（20min），高于 ^{18}F-2FA [3.20% ID/g（20min）]。2FA 的预注

射和联合注射使(-)-^{18}F-氟巴汀的脑摄取减少约 60%，表明(-)-^{18}F-氟巴汀在体内可与 α4β2 nAChRs 特异性结合（Deuther-Conrad et al. 2008）。在猪脑中使用 ^{18}F-氟巴汀的 PET 成像结果与在小鼠体内进行的生物分布研究的结果相一致。在所有检查区域（即丘脑、尾状核/壳核和小脑）中，(+)-^{18}F-氟巴汀的脑摄取最高，(-)-^{18}F-氟巴汀的脑摄取居中，^{18}F-2FA 的脑摄取最低。在这三种探针中，(-)-^{18}F-氟巴汀表现出最快的特异性结合平衡（Brust et al. 2008）。由于在临床 PET 研究中使用 ^{18}F-2FA 的缺点是动力学缓慢，(-)-^{18}F-氟巴汀有可能克服这一缺点。在恒河猴的 PET 成像显示，(-)-^{18}F - 氟巴汀的区域分布（即丘脑＞皮层/纹状体＞小脑）与已知的 α4β2 nAChRs 的分布是一致的（Hockley et al. 2013）。采用扩大单次剂量毒性试验评价氟巴汀的毒理作用，Wistar 大鼠静脉注射(-)-氟巴汀（24.8μg/kg 或更高剂量）和(+)-氟巴汀（12.4μg/kg 或更高剂量），出现呼吸急促、呼吸困难和紫癜等症状。而注射(-)-氟巴汀（6.2μg/kg）和(+)-氟巴汀（1.55μg/kg）的大鼠未出现症状。因此，(-)-氟巴汀和(+)-氟巴汀的 NOEL 值分别为 6.2μg/kg 和 1.55μg/kg（Smitts et al. 2014）。

2.3.2 用于 α7 亚型的成像探针

与 α4β2-nAChR 成像探针相比，几种有希望的探针在靶向 α7 nAChR 方面效果不佳。图 2.2 概述了一些首次进入人体研究的探针的化学结构。

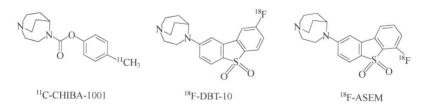

^{11}C-CHIBA-1001 ^{18}F-DBT-10 ^{18}F-ASEM

图 2.2 以 α7 烟碱型乙酰胆碱受体（α7 nAChR）为靶点的成像探针的化学结构

^{11}C-CHIBA-1001 是第一个用于人体的 α7-nAChR 成像探针（Toyohara et al. 2009）。CHIBA-1001 对 ^{125}I-α-银环蛇毒素的 IC_{50} 值为 45.8nmol/L，表明 CHIBA-1001 对 α7 nAChRs 具有较高的亲和力，^{125}I-α-银环蛇毒素是 α7 nAChRs 与大鼠脑匀浆结合的选择性拮抗剂。使用 ^{11}C-CHIBA-1001 在有意

识猴子中进行的 PET 成像研究中,放射性分布与 α7 nAChRs 的区域分布相匹配。此外,SSR180711(选择性 α7-nAChR 激动剂)可剂量依赖性地抑制大脑中 ^{11}C-CHIBA-1001 的摄取。然而,它不受选择性 α4β2-nAChR 激动剂 A-85380 的影响(Hashimoto et al. 2008)。SSR180711(5mg/kg)处理后的抑制率约为 40%。

最近开发了两种对 α7 nAChRs 具有很高亲和力的基于二苯并噻吩的探针。这些探针是 ^{18}F-ASEM 和 ^{18}F-DBT-10,^{18}F-DBT-10 是 ^{18}F-ASEM 的对位异构体。ASEM 对于 ^{125}I-α-银环蛇毒素与稳定表达 α7 nAChRs 的 HEK293 细胞结合的 K_i 为 0.3nmol/L。对狒狒进行的 PET 成像研究清楚地表明,它在丘脑的摄取率最高,而在小脑的摄取率最低。注射 SSR180711 以剂量依赖的方式抑制狒狒脑中 ^{18}F-ASEM 的摄取(Horti et al. 2014)。SSR180711(5mg/kg)处理后的抑制率约为 80%,高于 ^{11}C-CHIBA-1001。

在使用稳定表达 α7 nAChRs 和 ^{3}H-甲基乌头碱的 SH-SY5Y 细胞的结合实验中,^{18}F-DBT-10 对 α7 nAChRs 有较高的亲和力(K_i=0.6nmol/L),与 ^{18}F-ASEM 相当(K_i=0.84nmol/L)。对恒河猴大脑的 PET 成像清楚地显示,它在丘脑的摄取率最高,在小脑的更新率最低。ASEM 以剂量依赖的方式抑制大脑对 ^{18}F-DBT-10 的摄取(Hillmer et al. 2016b)。Hillmer 等直接比较了 ^{18}F-ASEM 和 ^{18}F-DBT-10 在相同猕猴体内的动力学特性,得出两种放射性示踪剂高度相似的结论(Hillmer et al. 2017)。

2.4　人脑烟碱型乙酰胆碱受体显像

2.4.1　(S)-^{11}C-烟碱

关于(S)-^{11}C-烟碱是否与人脑中的 nAChRs 有特异性结合,存在相反的报道。Nybäck 等对健康男性吸烟者和非吸烟者进行(S)-^{11}C-烟碱-和(R)-^{11}C-烟碱-PET 检查。尽管(S)-^{11}C-烟碱的摄取高于(R)-^{11}C-烟碱,但非放射性(S)-烟碱共同给药并不影响(S)-^{11}C-烟碱的时间-活性曲线。基于二室模型的动力学分析表明，大脑对(S)-^{11}C-烟碱的摄取主要是由脑血流量（CBF）决定的（Nyback et al. 1994）。Muzic 等进行了一项类似的研究，证明(S)-^{11}C-烟碱的药代动力学可以用二室模型很好地描述，这与 Nybäck 等的发现是一致的。虽然(S)-烟碱攻击导致(S)-^{11}C-烟碱的分布体积（DV）显著下降，但这种下降幅度很小（Muzic et al. 1998）。因此，两个研究小组都得出结论，(S)-^{11}C-烟碱不是用于人脑 nAChRs PET 研究的合适示踪剂。

相比之下，Nordberg 等建立了一种包括补偿 CBF 影响的(S)-^{11}C-烟碱动力学分析方法。他们用 ^{11}C-丁醇-或 ^{15}O-水-PET 测定了每个参与者的 CBF，并用 CBF 补偿了(S)-^{11}C-烟碱从组织到血液的转运速率常数。在这项分析中，低速率常数对应于大脑中(S)-^{11}C-烟碱高结合。他们揭示了 CBF 补偿的速率常数与阿尔茨海默病患者的认知功能显著负相关（Nordberg et al. 1995；Kadir et al. 2006）。

2.4.2 ^{123}I-5IA

Fujita 等使用 ^{123}I-5IA 进行 SPECT 成像并量化人脑中的 α4β2 nAChRs。共有 6 名健康的非吸烟者（2 名男性和 4 名女性）参与了推注和推注加持续输液（B/I）研究。虽然 B/I 研究没有成功应用，但由于 ^{123}I-5IA 的缓慢动力学，在推注研究中成功地测量了局部 DV 值。研究人员应用单组织和双组织间隔室模型来确定 ^{123}I-5IA 的动力学参数。双组织间隔室模型提供了比单组织间隔室模型更好的拟合优度，但拟合优度的差异相对较小。所获得的 DV 值在两种模型之间具有很好的相关性。双组织间隔室模型测得的 DV 值在丘脑最高（51mL/cm^3），在壳核（27mL/cm^3）和脑桥（32mL/cm^3）居中，在皮质区域中略低（17～20mL/cm^3）（Fujita et al. 2003b）。

我们的研究小组也进行了类似的研究。使用 ^{123}I-5IA-SPECT 成像的六名健康非吸烟者（五名男性和一名女性）的数据通过动力学（单组织和双组织间隔室模型）和 Logan 图形测试进行分析（Logan et al. 1990）。图 2.3（a）显示了具有代表性的连续 SPECT 图像。与 Fujita 等进行的研究相反，双组织间隔室分析无法提供足够的速率常数。然而，单组织间隔室分析可以适当地拟合数据，并成功地确定了区域 DV 值。获得的 DV 值以丘脑中最高（34mL/g），其次为基底节（17mL/g）和脑干（25mL/g），皮质区略低（13～14mL/g）。这些数据与使用 ^{3}H-烟碱测定的 nAChR 密度有很好的相关性［图 2.3（b），$R=0.95$，$P<0.05$］，表明分析方法的有效性。此外，使用图形分析成功地估计了类似的 DV 值（Mameed et al. 2004）。

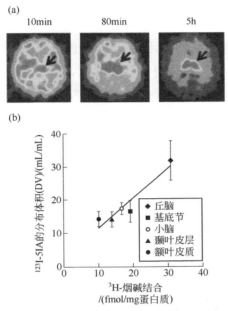

图 2.3　^{123}I-5IA 的典型单光子发射计算机断层扫描（SPECT）图像以及 ^{123}I-5IA 在人脑中的分布体积与已报道的烟碱型乙酰胆碱受体（nAChR）密度之间的相关性

（a）注射 ^{123}I-5IA 后从健康人身上获得的系列 SPECT 图像。虽然在 10min 观察到放射性的血流依赖性分布，但 α4β2-nAChR 在丘脑（箭头）的放射性分布的特异性可以以时间依赖的方式区分出来。
（b）使用单组织间隔室分析估计的 ^{123}I-5IA 的分布体积（DV）与已报道的人脑中 nAChR 密度之间的相关性。Y 轴表示 ^{123}I-5IA 的 DV 值，X 轴表示通过 ^{3}H-烟碱结合测定法确定的死后脑中 α4β2 nAChR 密度（Shimohama et al. 1986）。相关系数为 0.95，表明这两个参数之间存在极显著的相关性（$P<0.05$）

2.4.3　^{18}F-2FA

使用隔室动力学分析和 Logan 图形分析对 7 名健康男性志愿者的 ^{18}F-2FA 局部脑 DV 值进行了比较。在 ^{18}F-2FA 给药后 240min 进行 PET 扫描，但由于 ^{18}F-2FA 动力学缓慢，在丘脑中并不能总是观察到最大浓度。动力学分析表明，双组织间隔室模型比单组织间隔室模型更能准确地描述

PET 数据。测得的 DV 值在丘脑中最高（15mL/mL），小脑、纹状体和皮质区较低（5～7mL/mL）。这些数据与用 [3]H-依巴替丁测定的人脑中 nAChRs 的已知密度一致。Logan 图形分析得到的 DV 值略低于双组织间隔室动力学分析得到的 DV 值，这可能是由于噪声引起的偏差。因此，双组织间隔室动力学分析似乎是估计 [18]F-2FA 局部 DV 值的更可靠的方法（Gallezot et al. 2005）。

已经建立了一种简易的使用 [18]F-2FA-PET 轻松量化 α4β2 nAChRs 的分析方法。招募了 10 名正常志愿者（男 6 名，女 4 名）进行 2h PET 扫描。简化的 DV 值定义为注射后 90～120min 脑内放射性与动脉血浆中放射性的比值。还对数据进行了双组织间隔室分析和 Logan 图形分析。使用简化方法测得的额叶皮质和小脑的 DV 值与双组织间隔室分析和 Logan 图形分析计算的值呈显著相关（$r > 0.88$）。因此，这种简化的方法可用于量化皮质 nAChRs，并且适用于常规的临床应用（Mitkovski et al. 2005）。

2.4.4 (−)-[18]F-氟巴汀

2015 年报道了使用(−)-[18]F-氟巴汀进行的首次人体 PET 研究（Sabri et al. 2015）。12 名健康男性非吸烟者静脉注射(−)-[18]F-氟巴汀后，进行了持续 270min 的动态 PET 成像。人体内，(−)-[18]F-氟巴汀在新陈代谢中非常稳定。血浆的放射代谢分析表明，几乎 90% 和 85% 的(−)-[18]F-氟巴汀分别在注射后 90min 和 270min 以完整形式存在。单组织间隔室分析和双组织间隔室分析都能很好地描述示踪动力学，尽管双组织间隔室分析测定的 DV 值的相对标准偏差要大得多。DV 值在丘脑中最高（27mL/cm^3），在中脑、纹状体和小脑等区域居中（11～14mL/cm^3），在皮质区域稍低（8～10mL/cm^3），在胼胝体最低（6mL/cm^3）。这些值与使用（±）-[3]H-依巴替丁体外测量人死后脑内局部 nAChR 密度高度相关（Marutle et al. 1998）。(−)-[18]F-氟巴汀在人体内具有较快的动力学特性，可在 90min 内可靠地估算出所有受试区的 DV 值。

另一个研究小组使用推注加输液（B/I）模式在人类身上进行了(−)-[18]F-氟巴汀-PET，这可以在血浆中的探针和大脑中的 nAChRs 之间建立真正的平衡。从 B/I 研究得到的丘脑外灰质区的 DV 值与通过双组织间隔室分析和推注数据的多线性分析的估计值相吻合。然而，在本研究采用的 B/I 范式下无法建立丘脑的平衡。该研究小组还评估了探针对人体毒扁豆碱治疗后 ACh 波动的敏感性。使用 B/I 模式进行 PET 采集，并在 125～185 min 静脉滴注毒扁豆碱 1.5mg。(−)-^{18}F-氟巴汀在大脑皮层、纹状体和小脑的 DV 值降低了 2.8%～6.5%。这种差异很小，因为只有低剂量才能避免外周副作用。然而，这一发现表明(−)-^{18}F-氟巴汀可能对人体乙酰胆碱水平的变化很敏感（Hillmer et al. 2016a）。

2.4.5　α7-nAChR 成像探针

^{11}C-CHIBA-1001 是第一个用于人体的 α7-nAChR 成像探针。在人脑中，^{11}C-CHIBA-1001 广泛分布于大脑的各个区域，包括像猴脑一样摄取低的小脑。这种差异可以归因于物种的差异，因为它与尸检结果一致，该研究表明小脑中的 ^{125}I-α-银环蛇毒素结合水平与皮层中的水平相当(Toyohara et al. 2009)。因此，该探针可以用来测量 α7 nAChRs 在人脑中的占有率。Ishikawa 等研究了托烷司琼和昂丹司琼对健康非吸烟男性受试者 ^{11}C-CHIBA-1001 PET 显像的影响。托烷司琼对 5-HT$_3$ 受体和 α7 nAChRs 均有高亲和力，而昂丹司琼只对 5-HT$_3$ 受体有高亲和力。在口服这些药物前后进行了两次连续的 PET 扫描得出，托烷司琼以剂量依赖的方式减少 ^{11}C-CHIBA-1001 在人脑中的总分布体积，而昂丹司琼则没有影响（Ishikawa et al. 2011）。

^{18}F-ASEM 是另一种用于人体正电子发射计算机断层显像的 α7-nAChR 成像探针。^{18}F-ASEM 在脑内的区域分布与死后人脑中 α7-nAChR 的表达一致。大脑皮层和壳核的 DV 值较高（＞20mL/mL），而尾状核、小脑和胼胝体的 DV 值较低（＜15mL/mL）。单组织间隔室和双组织间隔室分析都很好地拟合了数据，并提供了相似的 DV 值。平均重测变异率为 10.8%，表明对 DV 值的估计是准确的。然而，这项研究仅针对有限数量的参与者进行（$n=2$）（Wong et al. 2014）。2017 年，另一个研究小组在人类身上进行了 ^{18}F-ASEM-PET。在本研究中，单组织间隔室分析比双组织间隔室分析更适合量化 ^{18}F-ASEM 动力学参数分析。然而，由于单组织间隔室分析在探针

摄取率高的区域可能产生偏差的结果，作者最终选择了多线性分析方法。计算的 DV 值在大脑皮层和壳核较高（＞25mL/cm³），在尾状核和小脑较低（19～21mL/cm³）。四名参与者之间的重测变异率为 11.7%±9.8%（Hillmer et al. 2017）。

2.5 烟碱型乙酰胆碱受体密度的改变

2.5.1 阿尔茨海默病

记忆障碍是阿尔茨海默病（AD）的主要症状，AD 是一种进行性神经退行性疾病。由于 nAChRs 在认知和记忆等高级脑功能中起作用，因此在 AD 中 nAChRs 表达的变化引起了人们的极大兴趣。尸检研究显示，AD 患者的 α4β2 nAChRs 活性降低（Martin-Ruiz et al. 2000）。O'Brien 等招募了处于轻度至中度 AD 的患者和正常老年对照组进行 [123]I-5IA-SPECT 研究。与对照组相比，AD 患者额叶皮质、纹状体和脑桥中的 [123]I-5IA 结合显著减少。与临床或认知测量没有显著的相关性，这可能是由于患者疾病的同质阶段（O'Brien et al. 2007）。在我们的研究中，与年龄匹配的健康参与者相比，AD 患者皮质区域和丘脑的 [123]I-5IA DV 值降低（图 2.4）（Hashikawa et al. 2002；Ueda 2016）。

AD 是一种进行性神经退行性疾病，它的症状出现之前，脑部会出现数年的神经退化。轻度认知障碍（MCI）是临床上可检测到的初期认知障碍，被认为是介于健康衰老和 AD 之间的中间状态。因此，如果在 MCI 患者中检测到 nAChR 异常，它将成为疾病最早阶段的重要生物标志物。因此，它可以作为一种预测性生物标志物来确定 MCI 患者是否有发展为 AD 的风险。通过 [18]F-2FA-PET，Sabri 等证明 AD 和 MCI 患者的皮质区、尾状头和海马中 α4β2-nAChR 可用性显著降低（Sabri et al. 2008）。Kendziorra 等还对 MCI 和 AD 患者以及年龄匹配的健康对照组进行了 [18]F-2FA-PET 研究。阿尔茨海默病和轻度认知障碍患者大脑皮层、尾状核

和海马区 α4β2-nAChR 的可获得性显著降低。更有趣的是，与对照组相比，转化为 AD 的轻度认知障碍患者在上述三个区域的 α4β2-nAChR 的可用性显著降低。相反，认知过程稳定的轻度认知障碍患者的 α4β2-nAChR 可用性也低于对照组，但差异无统计学意义（Kendziorra et al. 2011）。然而，其他研究报道了相互矛盾的结果。使用 [123]I-5IA-SPECT（Mitsis et al. 2009）和 [18]F-2FA-PET（Ellis et al. 2008）证明，在轻度认知障碍患者和 AD 早期阶段患者中，α4β2 nAChRs 的可用性维持在控制水平。

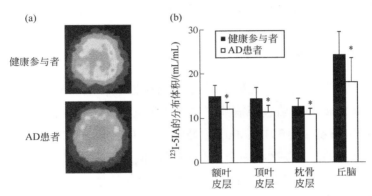

图 2.4　年龄匹配的健康受试者和阿尔茨海默病（AD）患者的典型的单光子发射计算机断层扫描（SPECT）图像和 [123]I-5IA 的平均分布体积

（a）年龄匹配的健康参与者和 AD 患者的具有代表性的 [123]I-5IA SPECT 图像。（b）[123]I-5IA 在年龄匹配的健康受试者和 AD 患者中的平均分布体积。每根柱子代表 10 名健康参与者和 8 名患者的平均值，每根误差棒代表 SD（*表示与健康受试者相比，$P < 0.05$）

2.5.2　痴呆症的其他原因

尽管血管性痴呆（VaD）是老年人痴呆最常见的原因之一，但胆碱能参与 VaD 仍然存在争议。一些研究报道了胆碱能损失（Gottfries et al. 1994），而其他研究未能证明 VaD 患者存在胆碱能缺陷（Perry et al. 2005）。通过 [123]I-5IA-SPECT 成像，Colloby 等证明，与年龄匹配的健康参与者相比，VaD 患者的背侧丘脑和右尾状核中 [123]I-5IA 摄取减少（Colloby et al. 2011）。另一项研究显示，总的来说，死后大脑中 [125]I-5IA 的结合在 VaD 患者和年龄匹配的健康参与者之间没有显著差异（Pimlott et al. 2004）。然而，VaD

患者的背侧丘脑中 ^{125}I-5IA 结合量也降低了 11%。尽管较小的样本量可能会降低统计功效。

路易体痴呆（DLB）是老年人退行性痴呆的第二大常见原因。众所周知，胆碱能缺陷与 DLB 有关。O'Brien 等对 DLB 患者和年龄相近的对照组进行了 ^{123}I-5IA-SPECT 研究。与对照组相比，DLB 患者额叶、纹状体、颞叶和扣带回区对 ^{123}I-5IA 的摄取显著降低（O'Brien et al. 2008）。这些发现与使用死后大脑进行的 ^{125}I-5IA 结合研究获得的结果一致，在纹状体、内嗅皮层和黑质也观察到 ^{125}I-5IA 结合显著减少（Pimlott et al. 2004）。

2.5.3　帕金森病

除多巴胺能系统外，胆碱能神经元也在帕金森病（PD）中发挥重要作用。尸检研究显示，帕金森病患者皮质和纹状体区域中 nAChR 的表达普遍降低（Rinne et al. 1991）。Fujita 等使用 ^{123}I-5IA-SPECT 成功检测到活体帕金森病患者的这种减少。帕金森病患者皮质和丘脑 DV 值分别降低 3%～9% 和 15%。然而与健康参与者相比，这一下降幅度很小且没有统计学意义（Fujita et al. 2006）。Oishi 等使用 ^{123}I-5IA-SPECT 也报道了类似结果。与对照组相比，帕金森病患者的脑干和额叶皮质明显降低（20%～25%）（Oishi et al. 2007），这种下降具有统计学意义。SPECT 扫描程序和/或抗帕金森药物停药时间的差异可能是两项研究结果存在差异的原因。

使用 ^{18}F-2FA PET，Meyer 等估计了帕金森病患者和健康志愿者各脑区的估计 DV 值。他们以胼胝体作为参照区，结合电位（BP）计算如下：BP=（每个脑区的 DV 值）/（胼胝体的 DV 值）−1（Brody et al. 2006）。PD 患者的 BP 值在大脑广泛区域中显著降低，例如皮质区域、尾状核、中脑和小脑（30%～50%）（Meyer et al. 2009）。

2.5.4　其他疾病

2.5.4.1　酗酒

尽管尚未在 nAChR 中发现乙醇结合位点，但据报道，长期接触酒精

会增加激动剂与 α4β2 nAChR 的结合（Robles & Sabria 2006）。因此，Esterlis 等检查了大量饮酒的非吸烟者与年龄和性别匹配的对照非吸烟者中 α4β2-nAChR 的可用性（Esterlis et al. 2010）。符合当前酗酒标准的 9 名参与者和符合当前酒精依赖标准的 2 名受试者被纳入 ^{123}I-5IA-SPECT 研究。两组间 α4β2-nAChR 的可用性差异无统计学意义（$P>0.05$）。然而，正如作者指出的那样，有必要进行一项更大规模的研究以探索酗酒的影响。事实上，最近在非人类灵长类动物身上进行的 PET 和 SPECT 研究表明，长期摄入乙醇后 α4β2-nAChR 的可用性会降低（Cosgrove et al. 2010；Hillmer et al. 2014）。

2.5.4.2　常染色体显性遗传性夜间额叶癫痫

夜间额叶癫痫是一种常见的非损伤性局灶性癫痫（Promii et al. 1999）。有 100 多个常染色体显性遗传夜间额叶癫痫家系（ADNFLE），并且在几个 ADNFLE 家族中发现了编码 nAChR α4 或 β2 亚基的基因突变（Picard & Scheffer 2005）。因此，Picard 等进行 ^{18}F-2FA-PET 成像以测量 8 名 ADNFLE 患者和 7 名年龄匹配的参与者的 α4β2 nAChRs 的密度（Picard et al. 2006）。两组参与者都不吸烟。ADNFLE 患者的 DV 值在上丘脑、腹侧中脑和小脑显著增加，而在右侧背外侧前额叶显著降低。前额叶皮层中 nAChR 密度的下调与涉及额叶的局灶性癫痫一致。中脑 nAChR 密度上调可能通过脑干上行的胆碱能神经元的作用参与 ADNFLE 的发病机制。

2.5.4.3　严重抑郁障碍

由于胆碱能神经元的过度活跃在抑郁症中起着病理生理作用（Dilsaver 1986），Saricek 等对 23 名患有复发性重度抑郁症（MDD）的非吸烟、无药物治疗患者和 23 名年龄和性别匹配的健康对照进行了 ^{123}I-5IA-SPECT 研究（Saricek et al. 2012）。与对照组相比，MDD 患者的 α4β2 nAChRs 在所有被分析的大脑区域中的可用性显著降低。然而，在人死后的大脑中，MDD 患者与健康对照组之间的 α4β2 nAChRs 密度没有差异。这种差异可归因于对过量内源性 ACh 的竞争性抑制，这可能是胆碱能过度活动影响 ^{123}I-5IA 积累的结果。

2.5.5　吸烟者

许多研究表明，在接受烟碱处理的动物（Yates et al. 1995）和吸烟者死后的大脑（Buisson & Bertrand 2002）中都发生了 nAChRs 的上调。然而，这种上调是暂时的，并且在烟碱戒断一段时间后，nAChR 密度会恢复到基线水平（Pietila et al. 1998）。因此，对吸烟者进行 nAChR 的非侵入性检测，对于监测 nAChR 表达的动态变化，即吸烟期表达上调和戒烟后表达下调具有重要意义。

Staley 等首先在吸烟者中无创地检测到较高水平的 α4β2 nAChRs（Staley et al. 2006）。他们进行了 ^{123}I-5IA-SPECT 成像，结果显示在戒烟 7 天后，吸烟者大脑皮质和纹状体的 DV 值增加了大约 30%。在 ^{18}F-2FA-PET 研究中也观察到了类似的上调；然而，上调的幅度各不相同，可能是由于成像研究前吸烟程度和/或戒烟时间不同（Mukhin et al. 2008；Brody et al. 2013）。Brody 等报道了一项有趣的发现，与非薄荷醇卷烟吸烟者相比，薄荷醇卷烟吸烟者 nAChRs 上调更明显（Brody et al. 2013）。大量使用咖啡因（即平均每天四杯咖啡）或大麻（即平均每月使用 22 天）也会影响吸烟者的 α4β2-nAChR 密度。与不使用咖啡因或大麻的吸烟者相比，大量使用咖啡因或大麻的吸烟者前额叶皮质、丘脑和脑干的 DV 值大约增加了 20%~40%（Brody et al. 2016）。然而，这些发现可能与吸烟无关，因为这些变化没有在大量使用咖啡因或大麻的不吸烟者中检测。

我们的研究小组成功地对戒烟期间 nAChR 表达的动态变化进行了成像。对戒烟 4h、10 天、21 天的 6 名非吸烟者和 10 名吸烟者进行 ^{123}I-5IA-SPECT 成像。4h 组中的 5 名吸烟者被包括在 10 天组或 21 天组中。与非吸烟者的 DV 值相比，吸烟者大脑中的 DV 值在 4h 组下降了约 35%，但在 10 天组增加了约 25%。21 天组的 DV 值与非吸烟者的 DV 值相当，表明 α4β2 nAChRs 的密度已恢复到基线水平（图 2.5）（Mameed et al. 2007）。4h 组 DV 值的降低可能是由于烟碱竞争性抑制了 ^{123}I-5IA 与 nAChRs 的结合。一项 ^{18}F-2FA-PET 研究表明，仅仅吸 1~2 口烟就会导致吸烟后 3.1h 内 α4β2 nAChRs 的占有率达到 50%（Brody et al. 2006）。另一项研究表明，戒烟 1 周后，吸烟者 α4β2-nAChR 上调（约 25%）。戒烟 4 周（大约增加 15%）时，DV 值一直保持上调，但戒烟 6～12 周后，DV 值恢复到非吸烟者水平（Cosgrove et al. 2009）。研究群组的差异可能是造成差异的一个可能原因，因为 Mamede 等的研究中仅包括男性，而 Cosgrove 等的研究中包括男性和女性。

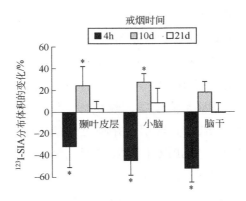

图 2.5　戒烟后 ^{123}I-5IA 分布体积的变化

与非吸烟者相比，吸烟者戒烟后 4h 的 ^{123}I-5IA 分布体积（DV）显著降低，戒烟 10 d 后的分布体积（DV）显著升高（$P < 0.05$）。戒烟 21d 后，增加的 DV 值恢复到非吸烟者的水平

吸烟者 nAChRs 上调的程度取决于性别。Cosgrove 等对 26 名男性和 28 名女性吸烟者与 26 名男性和 30 名女性年龄匹配的非吸烟者进行了 ^{123}I-5IA-SPECT 研究。与男性非吸烟者相比，男性吸烟者大脑皮层、纹状体和小脑中 α4β2 nAChRs 的利用率显著升高。相反，在女性吸烟者和非吸烟者之间，α4β2-nAChR 的可用性没有差异。皮质和小脑 α4β2-nAChR 利用率与孕酮水平呈显著负相关。因此，女性类固醇激素可能在调节 α4β2-nAChR 的可用性中起作用（Cosgrove et al. 2012）。

2.6　小鼠脑内烟碱型乙酰胆碱受体显像

最近出现了许多模拟人类疾病的转基因小鼠品系，这使得研究人员能够更好地阐明疾病机制和药物开发。然而，由于许多关于 nAChRs 成像的研究都是在非人类灵长类动物和人类身上进行的，技术问题阻碍了小动物，特别是小鼠大脑中 nAChRs 的成像研究。小鼠的大脑太小，无法使用临床上使用的 PET 和 SPECT 进行清晰的成像。然而，最近的进展提高了 PET 和 SPECT 的灵敏度和空间分辨率，使小动物成像成为可能，这使得研究人员能够清晰地显示小型啮齿动物的器官。因此，使用转基因小鼠进行核医学转化研究成为可能，并有助于阐明人类疾病的病理学。我们首次对小鼠脑内 α4β2 nAChRs 的 SPECT 显像进行了评价（Matsuura et al. 2016）。用 [123]I-5IA 对小鼠脑内 α4β2 nAChRs 进行了 60min 的动态 SPECT 成像。为了准确定义感兴趣区（ROI），在 SPECT 成像之前，每只小鼠都进行了磁共振（MR）脑成像。在将感兴趣区应用于 SPECT 图像之前，将它们定位在 MR 图像上。各 ROI（即大脑皮层、纹状体、海马、丘脑和小脑）的平均放射性以标准摄取值（SUV）表示，并与已知的 α4β2 nAChRs 在小鼠脑中的分布进行比较。[123]I-5IA-SPECT 可以清晰地显示小鼠的大脑。SPECT 信号强度与已报道的 nAChRs 分布呈显著正相关，这是用 [³H]-依巴替丁测量的（Marks et al. 1998）（图 2.6，30min 时 $R=0.81$，$P<0.0001$；60min 时 $R=0.72$，$P<0.0001$）。(−)-烟碱预处理可显著抑制 [123]I-5IA 的积累。这些发现表明 [123]I-5IA SPECT 图像是 α4β2 nAChR 特异性的，并且 SPECT 图像的信号强度可以作为 α4β2 nAChR 密度的指标。

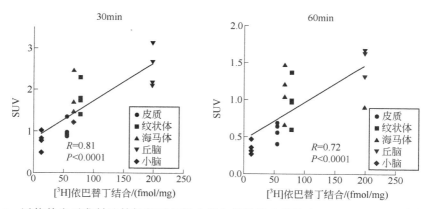

图 2.6　活体单光子发射计算机断层扫描分析与报道的小鼠脑内 α4β2 nAChR 密度的比较

SPECT/CT 显像测定小鼠体内放射性与已报道的小鼠脑内 α4β2 nAChR 浓度的相关性。Y 轴表示注射 [123]I-5IA 后 30min 和 60min 每个脑区的标准摄取值（SUV）。X 轴表示用 [³H]表巴替丁结合试验测定的 α4β2 nAChR 密度（Marks et al. 1998）。相关系数（R）在 30min 和 60min 分别为 0.81 和 0.72，表明两个参数之间存在极显著的相关性（$P<0.0001$）

在狒狒体内（Fujita et al. 2003a）和人脑中（Esterlis et al. 2013）使用乙酰胆碱酯酶抑制剂后，[123]I-5IA 的结合降低。因此，我们评估了[123]I-5IA-SPECT 对小鼠脑内内源性乙酰胆碱含量变化的敏感性。首先，采用脏器切除法分析不同浓度毒扁豆碱对 [123]I-5IA 脑内蓄积的影响。毒扁豆碱以剂量依赖的方式减少 [125]I-5IA 在所有 nAChR 富集区的积累。相反，血液中的放射性水平以剂量依赖的方式增加。毒扁豆碱 0.75mg/kg 可使丘脑对 [125]I-5IA 的摄取减少 51%［图 2.7（a），$P<0.01$］。接下来，进行两次 [123]I-5IA-SPECT 成像，即毒扁豆碱（0.75mg/kg）预处理前后。与基线测量相比，毒扁豆碱预处理后丘脑的 SUV 显著降低（降低 38%）［图 2.7（b），$P<0.05$］。

提示毒扁豆碱引起的内源性乙酰胆碱酯酶升高对 SPECT 图像有影响。因此，[123]I-5IA-SPECT 显像也可用于评价体内实验中乙酰胆碱酯酶抑制剂在小鼠大脑中的功效。

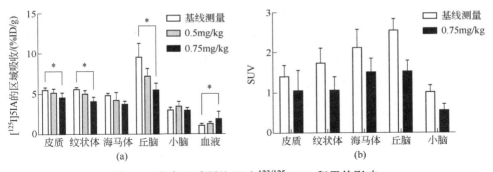

图 2.7　毒扁豆碱预处理对 [123/125]I-5IA 积累的影响

（a）不同剂量毒扁豆碱对 [125]I-5IA 在各脑区蓄积的影响。每列代表来自四个老鼠的平均数据，误差棒代表标准偏差（SD）（*$P<0.05$，**$P<0.01$ 与对照组相比）。
（b）通过感兴趣区（ROI）分析，确定毒扁豆碱（0.75mg/kg）对 [123]I-5IA 在各脑区蓄积的影响。每根柱子代表四只小鼠的平均值，误差棒代表 SD（*与对照组相比，$P<0.05$）

我们还成功地利用 [123]I-5IA-SPECT 检测了常用 AD 小鼠模型 Tg2576 和 APP/PS2 小鼠脑内 nAChR 密度的变化。Tg2576 小鼠过表达带有家族性 AD 基因突变的人 β-淀粉样前体蛋白（APP）（Frautschy et al. 1998），而 APP/PS2 小鼠是由 Tg2576 小鼠与过表达人类早老素-2（PS2）蛋白［携带 VolgaGerman Kindred 突变（N141I）］的 PS2 小鼠杂交而成。据报道，PS2 突变会加速 Tg2576 小鼠的 AD 样表型，如 Aβ$_{1-40/1-42}$ 水平的升高、淀粉样斑块的存在以及记忆和学习障碍（Toda et al. 2011）。与 Toda 等（2011）的报道一致，一项新物体识别（NOR）测试表明，APP/PS2 小鼠的认知水平比 Tg2576 小鼠的认知水平更年轻。这项测试是基于啮齿类动物的自发倾向，即比探索熟悉的物体花更多的时间探索一个新的物体，并允许评估认知和识别记忆。NOR 测试没有显示 Tg2576 和野生型小鼠在 13 个月大时的认知能力有显著差异。相反，与野生型小鼠相比，12 个月大的 APP/PS2 小鼠表现出明显的认知缺陷。首先对 13 月龄 Tg2576 和野生型小鼠进行了 ^{123}I-5IA-SPECT 显像。每只小鼠尾静脉注射 ^{123}I-5IA 后，进行 60min SPECT/CT 动态显像。用感兴趣区域分析（ROI）测定各脑区放射性分布，并将 Tg2576 小鼠与野生型小鼠的数据进行比较。^{123}I-5IA-SPECT 显示 Tg2576 小鼠的脑内信号高于野生型小鼠 [图 2.8（a）]；丘脑的 SUV 显著高于野生型小鼠（22%，$P < 0.05$）；大脑皮层和海马区的 SUV 也倾向于分别增加 15% 和 30%，尽管这些差异在统计学上并不显著。[^{3}H]-尼古丁在 SPECT/CT 成像后 7 天，使用放射自显影分析对体外烟碱结合进行了评估，与野生型小鼠相比，Tg2576 小鼠的烟碱结合也增加（Matsuura et al. 2016）。这些结果表明，nAChRs 在 13 个月龄的 Tg2576 小鼠中表达上调。

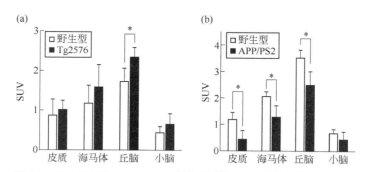

图 2.8　Tg2576 和 APP/PS2 小鼠体内 ^{123}I-5IA 在脑内蓄积的变化

在活体中，13 月龄 Tg2576 小鼠（a）、12 月龄 APP/PS2 小鼠（b）和年龄匹配的野生型小鼠脑区的 ^{123}I-5IA-SPECT 信号。^{123}I-5IA 在 Tg2576 小鼠丘脑中的蓄积显著增加（与野生型相比 $P < 0.05$），而在 APP/PS2 小鼠的皮层、海马和丘脑中显著减少（与野生型相比 $P < 0.05$）。每根柱子代表 4～5 只小鼠的平均数据，误差棒表示 SD

　　然后，对 12 月龄 APP/PS2 小鼠和野生型小鼠进行 ^{123}I-5IA-SPECT 显像。与 Tg2576 小鼠相比，APP/PS2 小鼠的皮层、海马和丘脑中的 ^{123}I-5IA 蓄积比野生型小鼠减少 [$P<0.05$，图 2.8（b）]。用 Western blotting 检测到 α4 nAChRs 蛋白水平的降低支持了 APP/PS2 小鼠脑内 nAChR 密度的降低。这些发现证实了以前的一项研究，该研究报道了晚期 AD 患者皮层和海马中 nAChRs 的丢失（Guan et al. 2000）。然而，α4β2 nAChR 在 Tg2576 和 APP/PS2 小鼠中表达差异的原因尚不清楚。13 个月大的 Tg2576 小鼠的病理可能代表了 AD 前的状态，而 12 个月大的 APP/PS2 小鼠可能具有与 AD 患者相同的病理程度。事实上，Tg2576 和野生型小鼠在 13 个月大时，NOR 记忆和斑块沉积没有显著差异（Jacobsen et al. 2006）。然而，在 12 个月大的时候，APP/PS2 小鼠表现出明显的认知缺陷和大脑皮质严重的斑块沉积。观察到 6 月龄 APP/PS2 小鼠认知能力仍正常时，海马中 ^{125}I-5IA 的蓄积增加，也支持了这一假说。这些结果提示，α4β2 nAChRs 的上调可能参与了早期 AD 患者 Aβ 表达增高的神经退行性变的机制。几种 AD 小鼠模型之间 nAChR 密度的差异将是 AD 病理研究的一个兴趣焦点。

参考文献

Anderson DJ, Puttfarcken PS, Jacobs I, Faltynek C (2000) Assessment of nicotinic acetylcholine receptor-mediated release of [3H]-norepinephrine from rat brain slices using a new 96-well format assay.Neuropharmacology 39 (13): 2663-2672.

Brody AL, Mandelkern MA, London ED et al (2006) Cigarette smoking saturates brain alpha 4 beta 2 nicotinic acetylcholine receptors. Arch Gen Psychiatry 63 (8): 907-915.

Brody AL, Mukhin AG, La Charite J et al (2013) Up-regulation of nicotinic acetylcholine receptors in menthol cigarette smokers. Int J Neuropsychopharmacol 16 (5): 957-966.

Brody AL, Hubert R, Mamoun MS et al (2016) Nicotinic acetylcholine receptor availability in cigarette smokers: effect of heavy caffeine or marijuana use. Psychopharmacology 233 (17): 3249-3257.

Brust P, Patt JT, Deuther-Conrad W et al (2008) In vivo measurement of nicotinic acetylcholine receptors with [18F]norchloro-fluoro-homoepibatidine. Synapse 62 (3): 205-218.

Buisson B, Bertrand D (2002) Nicotine addiction: the possible role of functional upregulation. Trends Pharmacol Sci 23 (3): 130-136.

Colloby SJ, Firbank MJ, Pakrasi S et al (2011) Alterations in nicotinic alpha4beta2 receptor binding in vascular dementia using 123I-5IA-85380 SPECT: comparison with regional cerebral blood flow. Neurobiol Aging 32 (2): 293-301.

Cosgrove KP, Batis J, Bois F et al (2009) Beta2-nicotinic acetylcholine receptor availability during acute and prolonged abstinence from tobacco smoking. Arch Gen Psychiatry 66 (6): 666-676.

Cosgrove KP, Kloczynski T, Bois F et al (2010) Decreased Beta (2) *-nicotinic acetylcholine recep-tor availability after chronic ethanol exposure in nonhuman primates. Synapse 64 (9): 729-732.

Cosgrove KP, Esterlis I, McKee SA et al (2012) Sex differences in availability of beta2*-nic-otinic acetylcholine receptors in recently abstinent tobacco smokers. Arch Gen Psychiatry 69 (4): 418-427.

Deuther-Conrad W, Patt JT, Feuerbach D, Wegner F, Brust P, Steinbach J (2004) Norchloro-fluoro-homoepibatidine: specificity to neuronal nicotinic acetylcholine receptor subtypes in vitro. Farmaco 59 (10): 785-792.

Deuther-Conrad W, Patt JT, Lockman PR et al (2008) Norchloro-fluoro-homoepibatidine (NCFHEB) - apromising radioligand for neuroimaging nicotinic acetylcholine receptors with PET. Eur Neuropsychopharmacol 18 (3): 222-229.

Dilsaver SC (1986) Pathophysiology of "cholinoceptor supersensitivity" in affective disorders. Biol Psychiatry 21 (8-9): 813-829.

Ding Y, Liu N, Wang T et al (2000) Synthesis and evaluation of 6-[^{18}F]fluoro-3-(2 S-azetidinylmethoxy) pyridine as a PET tracer for nicotinic acetylcholine receptors. Nucl Med Biol 27 (4): 381-389.

Doll F, Dolci L, Valette H et al (1999) Synthesis and nicotinic acetylcholine receptor in vivo binding properties of 2-fluoro-3-[2(S)-2-azetidinylmethoxy]pyridine: a new positron emission tomography ligand for nicotinic receptors. J Med Chem 42 (12): 2251-2259.

Ellis JR, Villemagne VL, Nathan PJ et al (2008) Relationship between nicotinic receptors and cognitive function in early Alzheimer's disease: a 2-[^{18}F]fluoro-A-85380 PET study. Neuro-biol Learn Mem 90 (2): 404-412.

Esterlis I, Cosgrove KP, Petrakis IL et al (2010) SPECT imaging of nicotinic acetylcholine receptors innonsmoking heavy alcohol drinking individuals. Drug Alcohol Depend 108 (1-2): 146-150.

Esterlis I, Hannestad JO, Bois F et al (2013) Imaging changes in synaptic acetylcholine availability in living human subjects. J Nucl Med 54 (1): 78-82.

Fitch RW, Spande TF, Garraffo HM, Yeh HJ, Daly JW (2010) Phantasmidine: an epibatidine congener from the ecuadorian poison frog Epipedobates anthonyi. J Nat Prod 73 (3): 331-337.

Frautschy SA, Yang F, Irrizarry M et al (1998) Microglial response to amyloid plaques in APPsw transgenic mice. Am J Pathol 152 (1): 307-317.

Fujita M, Tamagnan G, Zoghbi SS et al (2000) Measurement of alpha-4beta2 nicotinic acetylcho-line receptors with [^{123}I]5-I-A-85380 SPEC-T. J Nucl Med 41 (9): 1552-1560.

Fujita M, Al-Tikriti MS, Tamagnan G et al (2003a) Influence of acetylcholine levels on the binding ofa SPECT nicotinic acetylcholine receptor ligand [^{123}I]5-I-A-85380. Synapse 48 (3): 116-122.

Fujita M, Ichise M, van Dyck CH et al (2003b) Quantification of nicotinic acetylcholine receptors in human brain using [^{123}I]5-I-A-85380 SPET. Eur J Nucl Med Mol Imaging 30 (12): 1620-1629.

Fujita M, Ichise M, Zoghbi SS et al (2006) Widespread decrease of nicotinic acetylcholine receptors inParkinson's disease. Ann Neurol 59 (1): 174-177.

Gallezot JD, Bottlaender M, Gregoire MC et al (2005) In vivo imaging of human cerebral nicotinic acetylcholine receptors with 2-18F-fluoro-A-85380 and PET. J Nucl Med 46 (2): 240-247.

Gottfries CG, Blennow K, Karlsson I, Wallin A (1994) The neurochemistry of vascular dementia. Dementia 5 (3-4): 163-167.

Graef S, Schonknecht P, Sabri O, Hegerl U (2011) Cholinergic receptor subtypes and their role in cognition, emotion, and vigilance control: an overview of preclinical and clinical findings. Psychopharmacology 215 (2): 205-229.

Guan ZZ, Zhang X, Ravid R, Nordberg A (2000) Decreased protein levels of nicotinic receptor subunits in the hippocampus and temporal cortex of patients with Alzheimer's disease. J Neurochem 74 (1): 237-243.

Hashikawa K, Y oshida H, Inoue G et al (2002) Evaluation of nicotinic cholinergic receptors in the patients with Alzheimer disease by SPECT. J Nucl Med 43 (5): 63p-63p.

Hashimoto K, Nishiyama S, Ohba H et al (2008) [11C]CHIBA-1001 as a novel PET lig and for alpha7nicotinic receptors in the brain: a PET study in conscious monkeys. PLoS One 3 (9): e3231.

Hillmer A T, Tudorascu DL, Wooten DW et al (2014) Changes in the alpha4beta2* nicotinic acetylcholine system during chronic controlled alcohol exposure in nonhuman primates. Drug Alcohol Depend 138: 216-219.

Hillmer A T, Esterlis I, Gallezot JD et al (2016a) Imaging of cerebral alpha4beta2* nicotinic acetylcholine receptors with (−)-[^{18}F]Flubatine PET: implementation of bolus plus constant infusion and sensitivity to acetylcholine in human brain. Neuroimage 141: 71-80.

Hillmer A T, Zheng MQ, Li S et al (2016b) PET imaging evaluation of [^{18}F]DBT-10, a novel radioligand specific to alpha7 nicotinic acetylcholi-ne receptors, in nonhuman primates. Eur J Nucl Med Mol Imaging 43 (3): 537-547.

Hillmer A T, Li S, Zheng MQ et al (2017) PET imaging of alpha7 nicotinic acetylcholine receptors: acomparative study of [^{18}F]ASEM and [^{18}F]DBT-10 in nonhuman primates, and further evaluation of[^{18}F]ASEM in humans. Eur J Nucl Med Mol Imaging 44 (6): 1042-1050.

Hockley BG, Stewart MN, Sherman P et al (2013) (−)-[^{18}F]Flubatine: evaluation in rhesus monkeys and a report of the first fully automated radiosynthesis validated for clinical use. J Label Compd Radiopharm 56 (12): 595-599.

Horti AG, Scheffel U, Koren AO et al (1998) 2-[^{18}F]Fluoro-A-85380, an in vivo tracer for the nicotinic acetylcholine receptors. Nucl Med Biol 25 (7): 599-603.

Horti AG, Gao Y, Kuwabara H et al (2014) ^{18}F-ASEM, a radiolabeled antagonist for imaging the alpha7-nicotinic acetylcholine receptor with PET. J Nucl Med 55 (4): 672-677.

Ishikawa M, Sakata M, Toyohara J et al (2011) Occupancy of alpha7 nicotinic acetylcholine receptors in the brain by tropisetron: a positron emission tomography study using [^{11}C]

CHIBA- 1001 in healthy human subjects. Clin Psychopharmacol Neurosci 9 (3): 111-116.

Jacobsen JS, Wu CC, Redwine JM et al (2006) Early-onset behavioral and synaptic deficits in a mousemodel of Alzheimer's disease. Proc Natl Acad Sci USA 103 (13): 5161-5166.

Kadir A, Almkvist O, Wall A, Langstrom B, Nordberg A (2006) PET imaging of cortical ^{11}C-nicotin binding correlates with the cognitive function of attention in Alzheimer's disease. Psychopharmacology (Berl) 188 (4): 509-520.

Kendziorra K, Wolf H, Meyer PM et al (2011) Decreased cerebral alpha4beta2* nicotinic acetylcholine receptor availability in patients with mild cognitive impairment and Alzheimer's disease assessed with positron emission tomography. Eur J Nucl Med Mol Imaging 38 (3): 515-525.

Koren AO, Horti AG, Mukhin AG et al (1998) 2-, 5-, and 6-Halo-3- (2S-azetidinylmethoxy) pyridines: synthesis, affinity for nicotinic acetylch-oline receptors, and molecular modeling. J Med Chem 41 (19): 3690-3698.

Logan J, Fowler JS, V olkow ND et al (1990) Graphical analysis of reversible radioligand binding from time-activity measurements applied to [N-^{11}C-methyl]-(−)-cocaine PET studies in human subjects. J Cereb Blood Flow Metab 10 (5): 740-747.

Mamede M, Ishizu K, Ueda M et al (2004) Quantification of human nicotinic acetylcholine receptors with [123]I-5IA SPECT. J Nucl Med 45 (9): 1458-1470.

Mamede M, Ishizu K, Ueda M et al (2007) Temporal change in human nicotinic acetylcholine receptorafter smoking cessation: 5IA SPECT study. J Nucl Med 48 (11): 1829-1835.

Mankoff DA (2007) A definition of molecular imaging. J Nucl Med 48 (6): 18N. 21N.

Marks MJ, Smith KW, Collins AC (1998) Differential agonist inhibition identifies multiple epibatidine binding sites in mouse brain. J Pharmacol Exp Ther 285 (1): 377-386.

Martin-Ruiz C, Court J, Lee M et al (2000) Nicotinic receptors in dementia of Alzheimer, Lewy body and vascular types. Acta Neurol Scand Suppl 176: 34-41.

Marutle A, Warpman U, Bogdanovic N, Nordberg A (1998) Regional distribution of subtypes of nicotinic receptors in human brain and effect of aging studied by (+/−) -[^{3}H]epibatidine. Brain Res 801 (1-2): 143-149.

Matsuura Y, Ueda M, Higaki Y et al (2016) Noninvasive evaluation of nicotinic acetylcholine receptoravailability in mouse brain using singlephoton emission computed tomography with ^{123}I]5IA. Nucl Med Biol 43 (6): 372-378.

Meyer PM, Strecker K, Kendziorra K et al (2009) Reduced alpha4beta2*-nicotinic acetylcholine receptor binding and its relationship to mild cognitive and depressive symptoms in Parkinson disease. Arch Gen Psychiatry 66 (8): 866-877.

Mitkovski S, Villemagne VL, Novakovic KE et al (2005) Simplified quantification of nicotinic receptors with 2[18F]F-A-85380 PET. Nucl Med Biol 32 (6): 585-591.

Mitsis EM, Reech KM, Bois F et al (2009) 123I-5-IA-85380 SPECT imaging of nicotinic receptors in Alzheimer disease and mild cognitive impairment. J Nucl Med 50 (9): 1455-1463.

Mukhin AG, Gundisch D, Horti AG et al (2000) 5-Iodo-A-85380, an alpha4beta2 subtype-selective ligand for nicotinic acetylcholine receptors. Mol Pharmacol 57 (3): 642-649.

Mukhin AG, Kimes AS, Chefer SI et al (2008) Greater nicotinic acetylcholine receptor density in smokers than in nonsmokers: a PET study with 2-18F-FA-85380. J Nucl Med 49 (10): 1628-1635.

Musachio JL, Scheffel U, Finley PA et al (1998) 5-[I-125/123]Iodo-3(2S-azetidinylmethoxy) pyridine, a radioiodinated analog of A-85380 for in vivo studies of central nicotinic acetylcholine receptors. Life Sci 62 (22): 351-357.

Musachio JL, Villemagne VL, Scheffel UA et al (1999) Synthesis of an I-123 analog of A-85380 and preliminary SPECT imaging of nicotinic receptors in baboon. Nucl Med Biol 26 (2): 201-207.

Muzic RF Jr, Berridge MS, Friedland RP, Zhu N, Nelson AD (1998) PET quantification of specific binding of carbon-11-nicotine in human brain. J Nucl Med 39 (12): 2048-2054.

Nemecz A, Prevost MS, Menny A, Corringer PJ (2016) Emerging molecular mechanisms of signal transduction in pentameric ligand-gated ion channels. Neuron 90 (3): 452-470.

Nickles RJ (1991) A shotgun approach to the chart of the nuclides. Radiotracer production with an 11 MeV proton cyclotron. Acta Radiol Suppl 376: 69-71.

Nickles RJ (2003) The production of a broader palette of PET tracers. J Labelled Comp Radiopharm 46 (1): 1-27.

Nordberg A, Hartvig P, Lundqvist H, Antoni G, Ulin J, Langstrom B (1989) Uptake and regional distribution of (+)-(R)- and (−)-(S)-N-[methyl-1C]-nicotine in the brains of rhesus monkey. Anattempt to study nicotinic receptors in vivo. J Neural Transm Park Dis Dement Sect 1 (3): 195-205.

Nordberg A, Lundqvist H, Hartvig P, Lilja A, Langstrom B (1995) Kinetic analysis of regional (S) (−)^{11}C-nicotine binding in normal and Alzheimer brains-in vivo assessment using positron emission tomography. Alzheimer Dis Assoc Disord 9 (1): 21-27.

Nyback H, Halldin C, Ahlin A, Curvall M, Eriksson L (1994) PET studies of the uptake of (S)- and (R)-[^{11}C]nicotine in the human brain: difficulties in visualizing specific receptor binding in vivo. Psychopharmacology (Berl) 115 (1-2): 31-36.

O'Brien JT, Colloby SJ, Pakrasi S et al (2007) Alpha4beta2 nicotinic receptor status in Alzheimer's disease using ^{123}I-5IA-85380 single-photonemission computed tomography. J Neurol Neurosurg Psychiatry 78 (4): 356-362.

O'Brien JT, Colloby SJ, Pakrasi S et al (2008) Nicotinic alpha4beta2 receptor binding in dementia with Lewy bodies using ^{123}I-5IA-85380 SPECT demonstrates a link between occipital changes and visual hallucinations. Neuroimage 40 (3): 1056-1063.

Oishi N, Hashikawa K, Y oshida H et al (2007) Quantification of nicotinic acetylcholine receptors in Parkinson's disease with ^{123}I-5IA SPECT. J Neurol Sci 256 (1-2): 52-60.

Perry E, Ziabreva I, Perry R, Aarsland D, Ballard C (2005) Absence of cholinergic deficits in"pure" vascular dementia. Neurology 64 (1): 132-133.

Picard F, Scheffer I (2005) Recently defined genetic epilepsy syndromes. In: Roger J, Bureau M, Dravet C, Genton P, Tassinari CA, Wolf P (eds) Epileptic syndromes in infancy, childhood and adolescence. John Libbey Eurotext, Montrouge, pp 519-535.

Picard F, Bruel D, Servent D et al (2006) Alteration of the in vivo nicotinic receptor density in

ADNFLE patients: a PET study. Brain 129 (Pt 8): 2047-2060.

Pietila K, Lahde T, Attila M, Ahtee L, Nordberg A (1998) Regulation of nicotinic receptors in the brain of mice withdrawn from chronic oral nicotine treatment. Naunyn Schmiedeberg's Arch Pharmacol 357 (2): 176-182.

Pimlott SL, Piggott M, Owens J et al (2004) Nicotinic acetylcholine receptor distribution in Alzheimer's disease, dementia with Lewy bodies, Parkinson's disease, and vascular dementia: in vitro bindingstudy using 5-[^{125}I]-A-85380. Neuropsychopharmacology 29 (1): 108-116.

Provini F, Plazzi G, Tinuper P, V andi S, Lugaresi E, Montagna P (1999) Nocturnal frontal lobe epilepsy. A clinical and polygraphic overview of 100 consecutive cases. Brain 122 (Pt 6): 1017-1031.

Rinne JO, Myllykyla T, Lonnberg P, Marjamaki P (1991) A postmortem study of brain nicotinic receptors in Parkinson's and Alzheimer's disease. Brain Res 547 (1): 167-170.

Robles N, Sabria J (2006) Ethanol consumption produces changes in behavior and on hippocampal alpha7 and alpha4beta2 nicotinic receptors. J Mol Neurosci 30 (1-2): 119-120.

Rueter LE, Donnelly-Roberts DL, Curzon P, Briggs CA, Anderson DJ, Bitner RS (2006) A-85380: a pharmacological probe for the preclinical and clinical investigation of the alphabeta neuronal nicotinic acetylcholine receptor. CNS Drug Rev 12 (2): 100-112.

Sabri O, Kendziorra K, Wolf H, Gertz HJ, Brust P (2008) Acetylcholine receptors in dementia and mild cognitive impairment. Eur J Nucl Med Mol Imaging 35 (Suppl 1): S30-S45.

Sabri O, Becker GA, Meyer PM et al (2015) First-in-human PET quantify-cation study of cerebral alpha4beta2* nicotinic acetylcholine receptors using the novel specific radioligand (−)-[^{18}F]Flubatine.Neuroimage 118: 199-208.

Saji H, Magata Y, Yamada Y et al (1992) Synthesis of (S) -N-[methyl-^{11}C]nicotine and its regional distribution in the mouse brain: a potential tracer for visualization of brain nicotinic receptors by positron emission tomography. Chem Pharm Bull (Tokyo) 40 (3): 734-736.

Saji H, Ogawa M, Ueda M et al (2002) Evaluation of radioiodinated 5-iodo-3- (2 (S)-azeti-dinylmethoxy) pyridine as a ligand for SPECT investigations of brain nicotinic acetylcholine receptors. Ann NuclMed 16 (3): 189-200.

Saricicek A, Esterlis I, Maloney KH et al (2012) Persistent beta2*-nicotinic acetylcholinergic receptor dysfunction in major depressive disorder. Am J Psychiatry 169 (8): 851-859.

Scheffel U, Horti AG, Koren AO et al (2000) 6-[^{18}F]Fluoro-A-85380: an in vivo tracer for the nicotinic acetylcholine receptor. Nucl Med Biol 27 (1): 51-56.

Shimohama S, Taniguchi T, Fujiwara M, Kameyama M (1986) Changes in nicotinic and muscarinic cholinergic receptors in Alzheimer-type dementia. J Neurochem 46 (1): 288-293.

Smits R, Fischer S, Hiller A et al (2014) Synthesis and biological evaluation of both enantiomers of [^{18}F]flubatine, promising radiotracers with fast kinetics for the imaging of alpha4beta2-nicotinic acetylcholine receptors. Bioorg Med Chem 22 (2): 804-812.

Staley JK, Krishnan-Sarin S, Cosgrove KP et al (2006) Human tobacco smokers in early abstinence have higher levels of beta2* nicotinic acetylcholine receptors than nonsmokers. J Neurosci 26 (34): 8707-8714.

Sullivan JP, Donnelly-Roberts D, Briggs CA et al (1996) A-85380 [3- (2 (S)-azetidinylmethoxy) pyridine]: in vitro pharmacological properties of a novel, high affinity alpha 4 beta 2 nicotinic acetylcholine receptor ligand. Neuropharmacology 35 (6): 725-734.

Terry A V Jr, Callahan PM, Hernandez CM (2015) Nicotinic ligands as multifunctional agents for the treatment of neuropsychiatric disorders. Biochem Pharmacol 97 (4): 388-398.

Toda T, Noda Y, Ito G, Maeda M, Shimizu T (2011) Presenilin-2 mutation causes early amyloid accumulation and memory impairment in a transgenic mouse model of Alzheimer's disease. J Biomed Biotechnol 2011: 617974.

Toyohara J, Sakata M, Wu J et al (2009) Preclinical and the first clinical studies on [^{11}C]CHIBA-1001for mapping alpha7 nicotinic receptors by positron emission tomography. Ann Nucl Med 23 (3): 301-309.

Ueda M (2016) Development of radiolabeled molecular imaging probes for in vivo analysis of biological function. Y akugaku Zasshi 136 (4): 659-668.

Ueda M, Iida Y, Mukai T et al (2004) 5-[123I]Iodo-A-85380: assessment of pharmacological safety, radiation dosimetry and SPECT imaging of brain nicotinic receptors in healthy human subjects. Ann Nucl Med 18 (4): 337-344.

Valette H, Bottlaender M, Dolle F et al (1999) Imaging central nicotinic acetylcholine receptors in baboons with [^{18}F]fluoro-A-85380. J Nucl Med 40 (8): 1374-1380.

Valette H, Dolle F, Bottlaender M, Hinnen F, Marzin D (2002) Fluoro-A-85380 demonstrated no mutagenic properties in vivo rat micronucleus and Ames tests. Nucl Med Biol 29 (8): 849-853.

Wong DF, Kuwabara H, Pomper M et al (2014) Human brain imaging of alpha7 nAChR with [^{18}F]ASEM: a new PET radiotracer for neuropsyc-hiatry and determination of drug occupancy. Mol Imaging Biol 16 (5): 730-738.

Yates SL, Bencherif M, Fluhler EN, Lippiello PM (1995) Up-regulation of nicotinic acetylcholine receptors following chronic exposure of rats to mainstream cigarette smoke or alpha 4 beta 2 receptorsto nicotine. Bio-chem Pharmacol 50 (12): 2001-2008.

第3章

中枢神经系统胆碱能传递的新视角

Ikunobu Muramatsu[1]，Takayoshi Masuoka[2]，Junsuke Uwada[3]，Hatsumi Yoshiki[4]，Takashi Yazama[3]，Kung-Shing Lee[5]，Kiyonao Sada[4]，Matomo Nishio[2]，Takaharu Ishibashi[2]，Takanobu Taniguchi[3]

1　I. Muramatsu (✉)
Department of Pharmacology, School of Medicine, Kanazawa Medical University, Uchinada, Ishikawa, Japan
Division of Genomic Science and Microbiology, School of Medicine, University of Fukui, Eiheiji, Fukui, Japan
Kimura Hospital, Awara, Fukui, Japan
✉: muramatu@u-fukui.ac.jp
2　T. Masuoka, M. Nishio, T. Ishibashi
Department of Pharmacology, School of Medicine, Kanazawa Medical University, Uchinada, Ishikawa, Japan
3　J. Uwada, T. Yazama, T. Taniguchi
Division of Cellular Signal Transduction, Department of Biochemistry, Asahikawa Medical University, Asahikawa, Hokkaido, Japan
4　H. Yoshiki, K. Sada
Division of Genomic Science and Microbiology, School of Medicine, University of Fukui, Eiheiji, Fukui, Japan
5　K.-S. Lee
Division of Genomic Science and Microbiology, School of Medicine, University of Fukui, Eiheiji, Fukui, Japan
Department of Surgery, Kaohsiung Medical University, Kaohsiung, Taiwan

摘要： 在中枢神经系统中，乙酰胆碱（ACh）是一种重要的神经递质，与脑高级功能和一些神经退行性疾病有关。它从胆碱能神经末梢释放出来，作用于突触前和突触后的ACh受体（AChRs）。释放后，ACh迅速水解，生成的胆碱被循环利用，作为底物合成新的 ACh。然而，由于一些新的发现，目前这一经典的胆碱能传递理论被重新评估。在胆碱能突触中，ACh 本身可能被特定的运输系统吸收到突触后神经元中，并作用于细胞内细胞器（高尔基体和线粒体）上的 AChRs。胆碱能神经末梢合成 ACh 的胆碱可能主要来自细胞外空间中相应浓度的胆碱，而不是来自 ACh 衍生的胆碱再循环。最近的证据重新开启了经典胆碱能传递和认知的问题，并可能为治疗阿尔茨海默病等神经退行性疾病提供一种合理的药物开发新途径。

关键词：胆碱能传递；胞内乙酰胆碱受体；乙酰胆碱摄取；乙酰胆碱酯酶；突触前 M 受体

缩略语

ACh	乙酰胆碱	LTP	长时程增强
AChE	乙酰胆碱酯酶	mAChR	毒蕈碱型乙酰胆碱受体
AChR	乙酰胆碱受体	MAPK	丝裂原活化蛋白激酶
AChT	乙酰胆碱转运蛋白	nAChR	烟碱型乙酰胆碱受体
Ca^{2+}	钙离子	NMDAR	N-甲基-D-天冬氨酸受体
CHT1	高亲和力胆碱转运蛋白 1	NMS	N-甲基东莨菪碱
CNS	中枢神经系统	PIP$_2$	磷脂酰肌醇 4,5-二磷酸
DFP	二异丙基氟磷酸	QNB	二苯羟乙酸喹咛环酯
ERK	细胞外信号调节激酶	TEA	四乙铵
HC-3	半胆碱基-3		

3.1 引言

在中枢神经系统（CNS）中，乙酰胆碱（ACh）是参与大脑高级功能的主要神经递质之一，包括学习、记忆和锥体外系运动等认知过程（Everitt and Robbins 1997；Terry 和 Buccafusco 2003；Mesulam 2004；Wess，et al. 2007）。在胆碱能传递中，释放的 ACh 作用于突触前和/或突触后质膜上的 ACh 受体（AChRs）。ACh 被乙酰胆碱酯酶（AChE）迅速水解，导致神经突触传递终止。然后，生成的胆碱被高亲和力胆碱转运蛋白 1（CHT1）转运回胆碱能神经末梢，并作为乙酰胆碱合成的底物重新被利用（Parsons et al. 1993；Apparsundaram et al. 2000；Okuda et al. 2000；Sarter and Parikh 2005）。然而，这一经典的胆碱能传递理论受到了最近几项新的研究发现的挑战。第一个发现是关于 AChRs 在突触后神经元和神经母细胞瘤细胞内的分布和功能（Yamasaki et al. 2010；Uwada et al. 2011，2014；Anisuzzaman et al. 2013；Muramatsu et al. 2015）；第二个发现是 ACh 自身与突触后神经元的结合（Muramatsu et al. 2016）；第三个发现是乙酰胆碱水解后衍生的胆碱可能不会被大量重复利用（Muramatsu et al. 2017）。在本章中，对这些发现进行了简要的总结。

3.2　乙酰胆碱受体在细胞内的分布

人们普遍认为，大多数神经递质受体位于质膜上，将细胞外信号传递到细胞内。然而，最近的证据表明，包括乙酰胆碱受体在内的几种 G 蛋白偶联受体存在于细胞内，也可能从内体、高尔基体、内质网、线粒体和核膜等部位发出信号（Boivin et al. 2008；Jong et al. 2009；Benard et al. 2012；den Boon et al. 2012；Uwada et al. 2011，2014；Anisuzzaman et al. 2013）。

3.2.1　毒鼠强的乙酰胆碱受体

M 受体有 5 种亚型（M1～M5 mAChRs），均在中枢神经系统表达（Caulfield and Birdsall 1998；van Koppen and Kaiser 2003；Nathanson 2008）。总体而言，中枢神经系统中 M1 亚型含量最高，M2 和 M4 亚型表达适中，M3 和 M5 亚型表达水平较低（Volpicelli and Levery 2004）。所有的 mAChRs 通常位于质膜上并发挥作用。然而，最近的研究表明，M1 mAChRs 不仅存在于细胞表面，而且存在于啮齿动物和人类的海马和其他脑区的细胞膜以及神经母细胞瘤细胞中（Uwada et al. 2011；Anisuzzaman et al. 2013）。药理学上，根据细胞的通透性（疏水性）和非通透性（亲水性）放射性配体[^{3}H]二苯羟乙酸喹咛环酯（QNB）和[^{3}H] N-甲基东莨菪碱（NMS）在完整脑组织或整个神经细胞中的不同结合密度来评价 mAChRs 在细胞内的分布，以检测总 mAChRs（QNB 结合）和细胞表面 mAChRs（NMS 结合）（Muramatsu et al. 2005，2015），细胞内和表面 M1 亚型的比例根据两个放射性配体结合位点上 M1 选择性配体的竞争图谱来估计。在脑组织或培养的神经元未受到刺激的情况下，鉴定出了相当数量的表面和细胞内 M1 mAChRs。因此，很可能约一半的 M1 mAChR 组成性地存在于端脑和神经母细胞瘤细胞内的部位。细胞内 M1 mAChRs 定位于高尔基体，最近的一项分子生物学研究表明，它们的细胞内定位需要 M1 亚型的 C-末端色氨酸基序，而这在其他亚型中是不存在的（Uwada et al. 2014；Anisuzzaman et al. 2013）。免疫电镜研究还显示 M1 mAChRs 在锥体神经元的高尔基体和内质网中大量分布，而在星形胶质细胞中没有（Yamasaki et al. 2010）。先前使用特异性 M1 抗体进行的免疫组化研究也报道了在大脑皮层神经元的大小树突和树突棘的胞浆中的细胞内检测到 M1 mACHRs（Mrzljak et al. 1993）。

M1 mAChRs 通过 $G\alpha_{q/11}$ 蛋白引起磷脂酰肌醇 4,5-二磷酸水解，导致 Ca^{2+} 上调，激活丝裂原活化蛋白激酶通路（van Koppen and Kaiser 2003；Morishima et al. 2013）。在大鼠海马、皮质神经元和神经母细胞瘤细胞中，PIP_2-Ca^{2+} 反应是由表面 M1 mAChRs 在秒的时间尺度上独立地介导的。另一方面，细胞外信号调节激酶 1/2（ERK1/2）通路是由细胞内 M1 mAChRs 在数分钟的缓慢时间尺度上激活的（Uwada et al. 2011；Anisuzzaman et al. 2013）。这些结果表明，每个部位的 M1 mAChRs 可能被特异性激活，并以不同的时间进程参与不同的神经元功能（图 3.1）。

如上所述，M1 mAChRs 主要存在于中枢神经系统，参与认知增强功能（Everitt and Robbins 1997；Kruse et al. 2014；Terry and Buccafusco 2003；Mesulam 2004；Wess et al. 2007）。在海马区，胆碱能激活诱导神经元活动的 θ 节律，并增强或诱导长时程增强（Long-term potentiation，LTP）（Huerta and Lisman 1995；Williams 和 Kauer 1997；Fernandez de Sevilla et al. 2008），这是研究学习和记忆突触基础的主要实验模型（Bliss and Collingridge 1993；Seol et al. 2007）。M1 mAChR 基因敲除小鼠在工作记忆和记忆巩固

方面存在严重缺陷，并且海马 LTP 受损（Anagnostaras et al. 2003；Shinoe et al. 2005；Wess et al. 2007）。在几种健忘症动物模型中，M1 特异性激动剂已被证明有助于 LTP 的诱导和认知功能改善（Caccamo et al. 2006；Langmead et al. 2008；Ma et al. 2009）。因此，端脑细胞内 M1 mAChRs 的特异性分布可能与突触可塑性有关。

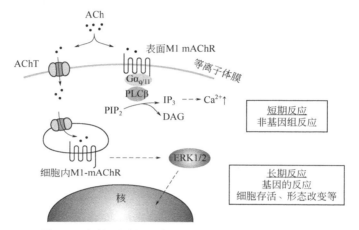

图 3.1　突触后神经元表面和细胞内 M1 mAChRs 及
它们可能的信号转导途径和生理反应示意图

我们用大鼠海马脑片进行的电生理研究表明，*N*-甲基-D-天冬氨酸受体（NMDAR）依赖的 LTP 早期的胆碱能诱发 θ 节律和胆碱能易化主要是由表面 M1 mAChRs 介导的，而 NMDAR 依赖的 LTP 的晚期和大多数非 NMDAR 依赖的 LTP 的胆碱能易化是由细胞内 M1 mAChRs 的激活引起的（Anisuzzaman et al. 2013）。LTP 的诱导需要突触后 Ca²⁺的升高（Lynch et al.1983）和蛋白激酶的激活（Soderling and Derkack 2000），而晚期 LTP 的维持依赖于 MAPK/ERK 级联反应、基因转录、蛋白质合成和翻译后修饰（Davi et al. 2000；Giovannini 2006；Nguyen et al. 1994；Frey et al. 1996；Bliss and Collingridge 1993；Routtenberg and Rekart 2005；Gold 2008）。考虑到这些机制，胆碱能刺激很可能主要通过位于两个不同位点的 M1 mAChRs，引起 LTP 早期和晚期各自信号过程的选择性增强，导致胆碱能易化（图 3.2）。

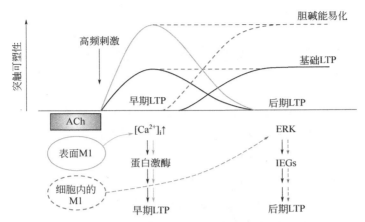

图 3.2　表面和细胞内 M1 mAChRs 参与大鼠海马 LTP 的胆碱能易化作用

注意：基础 LTP 的早期和晚期主要由两条不同的信号通路介导，这两条信号通路独立地被表面和细胞内的 M1 mAChRs 增强。灰色实线：表面 M1 mAChR 介导。虚线（------）：细胞内 M1 mAChR 介导。IEGs 表示即刻早期基因

3.2.2　烟碱型乙酰胆碱受体

烟碱型乙酰胆碱受体（nAChRs）在大脑中广泛表达，在那里它们维持着包括学习和记忆在内的各种神经功能（Terry and Buccafusco 2003；Dineley et al. 2015；Wu et al. 2016）。它们还控制神经元细胞的存活/凋亡、增殖/突起生长和神经递质的释放（Akaike et al. 1994；Kihara et al. 2001；Shimohama et al. 1996，2009；Rosa et al. 2006）。中枢神经系统中主要的 nAChR 亚型可由异构体 α4β2、α3β2、α7β2 和同构体 α7 装配，它们都作为离子通道对 Ca²⁺具有高通透性，并通过磷脂酰肌醇 3-激酶（PI3K）信号通路传递信号（Kihara et al. 2001；Dajas-Bailador and Wonnacott 2004；也可以参阅本书其他章节）。到目前为止，这些反应主要是针对位于质膜上的 nAChRs 进行讨论的；然而，最近在免疫化学研究中报道了 nAChRs 在细胞内的分布，特别是在线粒体中的分布（Lykhmus et al. 2014；Gergalova et al. 2014）。在脑线粒体中，α7β2 nAChRs 主要刺激 PI3K/AKT 通路，α3β2 和 α4β2 nAChRs 抑制 Src-和 Ca²⁺/钙调蛋白依赖的蛋白激酶Ⅱ通路。线粒体 nAChRs 及其相关信号通路与诱导线粒体凋亡相关（Lykhmus et al. 2014）。然而，在这个问题上，需要从不同的角度进行更为详细的分析。

3.3 乙酰胆碱在突触后神经元中的掺入

要激活细胞内 AChRs，内源性激动剂 ACh 必须穿过突触后的胞浆和胞膜。因为 ACh 是一种亲水性分子，已经推测存在特定的 ACh 转运系统，如 ACh 转运体（AChT）（Muramatsu et al. 2016）（图 3.1）。尽管缺乏有关 ACh 的详细信息，但将 ACh 整合到脑片中的相关报道早在 40 多年前就有（Polak and Meeuws 1996；Liang and Quastel 1969；Katz et al. 1973；Kuhar and Simon 1974）。最近，先前的证据证实，[^{3}H] ACh 以时间和温度依赖的方式被主动地吸收到大脑的各个部分（Muramatsu et al. 2016，2017）。在不可逆的 AChE 抑制剂存在的情况下，可以清楚地观察到摄取。[^{3}H]ACh 在中枢神经系统中摄取较高，而在外周组织中摄取很少或可以忽略不计。不同脑区的摄取是相似的，但与胆碱能神经的密度无关。半胆碱基-3（HC-3）和四乙铵（TEA）以浓度依赖的方式抑制[^{3}H]ACh 摄取。而兴奋性和抑制性氨基酸类神经递质谷氨酸和 γ-氨基丁酸、生物胺、河豚毒素和阿托品对摄取无明显影响。因此，ACh 的摄取可能是由内在的运输系统（AChT）促进的，而不是由神经元兴奋性的改变和氨基酸神经递质的参与而促进。有趣的是，乙酰胆碱酯酶抑制剂（包括临床上用于治疗阿尔茨海默病认知症状的药物，如多奈哌齐、加兰他敏和利凡斯的明）可有效地抑制[^{3}H]ACh 的摄取（Muramatsu et al. 2016）。这些结果提出了一种有趣的可能性，即突触中释放的 ACh 浓度可能受 AChE 和突触后 ACh 摄取的调节，这可能与阿尔茨海默病的胆碱能治疗有关。如上所述，细胞内 M1 mAChRs 选择性激活海马神经元 ERK，参与 LTP 胆碱能易化的晚期过程。在抑制 ACh 摄取的浓度下，TEA 和 HC-3 均能抑制细胞内 M1 介导的反应。但是，TEA 和 HC-3 不影响质膜 M1 AChRs 选择性引起的 PIP$_2$ 水解和 LTP 胆碱能易化的早期阶段（Uwada 和 Masuoka 未发表的观察结果）。这些药理学结果进一步支持了 LTP 的胆碱能易化是由表面和细胞内的 M1 mAChRs 通过不同的信号通路独立引起的这一事实（图 3.1 和图 3.2）。这些结果还表明，ACh 转运系统是 ACh 释放进入突触后神经元细胞内 AChRs 的内在途径。

3.4 突触乙酰胆碱浓度和胆碱-乙酰胆碱循环的调节

在中枢神经系统，胆碱能神经末梢的 ACh 释放是通过突触前 mAChRs 负向调节的（Raiteri et al. 1989；Starke et al. 1989；Zhang et al. 2002；Alquicer et al. 2016）。在体外，通过灌流技术监测这种释放，其中 ACh 在突触体（Raiteri and Raiteri 2000；Pittaluga 2016）和脑片（Richardson and Szerb 1974；Zhang et al. 2002；Alquicer et al. 2016）中提前用[^{3}H]胆碱合成/预先标记，然后灌流。图 3.3（a）显示了从大鼠纹状体切片灌流实验中获得的代表性结果。阿托品显著增加电刺激引起的[^{3}H]外流，表明阻断突触前 mAChRs 可抑制 ACh 释放的自身抑制。尽管参与自动调节的突触前 mAChR 亚型一直是争论的主题，但最近得出的结论是，M2 亚型占主导地位，M4 亚型只有少量参与（Dolezal and Tucek 1998；Fadel 2011；Zhang et al. 2002；Alquicer et al. 2016）。

释放的 ACh 被 AChE 迅速水解。与周围组织相比，脑组织（小脑除外）的乙酰胆碱酯酶（AChE）活性极高，中枢神经系统的酯酶活性与胆碱能神经支配的密度密切相关（Muramatsu et al. 2016）。大鼠纹状体的酯酶活性比大脑皮层和海马区的高 5 倍以上，而小脑的活性最低，与心脏和结肠的活性相当。因此，中枢神经系统中乙酰胆碱酯酶似乎有效地调节了乙酰胆碱的释放浓度。

抑制乙酰胆碱酯酶（AChE）被认为会引起突触 ACh 浓度的急剧增加；然而，情况并非那么简单。如上所述，ACh 的释放受突触前自身受体的负调节。因此，AChE 抑制剂很可能抑制释放的 ACh 的水解，进而增强对突触前 mAChRs 的刺激。图 3.3（b）显示了一个在大鼠纹状体切片上的代表性结果，在用不可逆乙酰胆碱酯酶抑制剂［二异丙基氟磷酸（DFP）］处理后，由电刺激（3Hz，30s）引起的[^{3}H]外流减少。DFP 的这种抑制作用可被阿托品消除（Muramatsu 未发表的观察结果）。这些结果有力地表明，ACh 的释放和突触中 ACh 的浓度精确地受 AChE 活性和突触前自抑制之间微妙的平衡控制。

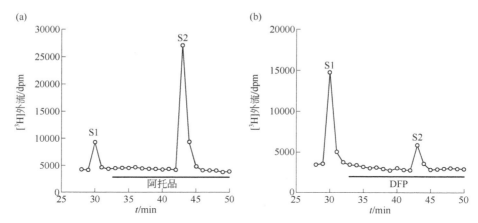

图 3.3　灌流实验中阿托品和氟磷酸二异丙酯在[³H]外排中的作用

大鼠纹状体节段与 0.1μmol/L [³H]胆碱孵育 30min 后再灌流。电刺激（3Hz，30s）2 次（S1 和 S2）。

（a）0.1μmol/L 阿托品；（b）300μmol/L 氟磷酸二异丙酯（DFP）。

纵坐标：每分钟收集一次的[³H]计数（DPM）。横坐标：灌注后的时间

除了突触前 AChRs 和 AChE，突触后摄取 ACh 本身也调节突触 Ach 的浓度（Muramatsu et al. 2017）。在 3.3 节中，我们发现 TEA 和 HC-3 对 ACh 的吸收有抑制作用。在灌流实验中，两种抑制 ACh 摄取的药物浓度均显著增加电刺激诱发的[³H]外流。TEA 或 HC-3 对突触前 mAChRs 或 AChE 活性的抑制作用与此无关，因为这两种药物的作用都是在 mAChRs 和 AChE 被完全抑制的条件下观察到的。因此，ACh 可能通过 AChT 将部分释放的 ACh 整合到突触后神经元中，参与突触 ACh 浓度的调节。

乙酰胆碱酯酶（AChE）水解后，经典的观点认为 ACh 衍生的胆碱被转运回胆碱能神经末梢，再循环用于新的 ACh 合成。在这个过程中，胆碱摄取是通过 CHT1 介导的，它对 HC-3（K_i=0.001～0.01μmol/L）和胆碱（1～5μmol/L）表现出很高的亲和力（Guyenet et al. 1973；Haga and Noda 1973；Okuda et al. 2012）。在以往的大多数灌流实验中，在灌流液中加入 10μmol/L HC-3 以抑制 CHT1 的活性。这个浓度的 HC-3 除了抑制胆碱和 ACh 的摄取外，还可能作用于突触前的 mAChRs。另一方面，在灌流实验中，较低浓度（0.10～1μmol/L）的 HC-3 选择性地抑制 CHT1，但不影响 ACh 的摄取，也不能增加电刺激引起的[³H]的外排（Muramatsu et al. 2017）。这些最新结果表明，HC-3 增加[³H]外流是由于抑制 ACh 摄取，而不是抑制胆碱

摄取，这意味着 ACh 来源的胆碱可能不会大量地转运回胆碱能神经末梢。胆碱的生理浓度相对较高（血浆中 10～50μmol/L，脑脊液中 5～7μmol/L）（Lockman and Allen 2002；Sweet et al. 2001），从而内源性胆碱可以作为 ACh 合成的底物从细胞外空间连续供应。有趣的是，大脑胆碱稳态的紊乱会导致中枢系统胆碱能功能障碍（Koppen et al. 1993；Jenden et al. 1990；Sarter and Parikh 2005）。本综述总结了这些最新结果，并在图 3.4 中提出了修改后的胆碱能传递机制。

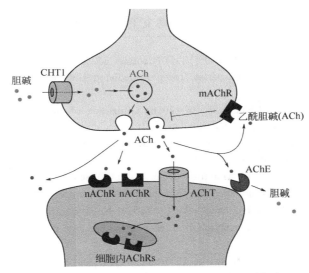

图 3.4　提出的中枢神经系统胆碱能传递模型

ACh 从胆碱能神经末梢释放后，除作用于突触前的 mAChRs 外，还作用于突触后锥体神经元的质膜和细胞内 AChRs（mAChRs 和/或 nAChRs）。因此，突触 ACh 浓度受 AChE 水解、AChT 介导的突触后摄取和突触前释放的自身调节。合成 ACh 的胆碱可能主要来自细胞外相应浓度（＞5μmol/L）的内源性胆碱，而不是 ACh 降解的胆碱

3.5　观点

胆碱能递质和肾上腺素能递质是神经递质的原型，由神经末梢合成、储存和释放，然后作用于突触后膜受体。释放后，神经递质经历降解和/或突触前重摄取，导致突触传递终止。然而，最近的研究表明，神经传递

机制可能更为复杂。在中枢神经系统的胆碱能传递中，释放的乙酰胆碱可能同时作用于突触后神经元的质膜和细胞内受体。乙酰胆碱本身可以进入突触后神经元并作用于细胞内受体。所提出的模型（图 3.4）重新讨论了经典胆碱能和其他神经传递机制的问题，并可能为阿尔茨海默病等神经退行性疾病的药物治疗提供重要的推动力。

致谢：感谢福井大学生命科学研究实验室的大力支持。这项工作部分得到了日本科学促进会的科学研究补助金和日本吸烟研究基金会的资助。

参考文献

Akaike A, Tamura Y, Yokota T et al (1994) Nicotine-induced protection of cultured cortical neurons against N-methyl-D-aspartate receptor-mediated glutamate cytotoxicity. Brain Res 644: 181-187.

Alquicer G, Dolezal V, El-Fakahany EE (2016) Utilization of superfused cerebral slices in probing muscarinic receptor autoregulation of acetylcholine release. In: Myslivecek J, Jakubik J (eds) Muscarinic receptor: from structure to animal models, Neuromethods 107. Humana Press, New York, pp 221-233.

Anagnostaras SG, Murphy GG, Hamilton SE et al (2003) Selective cognitive dysfunction in ace-tylcholine M1 muscarinic receptor mutant mice. Nat Neurosci 6: 51-58.

Anisuzzaman AMS, Uwada J, Masuoka T et al (2013) Novel contribution of cell surface and intracellular M1-muscarinic acetylcholine receptors to synaptic plasticity in hippocampus. J Neurochem 126: 360-371.

Apparsundaram S, Ferguson SM, George AL, Blakely RD (2000) Molecular cloning of a human, hemicholinium-3-sensitive choline transporter. Biochem Biophys Res Commun 276: 862-867.

Benard G, Massa F, Puemte N et al (2012) Mitochondrial CB1 receptors regulate neuronal energy metabolism. Nat Neurosci 4: 558-564.

Bliss TV, Collingridge GL (1993) A synaptic model of memory: long-term potentiation in the hip-pocampus. Nature 361: 31-39.

Boivin B, V aniotis G, Allen BG, Hebert TE (2008) G protein-coupled receptors in and on the cell nucleus: a new signaling paradigm? J Recept Signal Transduct Res 28: 15-28.

den Boon FS, Chameau P , Schaafsma-Zhao Q et al (2012) Excitability of prefrontal cortical pyra-midal neurons id modulated y activation of intracellular type-2 cannabinoid receptors. Proc Natl Acad Sci USA 109: 3534-3539.

Caccamo A, Oddo S, Billings LM et al (2006) M1 receptors play a central role in modulating AD-like pathology in transgenic mice. Neuron 49: 671-682.

Caulfield MP, Birdsall NJ (1998) International Union of Pharmacology. XVII. Classification of muscarinic acetylcholine receptors. Pharmacol Rev 50: 279-290.

Dajas-Bailador F, Wonnacott S (2004) Nicotinic acetylcholine receptors and the regulation of neu-ronal signaling. Trends Pharmacol Sci 25: 317-324.

Davi S, V anhouute P , Pages C et al (2000) The MAPK/ERK cascade targets both Elk-1 and cAMP response element-binding protein to control long-term potentiation-dependent gene expression in the dentate gyrus in vivo. J Neurosci 20: 4563-4572.

Dineley KT, Pandya AA, Yakel JL (2015) Nicotinic ACh receptors as therapeutic targets in CNS disorders. Trends Pharmacol Sci 36: 96-108.

Dolezal V, Tucek S (1998) The effects of brucine and alcuronium on the inhibition of [^{3}H] acetylcholine release from rat striatum by muscarinic receptor agonists. Br J Pharmacol 124: 1213-1218.

Everitt BJ, Robbins TW (1997) Central cholinergic systems and cognition. Annu Rev Psychol 48: 649-648.

Fadel JR (2011) Regulation of cortical acetylcholine release: insights from in vivo microdialysis studies. Behav Brain Res 221: 527-536.

Fernandez de Sevilla D, Nunez A, Borde M et al (2008) Cholinergic-mediated IP3-receptor acti-vation induces long-lasting synaptic enhancement in CA1 pyramidal neurons. J Neurosci 28: 1469-1478.

Frey U, Frey S, Schollmeier F et al (1996) Influence of actinomycin D, a RNA synthesis inhibi-tor, on long-term potentiation in rat hippocampal neurons in vivo and in vitro. J Physiol 490 (Pt 3): 703-711.

Gergalova G, Lykhmus O, Komisarenko S et al (2014) α7 nicotinic acetylcholine receptors con-trol cytochrome c release from isolated mitochondria through kinase-mediated pathways. Int J Biochem Cell Biol 49: 26-31.

Giovannini MG (2006) The role of the extracellular signal-regulated kinase pathway in memory encoding. Rev Neurosci 17: 619-634.

Gold PE (2008) Protein synthesis inhibition and memory: formation vs amnesia. Neurobiol Learn Mem 89: 201-211.

Guyenet P, Lefresne P, Rossier J et al (1973) Inhibition by hemicholinium-3 of [^{14}C] acetylcholine synthesis and [^{3}H]choline high-affinity uptake in rat striatal synaptosomes. Mol Pharmacol 9: 630-639.

Haga T, Noda H (1973) Choline uptake of rat brain synaptosomes. Biochim Biophys Acta 291: 564-575.

Huerta PT, Lisman JE (1995) Bidirectional synaptic plasticity induced by a single burst during cholinergic theta oscillation in CA1 in vitro. Neuron 15: 1053-1063.

Jenden DJ, Rice KM, Roch M et al (1990) Effects of nicotineamide on choline and acetylcholine levels. Adv Neurol 51: 131-138.

Jong YJ, Kumar V, O'Malley KL (2009) Intracellular metabotropic glutamate receptor 5 (mGluR5) activates signaling cascades activates signaling cascades distinct from cell surface counterparts. J Biol Chem 284: 35827-35838.

Katz HS, Salehmoghaddam S, Collier B (1973) The accumulation of radioactive acetylcholine by a sympathetic ganglion and by brain: failure to label endogenous stores. J Neurochem 20: 569-579.

Kihara T, Shimohama S, Sawada H et al (2001) α7 nicotinic receptor transduces signals to phosphatidylinositol 3-kinase to block a β-amyloid-induced neurotoxicity. J Boil Chem 276: 13541-13546.

van Koppen CJ, Kaiser B (2003) Regulation of muscarinic acetylcholine receptor signaling. Pharmacol Ther 98: 197-220.

Koppen A, Klein J, Huller T et al (1993) Synergistic effect of nicotineamide and choline adminis-tration on extracellular choline level in the brain. J Pharmacol Exp Ther 266: 720-725.

Kruse AC, Kobilka BL, Gautam D et al (2014) Muscarinic acetylcholine receptors: novel opportu-nities for drug development. Nat Rev Drug Discov 13: 549-560.

Kuhar MJ, Simon JR (1974) Acetylcholine uptake: lack of association with cholinergic neurons. J Neurochem 22: 1135-1137.

Langmead CJ, Watson J, Reavill C (2008) Muscarinic acetylcholine receptors as CNS drug targets. Pharmacol Ther 117: 232-243.

Liang CC, Quastel JH (1969) Effects of drugs on the uptake of acetylcholine in rat brain cortex slices. Biochem Pharmacol 18: 1187-1194.

Lockman PR, Allen DD (2002) The transport of choline. Drug Dev Ind Pharm 28: 749-771.

Lykhmus O, Gergalova G, Koval L et al (2014) Mitochondria express several nicotinic acetylcho-line receptor subtypes to control various pathways of apoptosis induction. Int J Biochem Cell Biol 53: 246-252.

Lynch G, Larson J, Kelso S (1983) Intracellular injections of EGTA block induction of hippocam-pal long-term potentiation. Nature 305: 719-721.

Ma L, Seager MA, Wittmann M et al (2009) Selective activation of the M1 muscarinic acetylcho-line receptor achieved by allosteric potentiation. Proc Natl Acad Sci USA 106: 15950-15955

Mesulam M (2004) The cholinergic lesion of Alzheimer's disease: pivotal factor or side show? Learn Mem 11: 43-49.

Morishima S, Anisuzzaman ASM, Uwada J et al (2013) Comparison of subcellular distribution and functions between exogenous and endogenous M1 muscarinic acetylcholine receptors. Life Sci 93: 17-23.

Mrzljak L, Levey AI, Goldman-Rakic P (1993) Association of m1 and m2 muscarinic receptor proteins with asymmetric synapses in the primate cerebral cortex: morphological evidence for cholinergic modulation of excitatory neurotransmission. Proc Natl Acad Sci USA 90: 5194-5198.

Muramatsu I, Tanaka T, Suzuki F et al (2005) Quantifying receptor properties: the tissue segment binding method - a powerful tool for the pharmacome analysis of native receptors. J Pharmacol Sci 98: 331-339.

Muramatsu I, Y oshiki H, Sada K et al (2015) Binding method for detection of muscarinic recep-tor's natural environment. In: Myslivecek J, Jakubik J (eds) Muscarinic receptor: from structure to animal models, Neuromethods 107. Humana Press, New York, pp 69-81.

Muramatsu I, Y oshiki H, Uwada J et al (2016) Pharmacological evidence of specific acetylcholine transport in rat cerebral cortex and other brain regions. J Neurochem 139: 566-575.

Muramatsu I, Uwada J, Masuoka T et al (2017) Regulation of synaptic acetylcholine concentrations by acetylcholine transport in rat striatal cholinergic transmission. J Neurochem 143: 76-86.

Nathanson NM (2008) Synthesis, trafficking, and localization of muscarinic acetylcholine receptors. Pharmacol Ther 119: 33-43.

Nguyen P, Abel T, Kandel ER (1994) Requirement of a critical period of transcription for induction of a late phase of LTP . Science 265: 1104-1107.

Okuda T, Haga T, Kanai Y et al (2000) Identification and characterization of the high-affinity cho-line transporter. Nat Neurosci 3: 120-125.

Okuda T, Osawa C, Yamada H et al (2012) Transmembrane topology and oligomeric structure of the high-affinity choline transporter. J Biol Chem 287: 42826-42834.

Parsons SM, Prior C, Marshall IG (1993) Acetylcholine transport, storage and release. In: Bradley RJ, Harris RA (eds) International review of neurobiology, vol 35. Academic, New York, pp 279-390.

Pittaluga A (2016) Presynaptic release-regulating mGlu1 receptors in central nervous system. Front Pharmacol 7. doi: https://doi.org/10.3389/fphar.2016.00295.

Polak RL, Meeuws MM (1996) The influence of atropine on the release and uptake of acetylcho-line by the isolated cerebral cortex of the rat. Biochem Pharmacol 15: 989-992.

Raiteri L, Raiteri M (2000) Synaptosomes still viable after 25 years of superfusion. Neurochem Res 25: 1265-1274.

Raiteri M, Marchi M, Maura G, Bonanno G (1989) Presynaptic regulation of acetylcholine release in the CNS. Cell Biol Int Res 13: 1109-1118.

Richardson IW, Szerb JC (1974) The release of labelled acetylcholine and choline from cerebral cortical slices stimulated electrically. Br J Pharmacol 52: 499-507.

Rosa A, Egea J, Gandia L et al (2006) Neuroprotection by nicotine in hippocampal slices sub-jected to oxygen-glucose deprivation: involvement of alpha7 nAChR subtype. J Mol Neurosci 30: 61-62.

Routtenberg A, Rekart JL (2005) Post-translational protein modifications as the substrate for long- term memory. Trends Neurosci 28: 12-19.

Sarter M, Parikh V (2005) Choline transporters, cholinergic transmission and cognition. Nat Rev Neuosci 6: 48-56.

Seol GH, Ziburkus J, Huang S et al (2007) Neuromodulators control the polarity of spike-timing- dependent synaptic plasticity. Neuron 55: 919-929.

Shimohama S (2009) Nicotinic receptor-mediated neuroprotection in neurodegenerative disease models. Biol Pharm Bull 32: 332-336.

Shimohama S, Akaike A, Kimura J (1996) Nicotine-induced protection against glutamate cytotoxicity-nicotinic cholinergic receptor-mediated inhibition of nitric oxide formation. Ann N Y Acad Sci 777: 356-361.

Shinoe T, Matsui M, Takeko MM et al (2005) Modulation of synaptic plasticity of physiological activation of M1 muscarinic acetylcholine receptors in the mouse hippocampus. J   Neurosci

25: 11194-11200.

Soderling TR, Derkack V A (2000) Postsynaptic protein phosphorylation and LTP . Trends Neurosci 23: 75-80.

Starke K, Gothert M, Kilbinger H (1989) Modulation of neurotransmitter release by presynaptic autoreceptors. Pharmacol Rev 69: 864-989.

Sweet DH, Miller DS, Pritchard JB (2001) V entricular choline transport: a role for organic cation transporter 2 expressed in choroid plexus. J Biol Chem 276: 41611-41619.

Terry A V , Buccafusco JJ (2003) The cholinergic hypothesis of aged and Alzheimer's disease-related cognitive deficits: recent challenges and their implications for novel drug development. J Pharmacol Exp Ther 306: 821-827.

Uwada J, Anisuzzaman ASM, Nishimune A et al (2011) Intracellular distribution of functional M1-muscarinic acetylcholine receptors in N1E-115 neuroblastoma cells. J Neurochem 118: 958-967.

Uwada J, Yoshiki H, Masuoka T et al (2014) Intracellular localization of M1 muscarinic ace-tylcholine receptor through clathrin-dependent constitutive internalization via a C-terminal tryptophan-based motif. J Cell Sci 127: 3131-3140.

V olpicelli LA, Levery AI (2004) Muscarinic acetylcholine receptor subtypes in cerebral cortex and hippocampus. Prog Brain Res 145: 59-66.

Wess J, Eglen RM, Gautam D (2007) Muscarinic acetylcholine receptors: mutant mice provide new insights for drug development. Nat Rev Drug Discov 6: 21-733.

Williams JH, Kauer JA (1997) Properties of carbachol-induced oscillatory activity in rat hippo-campus. J Neurophysiol 78: 2631-2640.

Wu J, Liu Q, Tang P et al (2016) Heterometric α7β2 nicotinic acetylcholine receptors in the brain. Trends Pharmacol Sci 37: 562-574.

Yamasaki M, Matsui M, Watanabe M (2010) Preferential localization of muscarinic M1 receptor on dendritic shaft and spine of cortical pyramidal cells and its anatomical evidence for volume transmission. J Neurosci 30: 4408-4418.

Zhang W, Basile AS, Gomeza J et al (2002) Characterization of central inhibitory muscarinic autoreceptors by the use of muscarinic acetylcholine receptor knock-out mice. J Neurosci 22: 1709-1717.

第4章

烟碱型乙酰胆碱受体信号转导：
神经保护作用

Toshiaki Kume[1]，Yuki Takada-Takatori[2]

1 T. Kume (✉)
Department of Pharmacology, Graduate School of Pharmaceutical Sciences, Kyoto University, Kyoto, Japan
Department of Applied Pharmacology, Graduate School of Medicine and Pharmaceutical Sciences, University of Toyama, Toyama, Japan
✉: tkume@pharm.kyoto-u.ac.jp
2 Y. Takada-Takatori
Department of Pharmacology, Faculty of Pharmaceutical Sciences, Doshisha Women's College, Kyoto, Japan

　　摘要：谷氨酸的神经毒性与多种神经退行性疾病有关，包括缺血性中风、创伤、阿尔茨海默病和帕金森病。这些疾病除了引起兴奋性神经元死亡外，还有神经炎症伴随着胶质细胞的激活。我们先前报道了烟碱型乙酰胆碱受体（nAChRs）在兴奋性毒性事件和神经炎症中对中枢神经系统神经元存活的作用。烟碱和其他 nAChR 激动剂通过 α4 和 α7 nAChRs 保护培养的胎鼠大脑皮层神经元免受谷氨酸的神经毒性作用。此外，目前用于治疗阿尔茨海默病的治疗性乙酰胆碱酯酶抑制剂多奈哌齐可以保护神经细胞免受谷氨酸的神经毒性作用。烟碱和多奈哌齐可诱导 nAChRs 上调。因此，我们认为烟碱和多奈哌齐通过 α4 和 α7 nAChRs 和磷脂酰肌醇 3-激酶（PI3K）/Akt 通路来预防谷氨酸的神经毒性。除了对神经细胞的有益影响外，我们还报道了星形胶质细胞对炎症介质缓激肽的反应，以及 nAChR 刺激对培养的皮质星形胶质细胞这些反应的影响。缓激肽诱导培养的星形胶质细胞一过性的钙离子浓度（$[Ca^{2+}]_i$）升高。烟碱和多奈哌齐均能降低缓激肽诱导的$[Ca^{2+}]_i$升高。这种还原不仅被 nAChR 拮抗剂甲酰胺所抑制，也被 PI3K 和 Akt 抑制剂所抑制。这些结果表明，刺激 nAChR 可通过 PI3K-Akt 通路抑制缓激肽诱导的星形胶质细胞炎症反应。

　　关键词：烟碱；多奈哌齐；神经保护；星形胶质细胞；烟碱型乙酰胆碱受体；神经炎症

4.1 引言

烟碱型乙酰胆碱受体（nAChRs）广泛分布于多种器官，如中枢神经系统（CNS）通过多种细胞内信号转导机制参与改变细胞功能和控制细胞存活。已知许多内源性化合物，如谷氨酸，在中枢神经系统退行性疾病中通过细胞凋亡触发神经元死亡（Bresnick 1989；Choi et al. 1987）。到目前为止，我们已经阐明兴奋性谷氨酸引起的兴奋性神经毒性可以被多种内源性因素抑制。在利用培养的大鼠胚胎皮质神经元进行的研究中，烟碱被证明通过神经元 nAChRs 对谷氨酸神经毒性起到神经保护作用（Akaike et al. 1994；Kaneko et al. 1997；Shimohama et al. 1998）。这些研究提高了许多研究人员对这一问题的认识，许多研究小组随后报道了 nAChR 激动剂抑制谷氨酸诱导的神经元急性死亡。

阿尔茨海默病（AD）是一种常见的痴呆症。其病理特征包括主要由 β 淀粉样（Aβ）蛋白、神经纤维缠结和神经功能缺损构成的老年斑的形成，因此 AD 具有神经退行性疾病的特征（Whitehouse et al. 1982；Perry et al. 1995）。在 AD 患者死后大脑中也发现了与胆碱能神经有关的各种疾病，如胆碱能神经起源核萎缩、从 Meynert 核投射到皮层的乙酰胆碱能神经减少、皮质中乙酰胆碱转移酶活性降低、ACh 和 nAChRs 表达减少（Bartus et al. 1982；Coyle et al. 1983）。由于胆碱能神经系统参与认知和学习的功能，人们试图通过补充 ACh 来缓解症状，这导致了作为乙酰胆碱酯酶（AChE）抑制剂的治疗药物的出现，如多奈哌齐。除了神经元损伤外，脑部炎症也参与了阿尔茨海默病的发病过程（Heppner et al. 2015；Heneka et al. 2015；Rogers 2008；Lee et al. 2010）。据报道，在炎症条件下，星形胶质细胞和小胶质细胞等胶质细胞被异常激活（Morris et al. 2013；Lee et al. 1995）。胶质细胞的异常激活导致了各种神经退行性疾病的发生（Heppner et al. 2015；Heneka et al. 2015；Rogers 2008；Lee et al. 2010；Yan et al. 2014）。星形胶质细胞是中枢神经系统中含量最丰富的细胞，通过释放神经营养因子、维持细胞外 K^+ 等离子梯度以及构成血脑屏障，在维持神经元活性方面发挥重要作用（Giaume et al. 2010）。然而，最近的一项研究表明，在不同的病理条件下，星形胶质细胞被异常激活，并可能通过释放各种炎性细胞因子而对邻近的神经元有害（Allan and Rothwell 2001）。因此，我们认为抑制星形胶质细胞的异常激活是几种涉及炎症的中枢神经系统疾病的治疗策略。

多奈哌齐作为治疗阿尔茨海默病的药物，是一种有效的乙酰胆碱酯酶抑制剂，可以延缓认知功能障碍的进展。除了抑制乙酰胆碱酯酶活性外，人们还注意到其他几种机制可能与这些药物的治疗效果有关。AD 是一种神经退行性疾病，多奈哌齐的部分治疗作用可能由于其神经保护作用，但对其保护作用的评估和作用机制的分析还没有充分的研究，许多问题还有待阐明。除了多奈哌齐对神经元的影响外，另一组报道多奈哌齐抑制了 Aβ 寡聚物在培养的小胶质细胞中诱导的炎性细胞因子的产生（Kim et al. 2014）。然而，多奈哌齐对星形胶质细胞功能的影响尚未阐明。

本章总结了烟碱和多奈哌齐等 nAChR 配体刺激对大鼠神经元兴奋性神经元死亡和星形胶质细胞神经炎症的影响。

4.2　烟碱受体的神经保护作用

在此基础上，我们对多奈哌齐的神经保护作用进行了研究，发现它对谷氨酸的神经毒性具有保护作用，这是通过研究揭示其作用机制而确定的。同时，我们发现当谷氨酸同时作用于神经元时，多奈哌齐并没有表现出保护作用，且多奈哌齐的保护作用依赖于预处理的时间和浓度。这有力地表明多奈哌齐通过抑制乙酰胆碱酯酶以外的其他作用机制而发挥其保护作用（Takada et al. 2003）。

因此，我们继续分析，目的是阐明多奈哌齐对谷氨酸神经毒性的神经保护作用的机制。已有研究表明，烟碱可通过 nAChR 对经预处理的原代培养的皮层神经元的谷氨酸神经毒性起到保护作用（Akaike et al. 1994）。由于多奈哌齐发挥神经保护作用的方式依赖于预处理时间，我们研究了乙酰胆碱受体参与多奈哌齐的保护作用的可能性。在用 nAChR 拮抗剂美加明和多奈哌齐处理 24h 后再用谷氨酸处理，发现美加明处理明显阻断了

AChE 抑制剂的保护作用。预先给予乙酰胆碱受体拮抗剂东莨菪碱和多奈哌齐，对多奈哌齐的保护作用无影响。表明多奈哌齐对谷氨酸神经毒性的保护作用与 nAChRs 有关。

接下来，我们研究了参与多奈哌齐保护作用的 nAChR 亚型。在目前已知的 12 个 nAChR 亚型中，脑表达的主要亚型是 α4-nAChR 和 α7-nAChR。首先，我们在本实验室所用的大鼠胚胎皮层神经元原代培养中验证了 α4-nAChR 和 α7-nAChR 的主要组成亚基的表达，检测了组成 α7-nAChR 的亚基 α4 和 α7-nAChR 的 mRNA 和蛋白质的表达。我们还用二氢乙酰胆碱受体（DHβE）和甲基牛扁碱（MLA）这两种 α4-nAChR 和 α7-nAChR 特异性拮抗剂来研究神经元 nAChR 亚型在多奈哌齐的神经保护中的作用。在多奈哌齐和 DHβE 或 MLA 治疗 24h 后，我们应用谷氨酸治疗，发现多奈哌齐的保护作用被显著抑制。以上结果表明多奈哌齐对谷氨酸神经毒性的保护作用与 nAChRs 有关（Takada et al. 2003）。

4.3 刺激烟碱受体发挥神经保护作用的机制

烟碱通过 α7-nAChR 发挥抗神经细胞凋亡的神经保护作用。据报道，磷脂酰肌醇 3-激酶（PI3K）/Akt 信号通路参与了这种保护机制（Kihara et al. 2001；Shaw et al. 2002）。除了报道过烟碱对谷氨酸神经毒性的保护作用被各种激酶抑制剂通过 PI3K 途径抑制外，也曾报道过烟碱处理后 Akt 的磷酸化和抗凋亡蛋白 Bcl-2 的表达增加。由于多奈哌齐通过 α7-nAChR 发挥保护作用，我们考虑了 PI3K-Akt 信号通路参与保护作用的可能性，并研究了形成 PI3K 信号通路的特异性激酶抑制剂。JAK2 是一种非受体酪氨酸激酶，Fyn 与 α7-nAChR 一起激活 PI3K，因此我们研究了 JAK2 和 Fyn 的抑制剂 AG490 和 PP2 的参与。用 AG 490 或 PP2 与多奈哌齐联合预处理大脑皮层细胞 24h 后，谷氨酸可明显抑制多奈哌齐的保护作用。接下来，为了阐明 PI3K 的参与，我们检测了 PI3K 抑制剂 LY294002 对多奈哌齐的影响，发现多奈哌齐的保护作用被显著抑制。之后，我们通过观察 MAPK 抑制剂 PD98059 对多奈哌齐的影响来检测 MAPK 通路是否参与其中，发现多奈哌齐的保护作用没有受到影响。使用这些不同激酶抑制剂的结果表明，多奈哌齐的保护作用是通过 PI3K 信号通路表达的。

为了进一步探讨多奈哌齐在 PI3K 信号转导通路中的作用，我们观察了多奈哌齐对大脑皮层细胞 Akt 磷酸化和 Bcl-2 表达量的影响。已知 Akt 被细胞膜附近的活性 PI3K 募集，通过磷酸化激活，进而激活凋亡抑制因子 Bcl-2 家族的蛋白质和半胱氨酸蛋白酶来调节细胞凋亡。用蛋白质免疫印迹观察多奈哌齐作用 1h 后大脑皮层神经元 Akt 磷酸化的情况，发现多奈哌齐处理后大脑皮层神经元 Akt 磷酸化明显增加。同样，在评估经多奈哌齐处理 24h 的大脑皮层细胞 Bcl-2 表达量的变化时，多奈哌齐可增加 Bcl-2 的表达。综合这些结果，多奈哌齐对谷氨酸神经毒性的保护作用被认为与 α7-nAChR 通过 JAK2 和 Fyn 激活 PI3K 有关，通过激活 p-Akt 和涉及增加 Bcl-2 表达的凋亡控制程序来实现（Takada-Takatori et al. 2006）。

4.4　烟碱长期刺激下烟碱型乙酰胆碱受体上调的机制

与其他受体不同的是，由于长期接触烟碱和其他激动剂，nAChR 中的蛋白质数量增加，其功能被加速——也就是说，上调被激发。然而，关于这一机制的细节仍有许多未知之处。因此，人们对与 nAChR 上调和神经保护作用敏感性增加相关的信号进行了进一步的研究，以阐明促进 nAChR 相关神经元存活的机制，并了解长期刺激具有神经保护作用的 nAChR 引起的细胞和受体功能的变化。假设长期烟碱刺激受到 nAChR 脱敏的复杂调节。因此，下面描述使用多奈哌齐作为 nAChR 激动剂来研究这一机制，该激活剂目前在临床中长期使用。

通过免疫印迹分析发现，多奈哌齐长期作用后原代皮层神经元 nAChR 表达量增加，α7-nAChR 蛋白表达增加。另外，当我们观察长期使用多奈哌齐对 α7-nAChR 表达的免疫组织化学改变时，我们观察到细胞膜上表达 nAChR 的细胞数量增加，这对 nAChR 功能的发挥具有重要意义。这些结果表明，长期刺激 nAChR 不仅增加了 α7-nAChR 蛋白的表达量，而且促进了这种表达向细胞膜的转移，我们认为这与 α7-nAChR 的功能有关。

接下来，为了研究 α7-nAChR 表达增加对 nAChR 功能的影响，我们研究了烟碱对细胞内钙离子浓度（$[Ca^{2+}]_i$）升高的影响。烟碱治疗引起的细胞内$[Ca^{2+}]_i$的短暂升高，甚至在用多奈哌齐治疗 4 天的细胞中，由于烟碱的刺激而进一步增加。这表明长期用多奈哌齐治疗增强了服药后立即产生的对烟碱刺激的反应，并诱导其表达上调（Kume et al. 2005）。

很明显 nAChR 上调是长期刺激皮层神经元培养的 nAChR 受体的结果，我们继续研究这一效应背后的机制。为了研究 nAChR 刺激及其下游信号的参与，我们同时进行了长期的多奈哌齐治疗和 α7-nAChR 拮抗剂 MLA 的治疗。结果表明，长期服用多奈哌齐引起的 nAChR 蛋白含量的增加在与 MLA 同时处理时可被抑制。因此，我们同时进行了长期的多奈哌齐治疗和 PI3K 抑制剂 LY294002 或 MAPKK 抑制剂 PD98059 的治疗，发现同时使用 LY294002 或 PD98059 可以抑制 nAChR 蛋白数量的增加。这些结果表明，nAChR、PI3K 和 MAPK 信号通路参与了多奈哌齐长期治疗引起的 nAChR 上调。接下来，为了阐明长期使用多奈哌齐促进 nAChR 功能的作用机制，我们研究了 nAChR 拮抗剂、PI3K 抑制剂和 MAPKK 抑制剂在烟碱引起的$[Ca^{2+}]_i$升高中的作用。我们同时进行了多奈哌齐和 α7-nAChR 拮抗剂 MLA 的长期治疗。这导致烟碱进一步抑制$[Ca^{2+}]_i$的升高。然后，我们同时进行了多奈哌齐和 PI3K 抑制剂 LY294002 或 MAPKK 抑制剂 PD98059 的长期治疗。这也抑制了烟碱引起的$[Ca^{2+}]_i$进一步升高。这些结果表明，nAChR 以及 PI3K 和 MAPK 通路参与了细胞膜 nAChR 功能的促进，例如长期使用多奈哌齐导致$[Ca^{2+}]_i$升高（Takada-Takatori et al. 2008a）。

4.5　长期刺激烟碱受体引起受体上调的烟碱神经保护作用的增敏机制

接下来，为了研究 nAChR 引起的神经元保护效应的敏感性增加是否源于 nAChR 的上调，我们进行了多奈哌齐长期治疗，并观察了在 nAChR 功能增强的状态下多奈哌齐对抗谷氨酸神经毒性的作用。多奈哌齐的浓度足够低，以至于在对长期接受多奈哌齐治疗的神经元进行治疗时，不会导致正常保护作用（1nmol/L）的表达，从而显著抑制谷氨酸的神经毒性。这表明长期使用多奈哌齐所产生的保护作用既依赖于治疗时间，也依赖于治疗浓度。因此，为了阐明在长期治疗条件下发生的神经保护机制，我们研究了 nAChR 拮抗剂多奈哌齐和 PI3K 或 MAPK 通路抑制剂同时长期治疗对多奈哌齐神经保护作用敏感性的影响。首先，当我们研究长期使用多奈哌齐和使用 α7-nAChR 拮抗剂 MLA 治疗时，我们观察到长期使用多奈哌齐后给予低浓度多奈哌齐所引起的神经保护作用被 MLA 同时治疗所抑制。接下来，当我们检测多奈哌齐与 PI3K 抑制剂 LY294002 或 MAPKK 抑制剂 PD98059 同时长期治疗时，我们发现两者有相同的抑制效果。最后，为了阐明 PI3K 下游 Akt 磷酸化增强存活信号的机制，我们用免疫印迹观察了长期给予多奈哌齐处理和预处理的皮层神经元中 Akt 的磷酸化。结果表明，尽管长期给予多奈哌齐和预处理后神经元内磷酸化 Akt 的数量明显增加，但当 nAChR 抑制剂和 PI3K 抑制剂与多奈哌齐预处理同时进行时，磷酸化 Akt 的数量增加受到抑制。这些结果表明，当受体由于长期的 nAChR 刺激而处于上调状态时，细胞膜上 nAChR 的促进功能增加了对多奈哌齐神经保护作用的敏感性，进而表明 nAChR 和 PI3K 或 MAPK 信号通路参与了这一作用。当 nAChR 处于上调状态时，生存信号通过 nAChR、PI3K-Akt 和 MAPK 通路被更有效地传递，因此，我们认为这就是即使是更低浓度的多奈哌齐也能发挥保护作用的原因（Takada-Takatori et al. 2008b）。

根据上述结果，我们认为多奈哌齐通过 nAChR 发挥神经保护作用的机制如图 4.1 所示。我们推测：多奈哌齐在 α4-nAChR 和 α7-nAChR 的刺激下，通过 PI3K-Akt 信号通路发挥神经保护作用。长期的 nAChR 刺激诱导细胞膜上 nAChR 表达上调，从而促进 nAChR 功能，增加对神经保护作用的敏感性（Takada-Takatori et al. 2009）。

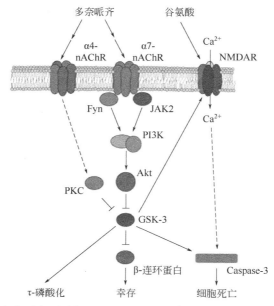

图 4.1　多奈哌齐通过烟碱型乙酰胆碱受体发挥神经保护作用的机制

4.6　星形胶质细胞中刺激烟碱型乙酰胆碱受体对脑炎症反应的影响

　　nAChR 受体对神经细胞的直接刺激和通过胶质细胞的间接作用被认为介导了神经保护作用。因此，我们研究了 nAChR 刺激对星形胶质细胞炎症反应的影响，星形胶质细胞在脑部炎症中起着至关重要的作用。缓激肽作为大脑中的一种炎症介质，在炎症的早期阶段产生，并诱导多种炎症相关基因的表达（Lin et al. 2012；Hsieh et al. 2007；Schwaninger et al. 1999）。特别是缓激肽可诱导多种反应，如细胞内钙离子浓度（$[Ca^{2+}]_i$）的一过性升高（Akita and Okada 2011）、基质金属蛋白酶-9（Lin et al. 2012）和环氧合酶-2（COX-2）（Hsieh et al. 2007）的表达，以及白介素-6（IL-6）（Schwaninger et al. 1999）和谷氨酸（Liu et al. 2009）的释放。此外，此前有报道称，AD 患者脑脊液中缓激肽前体——高分子量激肽原的裂解增加

（Iores-Marçal et al. 2006；Bergamaschini et al. 1998）以及缓激肽受体拮抗剂可改善 AD 模型小鼠的认知缺陷（Bicca et al. 2015；Prediger et al. 2008；Lacoste et al. 2013）。因此，可以推测缓激肽诱导的星形胶质细胞炎症可能参与了 AD 的发病过程。在此基础上，为了阐明烟碱和多奈哌齐刺激 nAChR 对星形胶质细胞功能的影响，我们用培养的大脑皮层星形胶质细胞研究了星形胶质细胞对缓激肽的反应以及多奈哌齐对这些反应的影响。

我们首先检测了缓激肽对培养星形胶质细胞$[Ca^{2+}]_i$ 的影响。缓激肽以浓度依赖的方式引起短暂的$[Ca^{2+}]_i$升高。接下来，我们验证了 B1 和 B2 受体在培养的大脑皮层星形胶质细胞中的基因表达。在培养的星形胶质细胞中，B1 和 B2 受体均有表达。我们利用亚型特异性拮抗剂研究了 B1 和 B2 受体在缓激肽引起的$[Ca^{2+}]_i$升高中的作用。B1 受体拮抗剂 Des-Arg9-[Leu8] 缓激肽不影响缓激肽诱导的$[Ca^{2+}]_i$升高，而 B2 受体拮抗剂 HOE140 几乎完全抑制缓激肽诱导的 Ca^{2+}反应。我们进一步确定缓激肽引起的$[Ca^{2+}]_i$升高是由于细胞外 Ca^{2+}内流，还是由于细胞内 Ca^{2+}库释放 Ca^{2+}所致。缓激肽诱导的$[Ca^{2+}]_i$升高在排除细胞外 Ca^{2+}后无明显变化。相反，通过用毒胡萝卜素（内质网上的 Ca^{2+}-ATP 酶的阻断剂）处理细胞，内质网（ER）中储存的 Ca^{2+}的耗竭显著降低了 Ca^{2+}反应。这些结果表明，缓激肽诱导的$[Ca^{2+}]_i$反应不是由细胞外间隙的 Ca^{2+}内流引起的，而是由内质网的 Ca^{2+}释放引起的。接下来，我们研究了烟碱和多奈哌齐对缓激肽引起的$[Ca^{2+}]_i$升高的影响。烟碱和多奈哌齐同时作用对星形胶质细胞$[Ca^{2+}]_i$的升高无明显影响，但这两种药物预处理 24 h 后，细胞内 Ca^{2+}反应明显降低，且呈浓度依赖性，但对星形胶质细胞的细胞形态和细胞增殖无明显影响。这些结果提示，刺激烟碱受体可抑制缓激肽引起的$[Ca^{2+}]_i$升高，这种抑制作用需要预先处理。

我们试图阐明烟碱受体刺激抑制缓激肽引起的$[Ca^{2+}]_i$升高的机制。我们先前报道多奈哌齐通过 nAChRs 对培养的皮层神经元谷氨酸神经毒性起到神经保护作用（Takada-Takatori et al. 2006）。因此，我们在此使用 nAChR 拮抗剂研究了 nAChRs 参与多奈哌齐的这种作用。当 nAChR 拮抗剂美加明处理皮层星形胶质细胞 24 h 后，钙显影前，多奈哌齐的抑制作用被显著拮抗。以往的研究报道，脑中含量最丰富的 nAChR 亚型是 α7-nAChR 和

α4-nAChR（Paterson 和 Nordberg 2000），这两种受体亚型也在星形胶质细胞中表达（Oikawa et al. 2005）。因此，我们观察了 α7-nAChR 拮抗剂 MLA 和 DHβE 对多奈哌齐抑制缓激肽引起的$[Ca^{2+}]_i$升高的影响。当 MLA 或 DHβE 预处理皮层星形胶质细胞 24 h 时，多奈哌齐的抑制作用不变。然而，在缓激肽之前用 MLA 和 DHβE 处理皮层星形胶质细胞 24 h，多奈哌齐的作用被显著抑制。这些结果提示，α7-nAChRs 和 α4-nAChRs 均参与了多奈哌齐抑制缓激肽引起的$[Ca^{2+}]_i$升高的作用。

以往的研究表明，JAK2 在 nAChRs 下游信号通路中被激活（Razani-Boroujerdi et al. 2007；Marrero and Bencherif 2009）。因此，我们利用 JAK2 抑制剂 AG490 研究 JAK2 在多奈哌齐抑制作用中的神经保护作用。AG490 可明显抑制多奈哌齐对缓激肽引起的$[Ca^{2+}]_i$升高的作用。

我们先前报道，nAChRs 的刺激激活了 PI3K，并诱导了 PI3K 下游 Akt 的磷酸化和激活（Kihara et al. 2001）。因此，我们研究了 PI3K-Akt 通路在多奈哌齐抑制缓激肽诱导的 Ca^{2+} 反应中的作用。PI3K 抑制剂 LY294002 和 Akt 抑制剂显著抑制多奈哌齐的作用。此外，我们还研究了多奈哌齐对培养的大脑皮层星形胶质细胞 Akt 磷酸化状态的影响。多奈哌齐处理细胞 6h 后，Akt 的磷酸化水平明显升高。

综上所述，多奈哌齐对 nAChR 的刺激诱导了培养的星形胶质细胞和神经元中 PI3K-Akt 通路的激活。然而，星形胶质细胞和神经元在 nAChRs 介导的信号通路上存在一些差异。例如，我们先前的研究表明，多奈哌齐在培养的神经元中诱导 Akt 磷酸化是在处理 1h 后，而在培养的星形胶质细胞中，多奈哌齐在处理 6h 后诱导 Akt 磷酸化。此外，单用 MLA 或 DHβE 不能抑制多奈哌齐的作用，联合应用 MLA 和 DHβE 可显著降低多奈哌齐的作用。因此，还需要进一步的研究来阐明 Akt 磷酸化的时间差异以及 nAChR 亚型在神经元和星形胶质细胞中的参与。在此，我们证明了 Akt 抑制剂能抑制多奈哌齐对缓激肽引起的$[Ca^{2+}]_i$升高的影响。其他研究人员报道，作为 PI3K-Akt 通路的下游信号通路，Akt 的激活诱导了三磷酸肌醇（IP_3）受体的磷酸化，降低了 IP_3 受体的功能（Khan et al. 2006；Szado et al. 2008）。综上所述，这些发现表明 Akt 对 IP_3 受体的磷酸化和功能减退可能与多奈哌齐的作用有关。

先前的研究表明，在培养的星形胶质细胞$[Ca^{2+}]_i$升高后，缓激肽可诱导细胞内活性氧（ROS）的产生（Akita and Okada 2011）。为了阐明多奈哌齐对 ROS 产生的影响，我们用 ROS 荧光指示剂 H_2DCF-DA 检测了缓激肽诱导的 ROS 产生。缓激肽以时间依赖的方式诱导 ROS 的产生。多奈哌齐可明显抑制缓激肽诱导的细胞内 ROS 水平升高。以前的研究报道，细胞内 ROS 水平的升高激活了转录因子，如核因子 κB（NF-κB）和激活蛋白 1，这种激活导致星形胶质细胞的炎症反应（Yang et al. 2012；Park et al. 2004）。事实上，缓激肽诱导培养的星形胶质细胞中 ROS 产生下游的 IL-6 和 COX-2 的表达以及 NF-κB 的激活（Hsieh et al. 2007；Schwaninger et al. 1999）。我们在此证明了多奈哌齐能抑制缓激肽诱导的 ROS 的产生。考虑到这些结果和报道，我们认为使用多奈哌齐刺激 nAChR 可以通过调节细胞内 ROS 水平的升高来减轻缓激肽诱导的炎症反应。

4.7　结论与展望

此前有报道称，nAChR 与阿尔茨海默病和许多神经退行性疾病有关。我们研究了 nAChRs 参与 AD 药物诱导的神经保护作用，发现 PI3K-Akt 等细胞内信息传递系统在神经保护作用和 nAChR 上调中起重要作用。此外，我们还发现，刺激 nAChR 可通过 PI3K-Akt 途径抑制缓激肽诱导的 $[Ca^{2+}]_i$ 升高，并抑制培养的皮层星形胶质细胞 ROS 水平的升高。胆碱能假说最早是在 20 世纪 70 年代提出的，但基于这一假说的有关 AD 药物作用机制的有趣新发现仍在不断涌现。对于与 nAChR 相关信号的分子机制的研究，目前还知之甚少，应该会对包括 AD 在内的神经退行性疾病的新药开发具有重大意义。

致谢：这项研究部分得到了 JSPS KAKENHI 项目编号 JP24590111 和 JP24390139（受资助人：Toshiaki Kume），以及 JP25860069 和 JP17K08323（受资助人：Yuki Takada-Takatori）的支持。还有一部分还得到了吸烟研究基金会和日本内藤基金会的资助。

参考文献

Akaike A, Tamura Y, Yokota T et al (1994) Nicotine-induced protection of cultured cortical neurons against *N*-methyl-D-aspartate receptor-mediated glutamate cytotoxicity. Brain Res 644: 181-187.

Akita T, Okada Y (2011) Regulation of bradykinin-induced activation of volume-sensitive out-wardly rectifying anion channels by Ca^{2+} nanodomains in mouse astrocytes. J Physiol 589: 3909-3927.

Allan SM, Rothwell NJ (2001) Cytokines and acute neurodegeneration. Nat Rev Neurosci 2: 734-744.

Bartus RT, Dean RL 3rd, Beer B et al (1982) The cholinergic hypothesis of geriatric memory dysfunction. Science 217: 408-414.

Bergamaschini L, Parnetti L, Pareyson D et al (1998) Activation of the contact system in cerebro-spinal fluid of patients with Alzheimer disease. Alzheimer Dis Assoc Disord 12: 102-108.

Bicca MA, Costa R, Loch-Neckel G et al (2015) B2 receptor blockage prevents Aβ-induced cognitive impairment by neuroinflammation inhibition. Behav Brain Res 278: 482-491.

Bresnick GH (1989) Excitotoxins: a possible new mechanism for the pathogenesis of ischemic retinal damage. Arch Ophthalmol 107: 339-341.

Choi DW, Maulucci-Gedde M, Kriegstein AJ (1987) Glutamate neurotoxicity in cortical cell culture. J Neurosci 7: 357-368.

Coyle JT, Price DL, DeLong MR et al (1983) Alzheimer's disease: a disorder of cortical cholinergic innervation. Science 219: 1184-1190.

Giaume C, Koulakoff A, Roux L et al (2010) Astroglial networks: a step further in neuroglial and gliovascular interactions. Nat Rev Neurosci 11: 87-99.

Heneka MT, Carson MJ, El Khoury J et al (2015) Neuroinflammation in Alzheimer's disease. Lancet Neurol 14: 388-405.

Heppner FL, Ransohoff RM, Becher B (2015) Immune attack: the role of inflammation in Alzheimer disease. Nat Rev Neurosci 16: 358-372.

Hsieh HL, Wang HH, Wu CY et al (2007) BK-induced COX-2 expression via PKC-δ-dependent activation of p42/p44 MAPK and NF-κB in astrocytes. Cell Signal 19: 330-340.

Iores-Marçal LM, Viel TA, Buck HS et al (2006) Bradykinin release and inactivation in brain of rats submitted to an experimental model of Alzheimer's disease. Peptides 27: 3363-3369.

Kaneko S, Maeda T, Kume T et al (1997) Nicotine protects cultured cortical neurons against glutamate-induced cytotoxicity via α7 neuronal receptors and neuronal CNS receptors. Brain Res 765: 135-140.

Khan MT, Wagner L 2nd, Y ule DI et al (2006) Akt kinase phosphorylation of inositol 1,4,5-trisphosphate receptors. J Biol Chem 281: 3731-3737.

Kihara T, Shimohama S, Sawada H et al (2001) α7 nicotinic receptor transduces signals to phosphatidylinositol 3-kinase to block A β-amyloid-induced neurotoxicity. J Biol Chem 276:

13541-13546.

Kim HG, Moon M, Choi JG et al (2014) Donepezil inhibits the amyloid-β oligomer-induced microglial activation in vitro and in vivo. Neurotoxicology 40: 23-32.

Kume T, Sugimoto M, Takada Y et al (2005) Up-regulation of nicotinic acetylcholine receptors by central-type acetylcholinesterase inhibitors in rat cortical neurons. Eur J Pharmacol 527: 77-85.

Lacoste B, Tong XK, Lahjouji K et al (2013) Cognitive and cerebrovascular improvements following kinin B1 receptor blockade in Alzheimer's disease mice. J Neuroinflammation 4: 10-57.

Lee SC, Dickson DW, Brosnan CF (1995) Interleukin-1, nitric oxide and reactive astrocytes. Brain Behav Immun 9: 345-354.

Lee YJ, Han SB, Nam SY, Oh KW et al (2010) Inflammation and Alzheimer's disease. Arch Pharm Res 33: 1539-1556.

Lin CC, Hsieh HL, Shih RH et al (2012) NADPH oxidase 2-derived reactive oxygen species signal contributes to bradykinin-induced matrix metalloproteinase-9 expression and cell migration in brain astrocytes. Cell Commun Signal 10: 35.

Liu HT, Akita T, Shimizu T et al (2009) Bradykinin-induced astrocyte-neuron signaling: glutamate release is mediated by ROS-activated volume-sensitive outwardly rectifying anion channels. J Physiol 587: 2197-2209.

Marrero MB, Bencherif M (2009) Convergence of α7 nicotinic acetylcholine receptor-activated pathways for anti-apoptosis and anti-inflammation: central role for JAK2 activation of STAT3 and NF-κB. Brain Res 1256: 1-7.

Morris GP, Clark IA, Zinn R et al (2013) Microglia: a new frontier for synaptic plasticity, learning and memory, and neurodegenerative disease research. Neurobiol Learn Mem 105: 40-53.

Oikawa H, Nakamichi N, Kambe Y et al (2005) An increase in intracellular free calcium ions by nicotinic acetylcholine receptors in a single cultured rat cortical astrocyte. J Neurosci Res 79: 535-544.

Park J, Choi K, Jeong E et al (2004) Reactive oxygen species mediate chloroquine-induced expression of chemokines by human astroglial cells. Glia 47: 9-20.

Paterson D, Nordberg A (2000) Neuronal nicotinic receptors in the human brain. Prog Neurobiol 61: 75-111.

Perry EK, Morris CM, Court JA et al (1995) Alteration in nicotine binding sites in Parkinson's disease, Lewy body dementia and Alzheimer's disease: possible index of early neuropathology. Neuroscience 64: 385-395.

Prediger RD, Medeiros R, Pandolfo P et al (2008) Genetic deletion or antagonism of kinin B (1) and B (2) receptors improves cognitive deficits in a mouse model of Alzheimer's disease. Neuroscience 151: 631-643.

Razani-Boroujerdi S, Boyd RT, Dávila-García MI et al (2007) T cells express α7-nicotinic acetyl-choline receptor subunits that require a functional TCR and leukocyte-specific protein tyrosine kinase for nicotine-induced Ca^{2+} response. J Immunol 179: 2889-2998.

Rogers J (2008) The inflammatory response in Alzheimer's disease. J Periodontol 79: 1535-1543.

Schwaninger M, Sallmann S, Petersen N et al (1999) Bradykinin induces interleukin-6 expression in astrocytes through activation of nuclear factor-κB. J Neurochem 73: 1461-1466.

Shaw S, Bencherif M, Marrero MB et al (2002) Janus kinase 2, an early target of α7 nicotinic acetylcholine receptor-mediated neuroprotection against Aβ-(1-42) amyloid. J Biol Chem 277: 44920-44924.

Shimohama S, Greenwald DL, Shafron DH et al (1998) Nicotinic α7 receptors protect against glutamate neurotoxicity and neuronal ischemic damage. Brain Res 779: 359-363.

Szado T, V anderheyden V, Parys JB et al (2008) Phosphorylation of inositol 1,4,5-trisphosphate receptors by protein kinase B/Akt inhibits Ca^{2+} release and apoptosis. Proc Natl Acad Sci USA 105: 2427-2432.

Takada Y, Y onezawa A, Kume T et al (2003) Nicotinic acetylcholine receptor-mediated neuroprotection by donepezil against glutamate neurotoxicity in rat cortical neurons. J Pharmacol Exp Ther 306: 772-777.

Takada-Takatori Y, Kume T, Sugimoto M et al (2006) Acetylcholinesterase inhibitors used in treatment of Alzheimer's disease prevent glutamate neurotoxicity via nicotinic acetylcholine receptors and phosphatidylinositol 3-kinase cascade. Neuropharmacology 51: 474-486.

Takada-Takatori Y, Kume T, Ohgi Y et al (2008a) Mechanisms of α7-nicotinic receptor up-regulation and sensitization to donepezil-induced by chronic donepezil treatment. Eur J Pharmacol 590: 150-156.

Takada-Takatori Y, Kume T, Ohgi Y et al (2008b) Mechanism of neuroprotection by donepezil pretreatment in rat cortical neurons chronically treated with donepezil. J Neurosci Res. 2008 86: 3575-3583.

Takada-Takatori Y, Kume T, Izumi Y (2009) Roles of nicotinic receptors in acetylcholinesterase inhibitor-induced neuroprotection and nicotinic receptor up-regulation. Biol Pharm Bull 32: 318-324.

Whitehouse PJ, Price DL, Struble RG et al (1982) Alzheimer's disease and senile dementia: loss of neurons in the basal forebrain. Science 215: 1237-1239.

Yan J, Fu Q, Cheng L et al (2014) Inflammatory response in Parkinson's disease (review). Mol Med Rep 10: 2223-2233.

Yang CM, Lin CC, Lee IT et al (2012) Japanese encephalitis virus induces matrix metallo-protein-ase-9 expression via a ROS/c-Src/PDGFR/PI3K-Akt/MAPKs-dependent AP-1 pathway in rat brain astrocytes. J Neuroinflammation 18: 9-12.

第 5 章

烟碱型乙酰胆碱受体对小胶质细胞谷氨酸转运体的调节：小胶质细胞在神经保护中的作用

Norimitsu Morioka[1]，Kazue Hisaoka-Nakashima[1]，Yoshihiro Nakata[1]

1 Department of Pharmacology, Hiroshima University Graduate School of Biomedical & Health Sciences, Hiroshima, Japan
✉ mnori@hiroshima-u.ac.jp

摘要： 越来越多的证据表明，小胶质细胞的激活与形态的变化有关，从分枝状到球状，这也代表着小胶质细胞向 M1 小胶质细胞的转变。M1 小胶质细胞参与各种神经炎症性疾病的诱导和发展，包括中风、脊髓损伤、多发性硬化症、帕金森病、阿尔茨海默病、精神障碍、神经性疼痛和癫痫。因此，抑制小胶质细胞的激活将是治疗神经疾病的关键。最近的研究表明，一些有吸引力的分子靶点可以阻断小胶质细胞的激活。其中，烟碱型 ACh 受体（nAChR）尤其是含有 α7 亚基的受体，通过抑制促炎分子的合成参与小胶质细胞活性的调节。此外，小胶质细胞表达的谷氨酸转运蛋白 GLAST 被 α7 nAChR 刺激上调，这是通过三磷酸肌醇–Ca^{2+}/钙调素依赖性蛋白激酶 II 和成纤维细胞生长因子 2 途径介导的。因此，小胶质细胞 α7 nAChR 的激活可能通过抑制促炎分子的产生和增强突触对谷氨酸的清除而起到神经保护作用。本章将概述 α7 nAChR 在小胶质细胞功能中的作用及其作为神经疾病治疗靶点的潜力。

关键词： 小胶质细胞；α7 nAChR；谷氨酸转运体；谷氨酸转运蛋白 GLAST；Ca^{2+}；钙调素依赖性蛋白激酶 II；成纤维细胞生长因子 2

5.1　小胶质细胞

神经炎症参与诱发各种神经退行性疾病和神经精神疾病，包括中风、脊髓损伤、多发性硬化症、帕金森病、阿尔茨海默病、抑郁障碍、精神分裂症、神经性疼痛和癫痫（Blank and Prinz 2013；Frank-Cannon et al. 2009；Yrjänheikki et al. 1998）。神经炎症主要由小胶质细胞、星形胶质细胞等中枢神经胶质细胞介导。最初起源于网状内皮系统的小胶质细胞，在免疫系统中作为主要的效应细胞，具有举足轻重的作用（Kettenmann and Verkhratsky 2008）。虽然小胶质细胞存在于中枢神经系统的所有区域，但分布并不均匀，约占人和小鼠脑内所有细胞的 0.5%～16.6%（Lawson et al. 1990；Mittelbronn et al. 2001）。小胶质细胞在周围组织中起着巨噬细胞的作用。正常生理状态下，小胶质细胞高度分叉，突起较长，胞体较小（Kettenmann et al. 2011）。最近出现的活细胞成像技术表明，小胶质细胞具有高度能动的过程，可以持续观察周围环境（Nimmerjahn et al. 2005；Davalos et al. 2005）。这种状态代表了"静息"表型，它与维持体内平衡有关（Kettenmann et al. 2011）。因此，小胶质细胞活性和功能的改变是病理状态的指标。

5.2　小胶质细胞的神经炎症和神经保护作用

众所周知，小胶质细胞在疾病、感染和损伤的反应下被激活，会导致形态变化，从高度分叉的形状变成球状的变形虫形状（Kitamura et al. 1978；Stence et al. 2001；Thomas 1992）。激活的小胶质细胞表现为增殖增加，迁移到损伤部位，清除外源性物质、细胞碎片和病原体，并产生促炎分子，包括细胞因子、趋化因子、前列腺素、一氧化氮和活性氧（Suzuki et al. 2004；Hide et al. 2000；Koizumi et al. 2007；Stence et al. 2001；Nolte et al. 1996；Morioka et al. 2013；Garrido-Gil et al. 2013；Fernandes et al. 2014）。表现这种表型的细胞被鉴定为"M1 小胶质细胞"（Kigerl et al. 2009）。事实上，已经证明小胶质细胞的过度或慢性激活可能导致神经退行性疾病的发生（Moehle and West 2015；Henkel et al. 2009）。此外，用小胶质细胞抑制剂米诺环素（一种四环素类抗生素）治疗可以减少神经退行性变动物模型的炎症（Wu et al. 2002；Hou et al. 2016）。

同时，小胶质细胞也有助于组织修复。小胶质细胞产生抗炎和神经保护分子，如脑源性神经营养因子（BDNF）、胶质细胞源性神经营养因子（GDNF）、转化生长因子-β（TGF-β）、肿瘤坏死因子（TNF）、白介素-4（IL-4）、白介素-10（IL-10）（Suzuki et al. 2004；Lai and Todd 2008；Polazzi and Monti 2010；Amantea et al. 2015）。具有抗炎和神经保护作用的小胶质细胞被称为"M2 小胶质细胞"。Th2 淋巴细胞分泌的 IL-4 和 IL-13 刺激小胶质细胞（Freilich et al. 2013），产生 M2 表型。M2 小胶质细胞表达标志如肝素结合凝集素、富含半胱氨酸的蛋白 FIZZ-1 和精氨酸酶-1（Freilich et al. 2013）。短暂性大脑中动脉闭塞可导致脑组织梗死和细胞凋亡。选择性消融小胶质细胞的转基因小鼠脑梗死组织中凋亡细胞数明显多于野生型小鼠（Lalancette-Hébert et al. 2007）。小胶质细胞的表型会因环境条件的不同而改变，因此，小胶质细胞的功能表现出明显相反的特性，要么是促炎的，要么是抗炎的（Ponomarev et al. 2007）。先前的研究结果也表明，仅仅阻断小胶质细胞的活性可能不足以治疗神经炎性疾病，因此进一步阐明特定病理条件下小胶质细胞表型和特性的变化是至关重要的。尽管已有大量研究表明 M1 小胶质细胞在促炎反应中的作用以及它们在神经系统疾病中的作用，但它们在神经保护中的作用以及它们在神经炎性和神经退行性疾病中的作用还没有得到充分阐述。在这方面，需要更多的研究来确定病理条件下小胶质细胞释放的神经保护分子。

5.3 烟碱型乙酰胆碱受体与小胶质细胞

烟碱型乙酰胆碱受体（nAChRs）是一种配体门控离子通道，由异源或同源五聚体组成。这些受体在记忆、学习、运动、注意力和焦虑等神经生物学过程中起着重要作用（Dajas-Bailador and Wonnacott 2004；Dani and

Bertrand 2007；Zoli et al. 2015）。在哺乳动物的大脑中，每 12 个基因编码一个亚基，已经鉴定出 9 个不同的 nAChR 亚基（α2～α10 和 β2～β4）（Dani and Bertrand 2007）。同源 α7 nAChR 是脑内表达最丰富、分布最广的亚型之一（Gotti and Clementi 2004；Sargent 1993）。α7 nAChR 不仅在神经元中表达，而且在星形胶质细胞、小胶质细胞、少突胶质前体细胞和脑内皮细胞等非神经细胞中也有表达（Liu et al. 2015；Kihara et al. 2001；Suzuki et al. 2006；Hawkins et al. 2005；Rogers et al. 2001）。人小胶质细胞表达 α3、α5、α7 和 β4 亚单位，而 α7 nAChR 是大鼠皮质小胶质细胞中唯一具有功能的 nAChR 亚型（Morioka et al. 2014）。因此，大鼠皮质小胶质细胞是研究 α7 nAChR 神经生物学作用的理想系统。

α7 nAChR 似乎在神经保护中起着关键作用。表达 α7 nAChR 的外周巨噬细胞能够调节全身炎症反应（Wang et al. 2003）。小胶质细胞 α7 nAChR 可能参与小鼠脑内炎症反应的调节。α7 nAChR 的激活能够抑制脂多糖诱导的小鼠小胶质细胞释放肿瘤坏死因子（Shytle et al. 2004）。小胶质细胞 α7 nAChR 的激活抑制了一些促炎分子的产生（Suzuki et al. 2006；Giunta et al. 2004；De Simone et al. 2005；Rock et al. 2008；Zhang et al. 2017）。此外，刺激 α7 nAChR 抑制纤维状 β-淀粉样肽诱导的小胶质细胞中活性氧（ROS）的产生（Moon et al. 2008），用一种 nAChR 变构配体加兰他敏处理培养的小胶质细胞，以依赖于 α7 nAChR 的方式诱导 β-淀粉样蛋白的吞噬（Takata et al. 2010），这表明 α7 nAChR 在阿尔茨海默病的病理生理学中有潜在的作用。刺激 α7 nAChR 还可增加 TGF-β1、IL-4、IL-10 和血红素加氧酶-1 等抗炎和神经保护分子的表达（De Simone et al. 2005；Parada et al. 2013；Rock et al. 2008；Zhang et al. 2017）。用 α7 nAChR 激动剂处理小胶质细胞系 BV2 可增加自噬，这是一种抗炎反应（Shao et al. 2017）。此外，烟碱可通过 α7 nAChR 抑制脂多糖诱导的 H^+ 电流（Noda and Kobayashi 2017）。已知 H^+ 通道介导的电流是 NAPDH 氧化酶依赖的脑小胶质细胞产生活性氧所必需的，这是神经炎性通路中的关键步骤（Wu et al. 2012）。虽然目前尚不清楚刺激 α7 nAChR 是否会导致小胶质细胞表型从 M1 转变为 M2，但研究清楚地表明了小胶质细胞表达的 α7 nAChR 在减轻神经炎症方面的重要性，并提示小胶质细胞 α7 nAChR 可能是治疗神经病理疾病的靶点（表5.1）。

表 5.1　α7 nAChR 刺激对小胶质细胞功能的影响

作者	物种	细胞类型	激动剂	功能
Shytle et al.（2004）	小鼠	原代培养	乙酰胆碱，烟碱	抑制脂多糖诱导的肿瘤坏死因子表达
Giunta et al.（2004）	小鼠	原代培养	烟碱+加兰他敏	抑制 gp120+IFN-γ 诱导的肿瘤坏死因子表达、一氧化氮生成和细胞外信号调节激酶磷酸化
Noda and Kobayashi（2017）	小鼠	原代培养	烟碱	抑制脂多糖诱导的质子电流
De Simone et al.（2005）	大鼠	原代培养	烟碱	抑制 LPS 诱导的 PGE2 中 TNF、NO 和 IL-10 的表达；对 IL-1β 表达无影响
Suzuki et al.（2006）	大鼠	原代培养	烟碱	抑制 LPS 诱导的 TNF 产生，增加 ATP 诱导的 TNF 产生
Moon et al.（2008）	大鼠	原代培养	烟碱	抑制 Aβ 诱导的活性氧产生
Takata et al.（2010）	大鼠	原代培养	烟碱，加兰他敏	提高 Aβ 清除率
Parada et al.（2013）	大鼠	海马区器官型培养	PNU282987	诱导血红素加氧酶-1 的表达
Rock et al.（2008）	人类	原代培养	烟碱	增加 TGF-β1、IL-4、CX3CL1、CCR2、CXCR6 的表达，抑制 IL-8、IL-10、TNF、CCL2、CXCR4 的表达
Zhang et al.（2017）	小鼠	BV2	乙酰胆碱	抑制脂多糖诱导的 IL-1β 和 IL-6 表达，p38 磷酸化增加 IL-4，而 IL-10 表达挽救脂多糖抑制的 JAK/STAT3 磷酸化和 PI3K/Akt 磷酸化
Shao et al.（2017）	小鼠	BV2	PNU282987	自噬增加

5.4　谷氨酸转运蛋白与小胶质细胞

谷氨酸不仅是介导记忆、学习和急性痛觉的主要兴奋性神经递质之一，而且在突触中高浓度时具有兴奋性毒性。因此，调节突触谷氨酸浓度，防止突触后神经元的过度刺激，对于防止兴奋性毒性是重要的，它主要是通过位于胶质细胞和神经元的 Na^+/K^+-依赖的谷氨酸转运体来实现的（Robinson and Dowd 1997）。到目前为止，已克隆出 5 种谷氨酸转运蛋白（EAAT）1（谷氨酸/天冬氨酸转运蛋白；GLAST）和 EAAT2（谷氨酸转运蛋白 1；GLT-1），它们主要在神经胶质细胞中表达；EAAT3（兴奋性氨基酸载体 1；EAAC1）、

EAAT4 和 EAAT5，主要在神经元中表达（Arriza et al. 1997；Fairman et al. 1995；Kanai and Hediger 1992；Pines et al. 1992）。一般来说，星形细胞的 GLAST 和 GLT-1 对于维持低浓度的谷氨酸很重要（Shibata et al. 1997），在生理条件下，突触摄取的星形胶质细胞谷氨酸约占总清除率的 90%（Tanaka et al. 1997）。

小胶质细胞表达的功能性谷氨酸转运体，能够参与调节突触内的谷氨酸稳态（Morioka et al. 2008）。研究表明，激活的小胶质细胞在体内和体外都表达 GLAST 和 GLT-1（Noda et al. 1999）。在生理条件下，小胶质细胞突触部位的摄取约为星形胶质的 10%（Persson et al. 2005；Shaked et al. 2005）。然而，在高浓度谷氨酸引起的兴奋性毒性条件下，排除过量的谷氨酸可以增强小胶质细胞谷氨酸转运体的活性和表达。例如，神经损伤后激活的小胶质细胞中 GLT-1 的表达增加（López-Redondo et al. 2000）。此外，LPS 刺激培养的小胶质细胞可增加 GLT-1 的表达和谷氨酸转运能力（Persson et al. 2005）。一项临床研究表明，小胶质细胞谷氨酸转运体参与了创伤性脑损伤神经元损伤的控制。脑缺血 1 周后脑白质小胶质细胞 GLAST 表达上调（Beschorner et al. 2007）。此外，在缺血后 7 天和 28 天，在梗死区的小胶质细胞/巨噬细胞中观察到谷氨酸转运体（GLAST、GLT-1 和 EAAC1）的表达（Arranz et al. 2010）。因此，这些观察表明，小胶质细胞谷氨酸转运体在降低谷氨酸介导的兴奋性毒性中可能起关键作用。虽然星形胶质细胞通常在清除突触中的谷氨酸方面起着至关重要的作用，但实际上在病理条件下，星形胶质细胞中谷氨酸运输的活性被下调（Fine et al. 1996；Xin et al. 2009）。因此，病理条件下上调的小胶质细胞谷氨酸转运体是星形胶质细胞摄取谷氨酸的后盾（López-Redondo et al. 2000；Xin et al. 2009）。然而，小胶质细胞谷氨酸转运蛋白的功能以及 α7 nAChR 和谷氨酸转运蛋白在小胶质细胞中的功能关系尚未阐明。

5.5　烟碱型乙酰胆碱受体与谷氨酸转运体

许多研究已经描述了 nAChR 和单胺转运体之间的重要相互作用，单胺转运体包括去甲肾上腺素转运体、多巴胺转运体和 5-羟色胺转运体。例如，烟碱处理诱导额叶皮质神经元和其他类型细胞中这些转运蛋白的表达和功能增加（Danielson et al. 2011；Itoh et al. 2010；Awtry and Werling 2003；Middleton et al. 2004）。相比之下，很少有研究证明 nAChR 和谷氨酸转运体之间存在正向功能相互作用。出生前暴露于烟碱的大鼠幼鼠的胶质细胞基础谷氨酸摄取高于正常（Lim and Kim 2001）。此外，在神经元 nAChR 刺激后，观察到星形细胞谷氨酸转运体（GLAST 和 GLT-1）的活性增加，从而增加了谷氨酸的突触水平（Poitry-Yamate et al. 2002）。烟碱慢性处理高表达 EAAC1 的非洲爪蟾卵母细胞降低 EAAC1 活性（Yoon et al. 2014）。烟碱刺激培养的小脑星形胶质细胞调节谷氨酸摄取，这可能是通过 cAMP 非依赖性或 cAMP 依赖性机制介导的（Lim and Kim 2003）。

5.6 α7 烟碱型乙酰胆碱受体与小胶质细胞谷氨酸转运体

虽然烟碱调节中枢谷氨酸转运体的活性和表达，但实际参与的 nAChR 亚型和细胞内信号级联介导转运体对 nAChR 刺激的反应尚不清楚。此外，α7 nAChR 调控小胶质细胞谷氨酸转运体的潜在作用尚未阐明。最近的一项研究表明，小胶质细胞 α7 nAChR 系统的激活在谷氨酸转运体的调节中起着至关重要的作用（Morioka et al. 2014，2015）。RT-PCR 与使用 GLAST 和 GLT-1 选择性抑制剂的药理分析表明，培养的大鼠皮质小胶质细胞主要表达 GLAST 而不表达 GLT-1。烟碱可增加 GLAST mRNA 表达和谷氨酸转运活性，选择性 α7 nAChR 拮抗剂可阻断烟碱的作用，提示 α7 nAChR 介导烟碱诱导的 GLAST 表达。了解 α7 亚型的作用，这是皮质小胶质细胞中唯一表达的 nAChR 亚型。

与其他体外实验中使用的浓度相比，诱导 GLAST 表达所需的烟碱浓度相对较高（300～1000μmol/L）。与其他类型细胞表达的 α7 nAChR 相比，皮质小胶质细胞 α7 nAChR 可能具有独特的特性。小胶质细胞 α7 nAChR

表现出与神经元不同的电流模式，其中烟碱刺激皮质小胶质细胞不能诱发电流，尽管 ATP 处理会诱发电流（Suzuki et al. 2006）。此外，α7 nAChR 有两种不同药理特性的异构体：一个是低亲和力的烟碱结合位点，一个是高亲和力的烟碱结合位点（Severance et al. 2004）。事实上，高浓度烟碱（＞1000μmol/L）用于刺激小胶质细胞/巨噬细胞 α7 nAChR（Takata et al. 2010；Sun et al. 2013）。因此，在小胶质细胞 α7 nAChR 的情况下，可能需要高浓度的烟碱来激活小胶质细胞。要阐明 α7 nAChR 的确切药理和功能特性，还需要进一步的研究。

体外刺激 α7 nAChR 后有多种细胞内信号分子参与（Kihara et al. 2001；Arredondo et al. 2006；Maouche et al. 2013）。在大鼠皮质小胶质细胞中，刺激 α7 nAChR 可通过激活磷脂酶 C（PLC）和细胞内对三磷酸肌醇敏感的钙离子释放钙离子，而不是通过细胞外钙离子的内流，引起细胞内钙离子浓度的快速和一次性升高（Suzuki et al. 2006）。在烟碱-α7 nAChR 介导的 GLAST 表达中，通过 IP$_3$ 受体依赖机制增加胞内 Ca^{2+} 浓度，阻断 IP$_3$ 受体，而不是清除胞外 Ca^{2+}，从而抑制烟碱的作用。同样，Mashimo 等先前研究表明， Bergmann 胶质细胞作为一种在小脑中发现的星形胶质细胞，IP$_3$ 受体信号通路在调节 Bergmann 胶质细胞中的 GLAST 表达方面起着至关重要的作用（Mashimo et al. 2010）。

许多研究表明，随着小胶质细胞内钙离子浓度的升高，几种信号分子被激活（Takata et al. 2010；Suzuki et al. 2006；Hide et al. 2000）。钙调蛋白-Ca^{2+}/钙调素依赖性蛋白激酶 II（CaMK II）通路在 α7 nAChR 介导的 Ca^{2+} 内流后被激活，最终导致淀粉样蛋白 β 的小胶质细胞吞噬（Takata et al. 2010）。CaMK II 的激活是至关重要的，因为抑制 CaMK II 可以阻断烟碱诱导的 GLAST 表达和皮质小胶质细胞中谷氨酸的运输。其他研究证实，CaMK II 活性在其他药理刺激诱导的皮质星形胶质细胞谷氨酸摄取中起重要作用（Smith and Navratilova 1999）。相反，其他信号分子，包括蛋白激酶 A、蛋白激酶 C、磷脂酰肌醇 3-激酶、Janus 激活激酶、Src 酪氨酸激酶和细胞外信号调节蛋白激酶，似乎在烟碱介导的小胶质细胞 GLAST 表达中没有主要作用。

烟碱处理后 1～2min 内观察到细胞内钙离子浓度升高（Suzuki et al.

2006）。因此，推测 CaMK Ⅱ 在细胞内 Ca^{2+} 升高的同时被迅速激活。然而，仅在烟碱处理 18h 后，GLAST mRNA 的表达才被观察到上调。因此，胞浆 Ca^{2+} 浓度升高与 GLAST 表达之间的这种延迟提示诱导中介分子可能参与了 GLAST 表达。事实上，蛋白质合成抑制剂放线菌酮阻断烟碱诱导的 GLAST mRNA 表达，表明在 Ca^{2+} 浓度升高和 GLAST 表达之间存在蛋白质中介。刺激 nAChRs 有助于产生几种分子，如细胞因子、趋化因子和神经营养因子（Hawkins et al. 2015；Maggio et al. 1998；Son and Winzer-Serhan 2009；Takarada et al. 2012）。这些物质反过来可以通过增加 GLAST 的表达来增强谷氨酸从突触中的清除。大量研究表明，表皮生长因子（EGF）、成纤维细胞生长因子（FGF）、胰岛素样生长因子-1（IGF-1）和转化生长因子-β1（TGF-β1）等生长因子可调节星形胶质细胞中胶质细胞生长因子的表达（Figiel et al. 2003；Lee et al. 2009；Suzuki et al. 2001）。此外，烟碱处理小胶质细胞可通过刺激 α7 nAChR 增加 FGF-2 mRNA 的表达，但不增加 EGF、IGF-1 和 TGF-β1 mRNA 的表达。烟碱治疗后 FGF-2 蛋白也增加。这些结果表明，FGF-2 可能是 α7 nAChR 和 GLAST 上调之间的重要中介。

事实上，用重组 FGF-2 处理培养的小胶质细胞可以增加 GLAST 的表达和增加谷氨酸的转运。此外，用 FGF 受体（FGFR）酪氨酸激酶选择性抑制剂预处理可阻断烟碱对 GLAST 表达和谷氨酸转运的刺激作用。FGFR 有四个亚型（FGFR1～FGFR4）。培养的皮质小胶质细胞表达 FGFR1mRNA，但不表达 FGFR2 mRNA、FGFR3 mRNA 和 FGFR4 mRNA。在神经元中，FGF-2 通过激活 FGFR1 发挥神经保护作用，从而通过产生 GDNF 来减轻谷氨酸诱导的海马神经元损伤（Lenhard et al. 2002）。因此，烟碱诱导的小胶质细胞 α7 nAChR-FGF-2-FGFR1 通路可能通过上调 GLAST 促进谷氨酸清除而起到神经保护作用。FGF-2 在神经炎症和神经退行性疾病的临床前动物模型中具有神经保护作用。受损神经元分泌的 FGF-2 可导致小胶质细胞转化，并具有迁移和吞噬等神经保护作用（Noda et al. 2014）。增强脑 FGF-2 表达可恢复阿尔茨海默病临床前模型的海马功能（Kiyota et al. 2011）。

虽然转化的 M2 小胶质细胞与神经保护的关系还需要进一步的研究，

但迄今为止的研究结果表明，烟碱-α7 nAChR 系统可调节小胶质细胞的 GLAST 功能和突触谷氨酸的清除（图 5.1）。

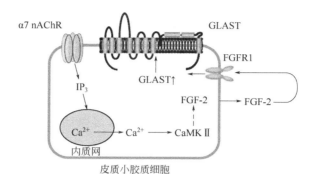

图 5.1　烟碱-α7 nAChR 介导小胶质细胞表达 GLAST 的示意

烟碱（300～1000µmol/L）长期作用（超过 18h）通过刺激 α7 nAChR 上调小胶质细胞 GLAST mRNA 和蛋白质的表达。α7 nAChR 的刺激通过磷脂酶 C 和三磷酸肌醇依赖性途径增加瞬时 Ca^{2+} 浓度，进而激活 Ca^{2+}/钙调素依赖性蛋白激酶 II（CaMK II）。烟碱诱导小胶质细胞表达成纤维细胞生长因子 2（FGF-2）mRNA 和蛋白质。FGF-2 以自分泌和旁分泌方式刺激小胶质细胞表达 FGFR1，促进 GLAST 表达和谷氨酸转运。因此，突触谷氨酸的清除是通过激活烟碱-α7 nAChR 系统，通过 IP3-Ca^{2+}-CaMK II 和 FGF-2 途径调节 GLAST 表达和小胶质细胞中谷氨酸的运输来实现的

5.7　以 α7 nAChR 为靶点治疗神经系统疾病的药物开发

　　以 α7 nAChR 为靶点是治疗神经系统疾病的一种潜在策略，目前还没有有效的治疗方法。事实上，选择性 α7 nAChR 激动剂可减轻 6-羟基多巴胺诱导的帕金森病大鼠模型多巴胺能神经元损伤（Suzuki et al. 2013；Bordia et al. 2015）。此外，α7 nAChR 是治疗与阿尔茨海默病相关的认知功能障碍的潜在靶点。选择性 α7 nAChR 激动剂（PHA-543613 或加兰他敏）可全身治疗改善 β 淀粉样蛋白治疗小鼠的认知功能障碍（Sadigh-Eteghad et al. 2015）。此外，由于 α7 nAChR 激动剂改善实验性痛性周围神经病，α7 nAChR 可能参与了伤害性转导的调节（Di Cesare Mannelli et al. 2014；Freitas et al. 2013）。有关 α7 nAChR 与小胶质细胞功能关系的研究特别提

示，小胶质细胞表达的 α7 nAChR 可能是治疗神经系统疾病的新靶点。例如，刺激 α7 nAChR 可增强小胶质细胞 β-淀粉样蛋白的清除（Takata et al. 2010）。小胶质细胞 α7 nAChR 的直接激活通过上调血红素氧合酶-1 对器官型海马培养中氧糖剥夺具有神经保护作用（Parada et al. 2013）。最近的研究结果还表明，刺激 α7 nAChR 增强了小胶质细胞的 GLAST 表达和谷氨酸运输，提示促进突触谷氨酸的重摄取对于维持谷氨酸能系统的正常功能至关重要。此外，也有可能 α7 nAChR 本身的下调与神经紊乱的诱导有关。因此，直接刺激 α7 nAChR 或通过基因治疗来增强 α7 nAChR 的表达，特别是在小胶质细胞中的表达，可能对各种神经系统疾病的治疗是有用的。

5.8　结论

小胶质细胞的过度激活，特别是向 M1 表型的转变，有助于诱导中枢神经系统的神经病理，提示靶向 M1 小胶质细胞可能是治疗神经疾病的一种合适的方法。虽然小胶质细胞表型转换的调控机制尚未完全阐明，但诱导小胶质细胞从 M1 表型向 M2 表型转变可能是一种替代的治疗方法。如上所述，α7 nAChR 参与了许多小胶质细胞功能的调节，特别是在降低神经炎性反应和清除突触谷氨酸的潜在兴奋性毒性水平方面。因此，进一步了解小胶质细胞表达 α7 nAChR 的分子和细胞机制有助于开发治疗神经炎性和神经退行性疾病的策略，这些疾病通常缺乏有效的治疗方法。

　　致谢　这项工作部分得到了吸烟研究基金会的资助。我们也要感谢 Aldric T. Hama 博士对手稿的仔细编辑。

参考文献

Amantea D, Micieli G, Tassorelli C, Cuartero MI, Ballesteros I, Certo M, Moro MA, Lizasoain I, Bagetta G (2015) Rational modulation of the innate immune system for neuroprotection in ischemic stroke. Front Neurosci 9: 147. https://doi.org/10.3389/fnins.2015.00147.

Arranz AM, Gottlieb M, Pérez-Cerdá F, Matute C (2010) Increased expression of glutamate transporters in subcortical white matter after transient focal cerebral ischemia. Neurobiol Dis 37 (1): 156-165. https://doi.org/10.1016/j.nbd.2009.09.019.

Arredondo J, Chernyavsky AI, Jolkovsky DL, Pinkerton KE, Grando SA (2006) Receptor-mediated tobacco toxicity: cooperation of the Ras/Raf-1/MEK1/ERK and JAK-2/STA T-3 pathways downstream of alpha7 nicotinic receptor in oral keratinocytes. FASEB J 20 (12): 2093-2101. https://doi.org/10.1096/fj.06-6191com.

Arriza JL, Eliasof S, Kavanaugh MP, Amara SG (1997) Excitatory amino acid transporter 5, a retinal glutamate transporter coupled to a chloride conductance. Proc Natl Acad Sci USA 94 (8): 4155-4160.

Awtry TL, Werling LL (2003) Acute and chronic effects of nicotine on serotonin uptake in prefrontal cortex and hippocampus of rats. Synapse 50 (3): 206-211. https://doi.org/10.1002/syn.10259.

Beschorner R, Simon P, Schauer N, Mittelbronn M, Schluesener HJ, Trautmann K, Dietz K, Meyermann R (2007) Reactive astrocytes and activated microglial cells express EAA T1, but not EAA T2, reflecting a neuroprotective potential following ischaemia. Histopathology 50 (7): 897-910. https://doi.org/10.1111/j.1365-2559.2007.02703.x.

Blank T, Prinz M (2013) Microglia as modulators of cognition and neuropsychiatric disorders. Glia 61 (1): 62-70. https://doi.org/10.1002/glia.22372.

Bordia T, McGregor M, Papke RL, Decker MW, McIntosh JM, Quik M (2015) The α7 nicoinic receptor agonist ABT-107 protects against nigrostriatal damage in rats with unilateral 6-hydroxydopamine lesions. Exp Neurol 263: 277-284. https://doi.org/10.1016/j.expneurol.2014.09.015.

Dajas-Bailador F, Wonnacott S (2004) Nicotinic acetylcholine receptors and the regulation of neuronal signalling. Trends Pharmacol Sci 25 (6): 317-324. https://doi.org/10.1016/j.tips.2004.04.006.

Dani JA, Bertrand D (2007) Nicotinic acetylcholine receptors and nicotinic cholinergic mechanisms of the central nervous system. Annu Rev Pharmacol Toxicol 47: 699-729. https://doi.org/10.1146/annurev.pharmtox.47.120505.105214.

Danielson K, Truman P, Kivell BM (2011) The effects of nicotine and cigarette smoke on the monoamine transporters. Synapse 65 (9): 866-879. https://doi.org/10.1002/syn.20914.

Davalos D, Grutzendler J, Yang G, Kim JV, Zuo Y, Jung S, Littman DR, Dustin ML, Gan WB (2005) A TP mediates rapid microglial response to local brain injury in vivo. Nat Neurosci 8 (6): 752-758. https://doi.org/10.1038/nn1472.

De Simone R, Ajmone-Cat MA, Carnevale D, Minghetti L (2005) Activation of alpha7 nicotinic acetylcholine receptor by nicotine selectively up-regulates cyclooxygenase-2 and prostaglandin E2 in rat microglial cultures. J Neuroinflammation 2 (1): 4. https://doi.org/10.1186/1742-2094-2-4.

Di Cesare Mannelli L, Pacini A, Matera C, Zanardelli M, Mello T, De Amici M, Dallanoce C, Ghelardini C (2014) Involvement of α7 nAChR subtype in rat oxaliplatin-induced neuropathy: effects of selective activation. Neuropharmacology 79: 37-48. https://doi.org/10.1016/

j.neuropharm.2013.10.034.

Fairman W A, V andenberg RJ, Arriza JL, Kavanaugh MP, Amara SG (1995) An excitatory aminoacid transporter with properties of a ligand-gated chloride channel. Nature 375 (6532): 599-603. https://doi.org/10.1038/375599a0.

Fernandes A, Miller-Fleming L, Pais TF (2014) Microglia and inflammation: conspiracy, controversy or control? Cell Mol Life Sci 71 (20): 3969-3985. https://doi.org/10.1007/s00018-014-1670-8.

Figiel M, Maucher T, Rozyczka J, Bayatti N, Engele J (2003) Regulation of glial glutamate transporter expression by growth factors. Exp Neurol 183 (1): 124-135.

Fine SM, Angel RA, Perry SW, Epstein LG, Rothstein JD, Dewhurst S, Gelbard HA (1996) Tumor necrosis factor alpha inhibits glutamate uptake by primary human astrocytes. Implications for pathogenesis of HIV-1 dementia. J Biol Chem 271 (26): 15303-15306.

Frank-Cannon TC, Alto LT, McAlpine FE, Tansey MG (2009) Does neuroinflammation fan the flame in neurodegenerative diseases? Mol Neurodegener 4: 47. https://doi.org/10.1186/1750-1326-4-47.

Freilich RW, Woodbury ME, Ikezu T (2013) Integrated expression profiles of mRNA and miRNA in polarized primary murine microglia. PLoS One 8 (11): e79416. https://doi.org/10.1371/jour-nal.pone.0079416.

Freitas K, Ghosh S, Ivy Carroll F, Lichtman AH, Imad Damaj M (2013) Effects of α7 positive allosteric modulators in murine inflammatory and chronic neuropathic pain models. Neuropharmacology 65: 156-164. https://doi.org/10.1016/j.neuropharm.2012.08.022.

Garrido-Gil P, Rodriguez-Pallares J, Dominguez-Meijide A, Guerra MJ, Labandeira-Garcia JL (2013) Brain angiotensin regulates iron homeostasis in dopaminergic neurons and microglial cells. Exp Neurol 250: 384-396. https://doi.org/10.1016/j.expneurol.2013.10.013.

Giunta B, Ehrhart J, Townsend K, Sun N, V endrame M, Shytle D, Tan J, Fernandez F (2004) . Galantamine and nicotine have a synergistic effect on inhibition of microglial activation induced by HIV-1 gp120. Brain Res Bull 64 (2): 165-170. https://doi.org/10.1016/j.brainresbull.2004.06.008.

Gotti C, Clementi F (2004) Neuronal nicotinic receptors: from structure to pathology. Prog Neurobiol 74 (6): 363-396. https://doi.org/10.1016/j.pneurobio.2004.09.006.

Hawkins BT, Egleton RD, Davis TP (2005) Modulation of cerebral microvascular permeability by endothelial nicotinic acetylcholine receptors. Am J Physiol Heart Circ Physiol 289 (1): H212-H219. https://doi.org/10.1152/ajpheart.01210.2004.

Hawkins JL, Denson JE, Miley DR, Durham PL (2015) Nicotine stimulates expression of proteins implicated in peripheral and central sensitization. Neuroscience 290C: 115-125. https://doi.org/10.1016/j.neuroscience.2015.01.034.

Henkel JS, Beers DR, Zhao W, Appel SH (2009) Microglia in ALS: the good, the bad, and the resting. J NeuroImmune Pharmacol 4 (4): 389-398. https://doi.org/10.1007/s11481-009-9171-5.

Hide I, Tanaka M, Inoue A, Nakajima K, Kohsaka S, Inoue K, Nakata Y (2000) Extracellular ATP triggers tumor necrosis factor-alpha release from rat microglia. J Neurochem 75 (3):

965-972.

Hou Y, Xie G, Liu X, Li G, Jia C, Xu J, Wang B (2016) Minocycline protects against lipopolysaccharide-induced cognitive impairment in mice. Psychopharmacology (Berl) 233 (5): 905-916. https://doi.org/10.1007/s00213-015-4169-6.

Itoh H, Toyohira Y, Ueno S, Saeki S, Zhang H, Furuno Y, Takahashi K, Tsutsui M, Hachisuka K, Yanagihara N (2010) Upregulation of norepinephrine transporter function by prolonged exposure to nicotine in cultured bovine adrenal medullary cells. Naunyn Schmiedeberg's Arch Pharmacol 382 (3): 235-243. https://doi.org/10.1007/s00210-010-0540-7.

Kanai Y, Hediger MA (1992) Primary structure and functional characterization of a high-affinity glutamate transporter. Nature 360 (6403): 467-471. https://doi.org/10.1038/360467a0.

Kettenmann H, V erkhratsky A (2008) Neuroglia: the 150 years after. Trends Neurosci 31 (12): 653-659. https://doi.org/10.1016/j.tins.2008.09.003.

Kettenmann H, Hanisch UK, Noda M, V erkhratsky A (2011) Physiology of microglia. Physiol Rev 91 (2): 461-553. https://doi.org/10.1152/physrev.00011.2010.

Kigerl KA, Gensel JC, Ankeny DP, Alexander JK, Donnelly DJ, Popovich PG (2009) Identification of two distinct macrophage subsets with divergent effects causing either neurotoxicity or regeneration in the injured mouse spinal cord. J Neurosci 29 (43): 13435-13444. https://doi.org/10.1523/JNEUROSCI.3257-09.2009.

Kihara T, Shimohama S, Sawada H, Honda K, Nakamizo T, Shibasaki H, Kume T, Akaike A (2001) alpha 7 nicotinic receptor transduces signals to phosphatidylinositol 3-kinase to block A beta-amyloid- induced neurotoxicity. J Biol Chem 276 (17): 13541-13546. https://doi.org/10.1074/jbc.M008035200.

Kitamura T, Tsuchihashi Y, Fujita S (1978) Initial response of silver-impregnated "resting microglia" to stab wounding in rabbit hippocampus. Acta Neuropathol 44 (1): 31-39.

Kiyota T, Ingraham KL, Jacobsen MT, Xiong H, Ikezu T (2011) FGF2 gene transfer restores hippocampal functions in mouse models of Alzheimer's disease and has therapeutic implications for neurocognitive disorders. Proc Natl Acad Sci USA 108 (49): E1339-E1348. https://doi.org/10.1073/pnas.1102349108.

Koizumi S, Shigemoto-Mogami Y, Nasu-Tada K, Shinozaki Y, Ohsawa K, Tsuda M, Joshi BV, Jacobson KA, Kohsaka S, Inoue K (2007) UDP acting at P2Y6 receptors is a mediator of microglial phagocytosis. Nature 446 (7139): 1091-1095. nature05704 [pii] 391038/nature 05704.

Lai A Y, Todd KG (2008) Differential regulation of trophic and proinflammatory microglial effectors is dependent on severity of neuronal injury. Glia 56 (3): 259-270. https://doi.org/10.1002/glia.20610.

Lalancette-Hébert M, Gowing G, Simard A, Weng YC, Kriz J (2007) Selective ablation of proliferating microglial cells exacerbates ischemic injury in the brain. J Neurosci 27 (10): 2596-2605. https://doi.org/10.1523/JNEUROSCI.5360-06.2007.

Lawson LJ, Perry VH, Dri P, Gordon S (1990) Heterogeneity in the distribution and morphology of microglia in the normal adult mouse brain. Neuroscience 39 (1): 151-170.

Lee ES, Sidoryk M, Jiang H, Yin Z, Aschner M (2009) Estrogen and tamoxifen reverse manganese-induced glutamate transporter impairment in astrocytes. J Neurochem 110 (2): 530-544. https://doi.org/10.1111/j.1471-4159.2009.06105.x.

Lenhard T, Schober A, Suter-Crazzolara C, Unsicker K (2002) Fibroblast growth factor-2 requires glial-cell-line-derived neurotrophic factor for exerting its neuroprotective actions on glutamate-lesioned hippocampal neurons. Mol Cell Neurosci 20 (2): 181-197.

Lim DK, Kim HS (2001) Changes in the glutamate release and uptake of cerebellar cells in perinatally nicotine-exposed rat pups. Neurochem Res 26 (10): 1119-1125.

Lim DK, Kim HS (2003) Opposite modulation of glutamate uptake by nicotine in cultured astrocytes with/without cAMP treatment. Eur J Pharmacol 476 (3): 179-184.

Liu Y, Zeng X, Hui Y, Zhu C, Wu J, Taylor DH, Ji J, Fan W, Huang Z, Hu J (2015) Activation of α7 nicotinic acetylcholine receptors protects astrocytes against oxidative stress-induced apoptosis: implications for Parkinson's disease. Neuropharmacology 91: 87-96. https://doi.org/10.1016/j.neuropharm.2014.11.028.

López-Redondo F, Nakajima K, Honda S, Kohsaka S (2000) Glutamate transporter GLT-1 is highly expressed in activated microglia following facial nerve axotomy. Brain Res Mol Brain Res 76 (2): 429-435.

Maggio R, Riva M, Vaglini F, Fornai F, Molteni R, Armogida M, Racagni G, Corsini GU (1998) Nicotine prevents experimental parkinsonism in rodents and induces striatal increase of neurotrophic factors. J Neurochem 71 (6): 2439-2446.

Maouche K, Medjber K, Zahm JM, Delavoie F, Terryn C, Coraux C, Pons S, Cloëz-Tayarani I, Maskos U, Birembaut P, Tournier JM (2013) Contribution of α7 nicotinic receptor to airway epithelium dysfunction under nicotine exposure. Proc Natl Acad Sci USA 110 (10): 4099-4104. https://doi.org/10.1073/pnas.1216939110.

Mashimo M, Okubo Y, Yamazawa T, Yamasaki M, Watanabe M, Murayama T, Iino M (2010) Inositol 1,4,5-trisphosphate signaling maintains the activity of glutamate uptake in Bergmann glia. Eur J Neurosci 32 (10): 1668-1677. https://doi.org/10.1111/j.1460-9568.2010.07452.

Middleton LS, Cass WA, Dwoskin LP (2004) Nicotinic receptor modulation of dopamine transporter function in rat striatum and medial prefrontal cortex. J Pharmacol Exp Ther 308 (1): 367-377. https://doi.org/10.1124/jpet.103.055335.

Mittelbronn M, Dietz K, Schluesener HJ, Meyermann R (2001) Local distribution of microglia in the normal adult human central nervous system differs by up to one order of magnitude. Acta Neuropathol 101 (3): 249-255.

Moehle MS, West AB (2015) M1 and M2 immune activation in Parkinson's disease: foe and ally? Neuroscience 302: 59-73. https://doi.org/10.1016/j.neuroscience.2014.11.018.

Moon JH, Kim SY, Lee HG, Kim SU, Lee YB (2008) Activation of nicotinic acetylcholine receptor prevents the production of reactive oxygen species in fibrillar beta amyloid peptide (1-42)-stimulated microglia. Exp Mol Med 40 (1): 11-18. https://doi.org/10.3858/emm.2008.40.1.11.

Morioka N, Abdin MJ, Kitayama T, Morita K, Nakata Y, Dohi T (2008) P2X (7) receptor stimulation in primary cultures of rat spinal microglia induces downregulation of the activity for glutamate transport. Glia 56 (5): 528-538. https://doi.org/10.1002/glia.20634.

Morioka N, Tokuhara M, Harano S, Nakamura Y, Hisaoka-Nakashima K, Nakata Y (2013) The activation of P2Y6 receptor in cultured spinal microglia induces the production of CCL2 through the MAP kinases-NF-κB pathway. Neuropharmacology 75C: 116-125. https://doi.org/10.1016/j.neuropharm.2013.07.017.

Morioka N, Tokuhara M, Nakamura Y, Idenoshita Y, Harano S, Zhang FF, Hisaoka-Nakashima K, Nakata Y (2014) Primary cultures of rat cortical microglia treated with nicotine increases in the expression of excitatory amino acid transporter 1 (GLAST) via the activation of the α7 nicotinic acetylcholine receptor. Neuroscience 258: 374-384. https://doi.org/10.1016/j.neuroscience.2013.11.044.

Morioka N, Harano S, Tokuhara M, Idenoshita Y, Zhang FF, Hisaoka-Nakashima K, Nakata Y (2015) Stimulation of α7 nicotinic acetylcholine receptor regulates glutamate transporter GLAST via basic fibroblast growth factor production in cultured cortical microglia. Brain Res 1625: 111-120. https://doi.org/10.1016/j.brainres.2015.08.029.

Nimmerjahn A, Kirchhoff F, Helmchen F (2005) Resting microglial cells are highly dynamic surveillants of brain parenchyma in vivo. Science 308 (5726): 1314-1318. https://doi.org/10.1126/science.1110647.

Noda M, Kobayashi AI (2017) Nicotine inhibits activation of microglial proton currents via interactions with α7 acetylcholine receptors. J Physiol Sci 67 (1): 235-245. https://doi.org/10.1007/s12576-016-0460-5.

Noda M, Nakanishi H, Akaike N (1999) Glutamate release from microglia via glutamate transporter is enhanced by amyloid-beta peptide. Neuroscience 92 (4): 1465-1474.

Noda M, Takii K, Parajuli B, Kawanokuchi J, Sonobe Y, Takeuchi H, Mizuno T, Suzumura A (2014) FGF-2 released from degenerating neurons exerts microglial-induced neuroprotection via FGFR3-ERK signaling pathway. J Neuroinflammation 11: 76. https://doi.org/10.1186/1742-2094-11-76.

Nolte C, Möller T, Walter T, Kettenmann H (1996) Complement 5a controls motility of murine microglial cells in vitro via activation of an inhibitory G-protein and the rearrangement of the actin cytoskeleton. Neuroscience 73 (4): 1091-1107.

Parada E, Egea J, Buendia I, Negredo P, Cunha AC, Cardoso S, Soares MP, López MG (2013) The microglial α7-acetylcholine nicotinic receptor is a key element in promoting neuroprotection by inducing heme oxygenase-1 via nuclear factor erythroid-2-related factor 2. Antioxid Redox Signal 19 (11): 1135-1148. https://doi.org/10.1089/ars.2012.4671.

Persson M, Brantefjord M, Hansson E, Rönnbäck L (2005) Lipopolysaccharide increases microglial GLT-1 expression and glutamate uptake capacity in vitro by a mechanism dependent on TNF-alpha. Glia 51 (2): 111-120. https://doi.org/10.1002/glia.20191.

Pines G, Danbolt NC, Bjørås M, Zhang Y, Bendahan A, Eide L, Koepsell H, Storm-Mathisen J, Seeberg E, Kanner BI (1992) Cloning and expression of a rat brain L-glutamate transporter. Nature 360 (6403): 464-467. https://doi.org/10.1038/360464a0.

Poitry-Yamate CL, Vutskits L, Rauen T (2002) Neuronal-induced and glutamate-dependent activation of glial glutamate transporter function. J Neurochem 82 (4): 987-997.

Polazzi E, Monti B (2010) Microglia and neuroprotection: from in vitro studies to therapeutic applications. Prog Neurobiol 92 (3): 293-315. https://doi.org/10.1016/j.pneurobio.2010. 06.009.

Ponomarev ED, Maresz K, Tan Y, Dittel BN (2007) CNS-derived interleukin-4 is essential for the regulation of autoimmune inflammation and induces a state of alternative activation in microg-lial cells. J Neurosci 27 (40): 10714-10721. https://doi.org/10.1523/JNEUROSCI. 1922-07.2007.

Robinson MB, Dowd LA (1997) Heterogeneity and functional properties of subtypes of sodium-dependent glutamate transporters in the mammalian central nervous system. Adv Pharmacol 37: 69-115.

Rock RB, Gekker G, Aravalli RN, Hu S, Sheng WS, Peterson PK (2008) Potentiation of HIV-1 expression in microglial cells by nicotine: involvement of transforming growth factor-beta 1. J NeuroImmune Pharmacol 3 (3): 143-149. https://doi.org/10.1007/s11481-007-9098-7.

Rogers SW, Gregori NZ, Carlson N, Gahring LC, Noble M (2001) Neuronal nicotinic acetylcholine receptor expression by O2A/oligodendrocyte progenitor cells. Glia 33 (4): 306-313.

Sadigh-Eteghad S, Talebi M, Mahmoudi J, Babri S, Shanehbandi D (2015) Selective activation of α7 nicotinic acetylcholine receptor by PHA-543613 improves Aβ25-35-mediated cognitive deficits in mice. Neuroscience 298: 81-93. https://doi.org/10.1016/j.neuroscience.2015.04.017.

Sargent PB (1993) The diversity of neuronal nicotinic acetylcholine receptors. Annu Rev Neurosci 16: 403-443. https://doi.org/10.1146/annurev.ne.16.030193.002155.

Severance EG, Zhang H, Cruz Y, Pakhlevaniants S, Hadley SH, Amin J, Wecker L, Reed C, Cuevas J (2004) The alpha7 nicotinic acetylcholine receptor subunit exists in two isoforms that contribute to functional ligand-gated ion channels. Mol Pharmacol 66 (3): 420-429. https://doi.org/10.1124/mol.104.000059.

Shaked I, Tchoresh D, Gersner R, Meiri G, Mordechai S, Xiao X, Hart RP, Schwartz M (2005) Protective autoimmunity: interferon-gamma enables microglia to remove glutamate without evoking inflammatory mediators. J Neurochem 92 (5): 997-1009. https://doi.org/10.1111/j. 1471-4159.2004.02954.x.

Shao BZ, Ke P, Xu ZQ, Wei W, Cheng MH, Han BZ, Chen XW, Su DF, Liu C (2017) Autophagy plays an important role in anti-inflammatory mechanisms stimulated by Alpha7 nicotinic acetylcholine receptor. Front Immunol 8: 553. https://doi.org/10.3389/fimmu.2017.00553.

Shibata T, Y amada K, Watanabe M, Ikenaka K, Wada K, Tanaka K, Inoue Y (1997) Glutamate transporter GLAST is expressed in the radial glia-astrocyte lineage of developing mouse spinal cord. J Neurosci 17 (23): 9212-9219.

Shytle RD, Mori T, Townsend K, V endrame M, Sun N, Zeng J, Ehrhart J, Silver AA, Sanberg PR, Tan J (2004) Cholinergic modulation of microglial activation by alpha 7 nicotinic receptors. J Neurochem 89 (2): 337-343. https://doi.org/10.1046/j.1471-4159.2004.02347.x.

Smith TL, Navratilova E (1999) Increased calcium/calmodulin protein kinase activity in astrocytes chronically exposed to ethanol: influences on glutamate transport. Neurosci Lett 269 (3): 145-148.

Son JH, Winzer-Serhan UH (2009) Chronic neonatal nicotine exposure increases mRNA expression of neurotrophic factors in the postnatal rat hippocampus. Brain Res 1278: 1-14. https://doi.org/10.1016/j.brainres.2009.04.046.

Stence N, Waite M, Dailey ME (2001) Dynamics of microglial activation: a confocal time-lapse analysis in hippocampal slices. Glia 33 (3): 256-266.

Sun Y, Li Q, Gui H, Xu DP, Yang YL, Su DF, Liu X (2013) MicroRNA-124 mediates the cholinergic anti-inflammatory action through inhibiting the production of pro-inflammatory cytokines. Cell Res 23 (11): 1270-1283. https://doi.org/10.1038/cr.2013.116.

Suzuki K, Ikegaya Y, Matsuura S, Kanai Y, Endou H, Matsuki N (2001) Transient upregulation of the glial glutamate transporter GLAST in response to fibroblast growth factor, insulin-like growth factor and epidermal growth factor in cultured astrocytes. J Cell Sci 114 (Pt 20): 3717-3725.

Suzuki T, Hide I, Ido K, Kohsaka S, Inoue K, Nakata Y (2004) Production and release of neuroprotective tumor necrosis factor by P2X7 receptor-activated microglia. J Neurosci 24 (1): 1-7. 24/1/1 [pii] 10.1523/JNEUROSCI.3792-03.2004.

Suzuki T, Hide I, Matsubara A, Hama C, Harada K, Miyano K, Andrä M, Matsubayashi H, Sakai N, Kohsaka S, Inoue K, Nakata Y (2006) Microglial alpha7 nicotinic acetylcholine receptors drive a phospholipase C/IP3 pathway and modulate the cell activation toward a neuroprotective role. J Neurosci Res 83 (8): 1461-1470. https://doi.org/10.1002/jnr.20850.

Suzuki S, Kawamata J, Matsushita T, Matsumura A, Hisahara S, Takata K, Kitamura Y, Kem W, Shimohama S (2013) 3-[(2,4-Dimethoxy) benzylidene]-anabaseine dihydrochloride protects against 6-hydroxydopamine-induced parkinsonian neurodegeneration through α7 nicotinic acetylcholine receptor stimulation in rats. J Neurosci Res 91 (3): 462-471. https://doi.org/10.1002/jnr.23160.

Takarada T, Nakamichi N, Kawagoe H, Ogura M, Fukumori R, Nakazato R, Fujikawa K, Kou M, Y oneda Y (2012) Possible neuroprotective property of nicotinic acetylcholine receptors in association with predominant upregulation of glial cell line-derived neurotrophic factor in astrocytes. J Neurosci Res 90 (11): 2074-2085. https://doi.org/10.1002/jnr.23101.

Takata K, Kitamura Y, Saeki M, Terada M, Kagitani S, Kitamura R, Fujikawa Y, Maelicke A, Tomimoto H, Taniguchi T, Shimohama S (2010) Galantamine-induced amyloid-{beta} clearance mediated via stimulation of microglial nicotinic acetylcholine receptors. J Biol Chem 285 (51): 40180-40191. https://doi.org/10.1074/jbc.M110.142356.

Tanaka K, Watase K, Manabe T, Yamada K, Watanabe M, Takahashi K, Iwama H, Nishikawa T, Ichihara N, Kikuchi T, Okuyama S, Kawashima N, Hori S, Takimoto M, Wada K (1997) Epilepsy and exacerbation of brain injury in mice lacking the glutamate transporter GLT-1. Science 276 (5319): 1699-1702.

Thomas WE (1992) Brain macrophages: evaluation of microglia and their functions. Brain Res Brain Res Rev 17 (1): 61-74.

Wang H, Y u M, Ochani M, Amella CA, Tanovic M, Susarla S, Li JH, Yang H, Ulloa L, Al-Abed Y, Czura CJ, Tracey KJ (2003) Nicotinic acetylcholine receptor alpha7 subunit is an essential regulator of inflammation. Nature 421 (6921): 384-388. https://doi.org/10.1038/nature01339.

Wu DC, Jackson-Lewis V, Vila M, Tieu K, Teismann P, V adseth C, Choi DK, Ischiropoulos H,

Przedborski S (2002) Blockade of microglial activation is neuroprotective in the 1-methyl-4-phenyl-1,2,3,6-tetrahydropyridine mouse model of Parkinson disease. J Neurosci 22 (5): 1763-1771.

Wu LJ, Wu G, Akhavan Sharif MR, Baker A, Jia Y, Fahey FH, Luo HR, Feener EP, Clapham DE (2012) The voltage-gated proton channel Hv1 enhances brain damage from ischemic stroke. Nat Neurosci 15 (4): 565-573. https://doi.org/10.1038/nn.3059.

Xin WJ, Weng HR, Dougherty PM (2009) Plasticity in expression of the glutamate transporters GLT-1 and GLAST in spinal dorsal horn glial cells following partial sciatic nerve ligation. Mol Pain 5: 15. https://doi.org/10.1186/1744-8069-5-15.

Yoon HJ, Lim YJ, Zuo Z, Hur W, Do SH (2014) Nicotine decreases the activity of glutamate transporter type 3. Toxicol Lett 225 (1): 147-152. https://doi.org/10.1016/j.toxlet.2013.12.002.

Yrjänheikki J, Keinänen R, Pellikka M, Hökfelt T, Koistinaho J (1998) Tetracyclines inhibit microglial activation and are neuroprotective in global brain ischemia. Proc Natl Acad Sci USA 95 (26): 15769-15774.

Zhang Q, Lu Y, Bian H, Guo L, Zhu H (2017) Activation of the α7 nicotinic receptor promotes lipopolysaccharide-induced conversion of M1 microglia to M2. Am J Transl Res 9 (3): 971-985.

Zoli M, Pistillo F, Gotti C (2015) Diversity of native nicotinic receptor subtypes in mammalian brain. Neuropharmacology 96 (Pt B): 302-311. https://doi.org/10.1016/j.neuropharm.2014.11.003.

第 6 章

Shati/Nat8l 和 *N*-乙酰天冬氨酸（NAA）在调节控制烟碱型乙酰胆碱受体在动物模型和人类的神经和精神疾病中具有重要作用

Atsumi Nitta[1]，Hiroshi Noike[1]，Kazuyuki Sumi[1]，Hajime Miyanishi[1]，Takuya Tanaka[1]， Kazuya Takaoka[1]， Miyuki Nagakura[1]， Noriyuki Iegaki[1]， Jin-ichiro Kaji[1]， Yoshiaki Miyamoto[1]， Shin-Ichi Muramatsu[2]， Kyosuke Uno[1]

1　A. Nitta (✉), H. Noike, K. Sumi, H. Miyanishi, T. Tanaka, K. Takaoka, M. Nagakura, N. Iegaki, J. Kaji, Y. Miyamoto, K. Uno
Department of Pharmaceutical Therapy and Neuropharmacology, Faculty of Pharmaceutical Sciences, Graduate School of Medicine and Pharmaceutical Sciences, University of Toyama, Toyama, Japan
✉: nitta@pha.u-toyama.ac.jp
2　S.-I. Muramatsu
Division of Neurology, Department of Medicine, Jichi Medical University, Tochigi, Japan
Center for Gene & Cell Therapy, Institute of Medical Science, The University of Tokyo, Tokyo, Japan

摘要： Shati/Nat8l 最初是从小鼠伏隔核中分离到的一种甲基苯丙胺相关分子。从那时起，Shati/Nat8l 被鉴定为一种类似 *N*-乙酰基转移酶-8 的蛋白（Nat8l），它催化天冬氨酸和乙酰辅酶 A 合成 *N*-乙酰天冬氨酸（NAA）。已有研究表明，质子磁共振波谱（¹H-MRS）脑成像检测到的 NAA 水平升高表明神经元活动增强。本课题组建立了 *Shati/Nat8l* 基因敲除小鼠（*Shati/Nat8l* KO 小鼠），这些小鼠表现出运动亢进、焦虑行为和社会功能障碍。这些小鼠对甲基苯丙胺高度敏感，这从对它们在运动活动和条件性位置偏爱的评估结果以及它们升高的多巴胺水平上得到了证明。我们利用含有 *Shati/Nat8l* 的腺相关病毒（AAV）载体（AAV-*Shati/Nat8l*）在诸如纹状体和伏隔核等不同脑区过表达该蛋白，以探讨其在甲基苯丙胺诱导的行为和药理学改变中的作用。研究表明，积聚的 *Shati/Nat8l* 基因的过表达可以减轻甲基苯丙胺诱导的行为。

最近的临床研究进一步揭示了 *Shati/Nat8l* 在精神和神经疾病中的新作用。我们开始充分理解这种新近发现的耐人寻味的分子在中枢神经系统中的各种作用。

关键词：Shati/Nat8l；甲基苯丙胺；成瘾；抑郁；阿尔茨海默病；ATP

6.1 引言

Shati 是一种分子，最初是从反复服用甲基苯丙胺的小鼠的伏隔核中分离出来的（Niwa et al. 2007，2008）。Shati 后来被鉴定为 *N*-乙酰基转移酶-8 样蛋白（Nat8l），并被发现它能催化天冬氨酸和乙酰辅酶 A 合成 *N*-乙酰天冬氨酸（NAA）（图 6.1）（Ariyannur et al. 2010）。根据这一发现，我们将新的分子从 Shati 重命名为 Shati/Nat8l。NAA 以高浓度存在于中枢神经系统中，与谷氨酸结合，被 NAAG 合成酶（NAAGS）转化为 *N*-乙酰天冬氨酰谷氨酸（NAAG）（Becker et al. 2010）。NAAG 广泛分布在哺乳动物的大脑中（Neale et al. 2000），是第二类代谢性谷氨酸受体 3（mGluR3）的高选择性神经递质（Neale et al. 2011）。在 NAAG 释放到突触间隙后，NAAG 与 mGluR3 结合，并被谷氨酸羧肽酶Ⅱ（GCPⅡ）代谢为 NAA 和谷氨酸（Bzdega et al. 1997；图 6.1）。一项尸检研究显示，患有严重抑郁症、精神分裂症和双相情感障碍的受试者大脑中的 NAA 和 NAAG 水平显著降低（Reynolds and Reynolds 2011）。在阿尔茨海默病前期患者中，扣带回的 NAA 水平显著降低。一项使用磁共振波谱（MRS）的临床研究表明，与对照组相比，成年自闭症谱系障碍患者的 NAA 显著升高（Aoki et al. 2012）。综上所述，这些观察表明 NAA 合成酶 Shati/Nat8l，可能在精神、神经退行性和神经发育障碍中发挥重要作用。

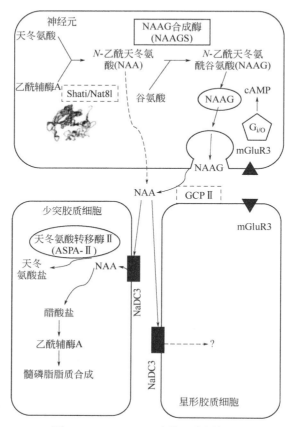

图 6.1 Shati/Nat8l 功能示意图概述

Shati/Nat8l 催化天冬氨酸的 N-乙酰化，生成 N-乙酰天冬氨酸（NAA）。N-乙酰天冬氨酰谷氨酸（NAAG）合成酶（NAAGS）催化 NAA 和谷氨酸的缩合反应。NAAG 很可能是通过突触小泡从神经末梢释放出来的。负责 NAAG 转运到突触小泡的转运体尚不清楚。释放的 NAAG 可被谷氨酸羧肽酶Ⅱ（GCPⅡ）降解，GCPⅡ是主要由星形胶质细胞表达的膜结合酶，释放 NAA 和谷氨酸（Moffett et al. 2007）。NAAG 也可能与突触前膜和星形胶质细胞上的代谢性谷氨酸受体 3（mGluR3）结合。mGluR3 与 Gᵢ 蛋白偶联，与腺苷酸环化酶负偶联（Conn and Pin 1997）。NAA 转运蛋白钠依赖的二羧酸盐（NaDC3）由星形胶质细胞和少突胶质细胞表达（Huang et al. 2000）。在少突胶质细胞中，NAA 可被天冬氨酸酰化酶Ⅱ（ASPA-Ⅱ）降解，释放天冬氨酸和醋酸（Moffett et al. 2007）。释放的醋酸盐可用于少突胶质细胞髓鞘形成脂质的合成（Burri et al. 1991；Namboodiri et al. 2006）。NAA 在体内被星形胶质细胞摄取到什么程度，或者它在这些细胞中的代谢命运尚不清楚

此外，用生理水平的 NAA 处理神经母细胞瘤来源的细胞系可导致癌细胞的凋亡，增强神经元分化（Mazzoccoli et al. 2016）。NAA 具有独特的临床意义，因此在 MRS 中被利用。亚细胞毒性生理浓度的 NAA 处理 SH-SY5Y 神经母细胞瘤细胞系可抑制细胞生长（Mazzoccoli et al. 2016）。这种作用

部分是由于细胞凋亡的增强，表现为抗凋亡因子生存素和 Bcl-xL 的减少，部分是由于细胞周期进程受阻，与细胞周期抑制因子 p53、p21Cip1/Waf1 和 p27Kip1 表达增强有关（Mazzoccoli et al. 2016）。NAA 预处理的 SH-SY5Y 细胞对化疗药物顺铂和 5-氟尿嘧啶的细胞毒作用更敏感（Mazzoccoli et al. 2016）。

本文将介绍 Shati/Nat8l 和 NAA 在精神行为，特别是成瘾行为中的各种功能，并综述它们在神经和精神疾病中的作用。

6.2　Shati/Nat8l 与药物奖赏

6.2.1　伏隔核 Shati/Nat8l 在烟碱效应中的作用

我们先前报道在小鼠伏隔核（NAc）过表达 Shati/Nat8l 抑制甲基苯丙胺的药理作用，特别是成瘾相关行为、多动和位置偏爱。在体内微透析实验中，外周注射甲基苯丙胺可使细胞外多巴胺（DA）水平增加 200%～300%。在这些小鼠的 NAc 中，NAA 和 NAAG 水平显著降低（Miyamoto et al. 2014）。mGluR3 拮抗剂 LY341495 可抵消甲基苯丙胺引起的大鼠多动和条件性位置偏爱的减少。此外，LY341495 还抵消了 Shati/Nat8l 相关的甲基苯丙胺处理小鼠 NAc 细胞外多巴胺水平的增加。这些结果表明，在 NAc 中过表达 Shati/Nat8l 可以通过 mGluR3 抑制甲基苯丙胺引起的多巴胺释放的增加（Miyamoto et al. 2014）。

我们还使用三瓶范式研究了 Shati/Nat8l 对烟碱偏好的影响。实验如下：Ⅰ.第 1～3 天，NAc-Mock 和 NAc-Shati/Nat8l 过表达小鼠于备有 3 个水瓶的试验室中预适应。Ⅱ.第 4～6 天，将 3 瓶自来水均更换为 2% 糖精，使动物适应糖精。Ⅲ.在第 8～14 天，用 75μg/mL 烟碱和 2% 糖精的混合物替换所有三个瓶子的内容物（图 6.2）。在随后的测试阶段，给每只小鼠三个瓶子，每个瓶子分别含有 0μg/mL 烟碱+2%糖精、75μg/mL 烟碱+2%糖精或 150μg/mL 烟碱+2%糖精，并在第 15～21 天测量每只小鼠的烟碱总摄入量

（图 6.2）。烟碱的每日摄入量如图 6.3（a）所示。在测试阶段的第一天，两组平均消耗了 300μg 烟碱。在 NAc-Mock 小鼠中，烟碱的摄入量在 15～17 天内每天都在增加 ［图 6.3（a）］。相比之下，Shati/Nat81 小鼠在此期间显示出较低的烟碱浓缩液摄入量 ［图 6.3（a）］。这些结果表明，Shati/Nat81 在 NAc 中的过表达降低了烟碱的摄取和偏好。2% 的糖精对于实验方案是必不可少的，因为烟碱的苦味也有令人厌恶的效果。虽然在 NAc 中过度表达 Shati/Nat81 降低了 16～17 天的烟碱偏好 ［图 6.3（a）］，但总摄入量（水和烟碱溶液）没有变化 ［图 6.3（c），（d）］。

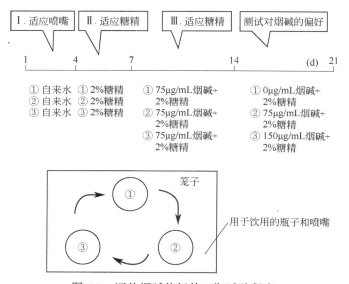

图 6.2　评估烟碱偏好的三瓶试验程序

Ⅰ. 在第 1～3 天，NAc-Mock 和 NAc-Shati/Nat81 小鼠均习惯于有 3 个水瓶的实验室。Ⅱ. 3 瓶自来水均更换为 2% 糖精，使动物在第 4～6 天适应糖精。Ⅲ. 在第 8～14 天，用 75μg/mL 烟碱和 2% 糖精的混合物替换所有三个瓶子的内容物。在试验阶段，给每只小鼠三个瓶子，分别含有 0μg/mL 烟碱 +2% 糖精、75μg/mL 烟碱 +2% 糖精或 150μg/mL 烟碱 +2% 糖精，并在第 15～21 天测量每只小鼠的总烟碱摄入量

接下来，我们进行了体内微透析实验，以测量烟碱在系统中诱导的细胞外 DA 的量 ［图 6.4（a）］。Shati/Nat81 过表达小鼠 NAc 细胞外多巴胺的基础水平明显低于 NAc-Mock 小鼠 ［图 6.4（b）］。NAc-Mock 小鼠注射烟碱后 60～120min，细胞外多巴胺水平显著升高，约为注射生理盐水时的 170%。烟碱注射 NAc-Shati/Nat81 小鼠在 60～120min 时间点与生理盐水注

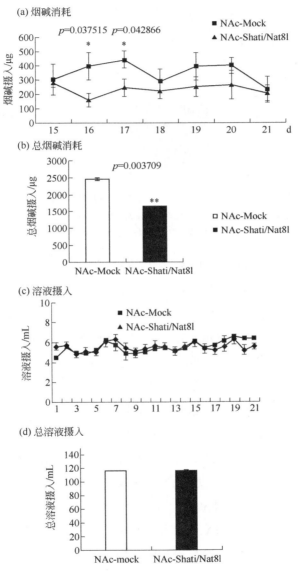

图 6.3　在小鼠 **NAc** 中 *Shati/Nat8l* 过表达对烟碱偏好的影响

（a）测试阶段 15～21 天的每日烟碱消费量；（b）测试阶段的烟碱总消费量；
（c）测试阶段的每日溶液摄入量；（d）测试阶段的总溶液摄入量

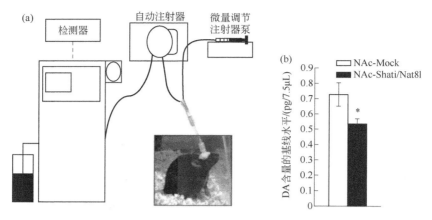

图 6.4　用于体内微透析和基础多巴胺水平定量的仪器

（a）用于体内微透析以测量多巴胺（DA）的仪器；（b）*Shati/Nat8l* 过表达对细胞外 DA 基础水平的影响。
每列代表平均值±SEM（*n*=10，*P*＜0.05，与 NAc-Mock 相比，学生 *t* 检验）

射组相似，表现出较低的细胞外多巴胺水平（图 6.5）。此外，mGluR2/3
拮抗剂 LY341495 可部分逆转 Shati/Nat8l 对烟碱诱导的 DA 升高的抑制作
用（图 6.6）。这些结果表明，Shati/Nat8l 在 NAc 抑制烟碱诱导的胞外 DA
效应的作用部分依赖于 mGluR3。这些结果与 Shati/Nat8l 对抗甲基苯丙胺
药理作用的结果相似。一个不同之处在于，mGluR3 对甲基苯丙胺和烟碱
的使用分别有全部或部分贡献。烟碱和甲基苯丙胺都调节大脑中的 DA 奖
赏系统。甲基苯丙胺直接改变多巴胺的摄取和释放，而烟碱首先与烟碱型
乙酰胆碱受体（nAChR）结合，然后通过信号转导促进 DA 的释放。
Shati/Nat8l 对 DA 释放的抑制作用可能发生在 mGluR3 通路下游。烟碱和
甲基苯丙胺的药理作用之间是否存在机械性的交叉，还需要进一步的研究。
我们试图研究单次或多次烟碱处理后，NAc、海马和额叶皮质中与奖赏通
路相关的 *Shati/Nat8l* mRNA 的变化。不幸的是，我们不能重现 mRNA 测
量的结果，可能是因为 Shati/Nat8l 或 NAAG 的水平不会基于 nAChR 的激
活而改变。在 Shati/Nat8l 的产生过程中，甲基苯丙胺和烟碱很可能通过不
同的途径起作用。

　　综上所述，我们的结果表明，NAc 中的 Shati/Nat8l 对烟碱或甲基苯丙
胺的有害生理变化具有保护作用。

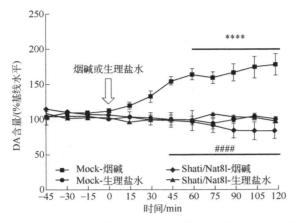

图 6.5　*Shati/Nat8l* 过表达对烟碱（NIC）诱导的 NAc 多巴胺（DA）释放的影响

0min 时，NAc-Shati/Nat8l 和 NAc-Mock 小鼠分别皮下注射烟碱（0.4 mg/kg 游离碱）和生理盐水（SAL）。每个值=平均值±SEM（$n=5$，****$P<0.001$，与 Mock-SAL 组相比，#$P<0.05$，与 Mock-NIC 组相比，用 Bonferroni 事后检验来进行双向重复 ANOVA 分析）

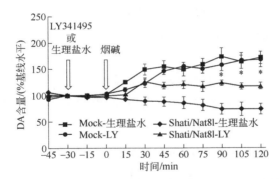

图 6.6　mGluR2/3 拮抗剂 LY341495 可部分阻断 Shati/Nat8l 过表达对烟碱诱导的
多巴胺（DA）升高的抑制作用

在−30min 时，给 NAc-Shati/Nat8l 和 NAc-Mock 小鼠腹腔注射 mGluR2/3 拮抗剂 LY341495（LY 0.1mg/kg，腹腔注射）。小鼠在注射 LY341495 后 30min 皮下注射烟碱（NIC）（0.4mg/kg，s.c.）。每个值=平均值±SEM（$n=5$，*$P<0.05$，与 Shati/Nat8l-Saline 组相比，用 Bonferroni 事后检验来进行双向重复 ANOVA 分析）

6.2.2　纹状体 Shati/Nat8l 与奖赏系统

我们制备了 *Shati/Nat8l* 转基因小鼠（*Shati/Nat8l*-Tg）来研究脑内的整体过表达。用靶向载体构建了普遍表达 His 标记的 *Shati/Nat8l* 基因的 *Shati/Nat8l*-Tg 小鼠。从 CAG 启动子 His-*Shati/Nat8l* 表达质粒中获得了一个含有 CAG 启动子和 His-Shati/Nat8l 序列的转基因盒 [图 6.7（a）]。将转基因小盒显微注射到 C57BL/6J 雌雄交配受精卵中。图 6.7（b）显示了使用野生型小鼠作为对照的 Shati/Nat8l-Tg 小鼠基因分型的确认。用实时定量反转录聚合酶链式反应（RT-PCR）检测大脑中 Shati/Nat8l mRNA 的水平，发现与管家基因 36B4 的表达相关。Shati/Nat8l mRNA 在 8 周龄转基因小鼠全脑中高表达（图 6.8）。然而，Shati/Nat8l 的 mRNA 水平仅在纹状体中与野生型表达有关，而在其他脑区如嗅球、前额叶皮质或 NAc 中则没有（图 6.9）。因此，这些 Shati/Nat8l-Tg 小鼠被用作纹状体 Shati/Nat8l 过表达小鼠。当在新环境中观察时，这些小鼠与野生型小鼠相比，在基础运动活动方面没有差异（图 6.10）。这些小鼠还进行了 Y 迷宫任务和新物体识别测试，以评估它们的学习能力（图 6.11）。在 Y 迷宫实验中，Shati/Nat8l-Tg 小鼠与野生型小鼠在总条件数和自发更替行为上均无显著差异。在新物体识别测试中，野生型和 Shati/Nat8l-Tg 小鼠的时间和尝试探索偏好（以百分比为单位）是相似的（图 6.12）。接下来，采用黑白箱测试研究了 Shati/Nat8l-Tg 小鼠的似焦虑样情绪行为，并观察到 Shati/Nat8l-Tg 小鼠与野生型小鼠在白箱停留的时间没有差异（图 6.13）。黑白箱和高架迷宫测试的结果表明，纹状体 Shati/Nat8l 水平的升高对焦虑样行为没有影响。我们还研究了 Shati/Nat8l-Tg 小鼠的社会功能。三室社会互动测试的实验时间表如图 6.13（a）所示。在试验 1 中，试验鼠被放在小室的中央，而小室的另一边仍然是空的，没有放置铁丝笼。Shati/Nat8l-Tg 和野生型小鼠都对这个新物体更感兴趣 [图 6.13（b），左]。在实验 2 中，另一种新物体被放置在一侧的铁丝笼中，而一只陌生的小鼠（C57BL/ 6J）被放置在另一侧的铁丝笼中。Shati/Nat8l-Tg 小鼠和野生型小鼠对不熟悉的小鼠表现出类似程度的兴趣 [图 6.13（b），右]。在预脉冲抑制（PPI）试验中，Shati/Nat8l-Tg 小鼠的听觉惊厥反应 [图 6.14（a）] 和感觉运动控制功能 [图 6.14（b）] 没有改变。此外，在强迫游泳和悬尾试验中，Shati/Nat8l-Tg 小鼠的不动时间与野生型小鼠相同（图 6.15 和图 6.16）。这些结果表明，Shati/Nat8l-Tg 小鼠没有表现出精神分裂症或抑郁样行为。

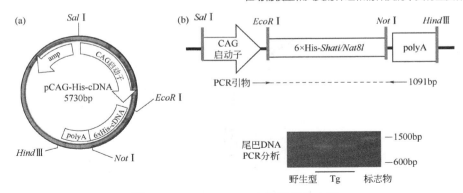

图 6.7　Shati/Nat8l-Tg 小鼠的遗传方案

（a）用于培育 Shati/Nat8l-Tg 小鼠的靶向载体。转基因小鼠普遍表达 His 标记的 Shati/Nat8l 基因，由 Unitech（日本千叶）生产。简言之，从 CAG 启动子 His-Shati/Nat8l 表达质粒中获得了含有 CAG 启动子和 His-Shati/Nat8l 序列的转化盒。将转基因盒显微注射到 C57BL/6J 雌雄交配的受精卵中。（b）用野生型小鼠对 Shati/Nat8l-Tg 小鼠进行基因分型的结果

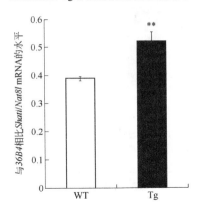

图 6.8　Shati/Nat8l-Tg 小鼠全脑组织中 Shati/Nat8l mRNA 的表达

通过 RT-PCR 检测大脑中 Shati/Nat8l mRNA 的水平，发现其与管家基因 36B4 的表达有关。值为平均值±SEM
（n=5 只小鼠/组，**P<0.01，与野生型小鼠相比，student's t 检验）

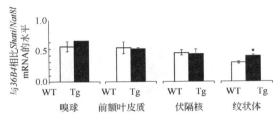

图 6.9　Shati/Nat8l-Tg 小鼠不同脑区 Shati/Nat8l mRNA 的表达

通过 RT-PCR 检测大脑中 Shati/Nat8l mRNA 的水平，发现其与 36B4 相关。值为平均值±SEM
（n=3 只小鼠/组，*P<0.05，与野生型小鼠组相比，student's t 检验）

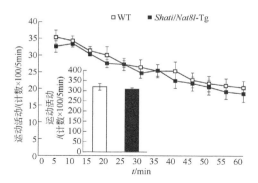

图 6.10　*Shati/Nat8l*-Tg 小鼠的运动活动

在新的环境中，*Shati/Nat8l*-Tg 小鼠和野生型小鼠的基础运动活动没有差异。
值为平均值±SEM（*n*=10 或 14 只小鼠/组）

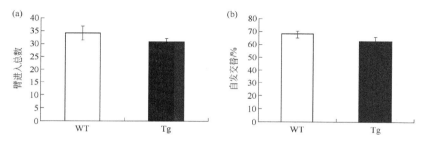

图 6.11　*Shati/Nat8l*-Tg 小鼠的自发更替行为

在 Y 迷宫实验中，*Shati/Nat8l*-Tg 小鼠与野生型小鼠在臂进入总数（a）和自发交替行为（b）
方面没有差异。值为平均值±SEM（*n*=10 或 14 只小鼠/组）

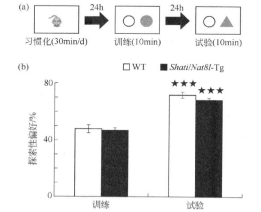

图 6.12　*Shati/Nat8l*-Tg 小鼠的新目标识别

（a）新物体识别测试的实验时间表。（b）*Shati/Nat8l*-Tg 小鼠与野生型小鼠在新物体识别实验中的探索偏好没
有差异。值为平均值±SEM（*n*=10 或 14 只小鼠/组，**P<0.001，与每组的训练阶段相比，student's *t* 检验）

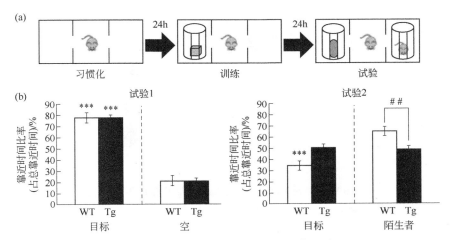

图 6.13 *Shati/Nat8l*-Tg 小鼠的社会互动

（a）三室社交测验的实验时间表。（b）左：一个新的物体被放置在房间一侧的铁丝笼中，而在房间的另一边没有放置铁丝笼。*Shati/Nat8l*-Tg 小鼠和野生型小鼠都对这个新对象更感兴趣。值为平均值±SEM（*n*=10 或 14 只小鼠/组，***P＜0.001，与每组的空的一侧相比，学生 *t* 检验）。WT—野生型；TG—转基因。（b）右，另一件新奇的物体被放在房间一侧的铁丝笼里，一只陌生的小鼠（C57BL/6J）被放在房间另一边的铁丝笼里。*Shati/Nat8l*-Tg 小鼠对陌生小鼠并不比野生型小鼠更感兴趣。值为平均值±SEM（*n*=10 或 14 只小鼠/组，***P＜0.001，与不熟悉小鼠相比，##P＜0.01，与野生组相比，student's *t* 检验）

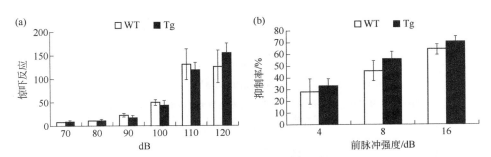

图 6.14 *Shati/Nat8l*-Tg 小鼠的惊厥反应和 PPI

（a）惊吓反应分别为 70dB、80dB、90dB、100dB、110dB 和 120dB（背景噪声：70dB）。数值为平均值±SEM。（b）在预脉冲强度为 4dB、8dB 和 16dB（背景噪声为 70dB）的情况下测量 PPI。值为平均值±SEM（*n*=8 或 13 只小鼠/组）

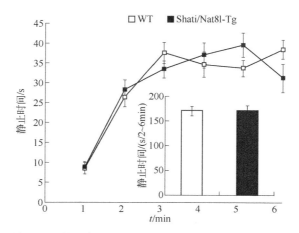

图 6.15　悬尾实验中 *Shati/Nat8l*-Tg 小鼠的抑郁行为

在悬尾试验中，*Shati/Nat8l*-Tg 小鼠与野生型小鼠在不动时间上无明显差异。
值为平均值±SEM（$n=10$ 或 14 只小鼠/组）

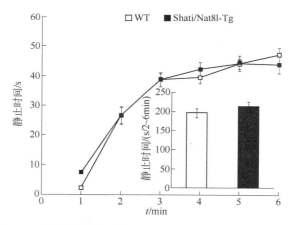

图 6.16　强迫游泳实验中 *Shati/Nat8l*-Tg 小鼠的抑郁行为

强迫游泳实验中，*Shati/Nat8l*-Tg 小鼠与野生型小鼠的不动时间无明显差异。
值为平均值±SEM（$n=10$ 或 14 只小鼠/组）

　　Shati/Nat8l-Tg 小鼠对纹状体中 *Shati/Nat8l* 的过表达并不稳定，这取决于它们的世代。一般说来，转基因产生的小鼠品系通常不稳定，因为基因切割不是一个自然发生的过程。因此，为了检测纹状体 *Shati/Nat8l* 的升高对奖赏系统的影响，我们将含有 *Shati/Nat8l* 的 EGFP 标记的 AAV 注射到小鼠纹状体（Str-Shati/Nat8l），并用原位杂交和 EGFP 免疫组化证实了纹状

体背侧的局部过表达。Str-Shati/Nat8l 小鼠在甲基苯丙胺诱导的多动反应中与模拟注射的小鼠没有差异 [图 6.17（a）]。在 Str-Shati/Nat8l 小鼠中，甲基苯丙胺诱导的条件性位置偏爱也没有改变 [图 6.17（b）]。因此，我们得出结论，纹状体中的 *Shati/Nat8l* 对小鼠的奖赏效应没有贡献。

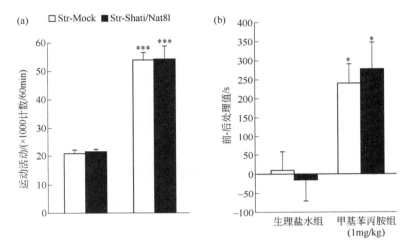

图 6.17　甲基苯丙胺诱导的运动活动和位置条件性偏爱的药理学变化

Str-Mock 和 Str-Shati/Nat8l 在（a）注射甲基苯丙胺（1mg/kg）后的运动活动或（b）甲基苯丙胺（1mg/kg）诱导的条件性位置偏爱后的运动活动无明显差异

6.3　学习与记忆中的 Shati/Nat8l

6.3.1　学习与记忆中大脑海马区的 Shati/Nat8l

Shati/Nat8l 由乙酰辅酶 A 和天冬氨酸产生的 NAA，它是大脑中浓度最高的氨基酸之一。最近，MRS 测量的 NAA 浓度变化被认为是早期阿尔茨海默病的生物标志物（Murray et al. 2014）。这表明 Shati/Nat8l 和/或 NAA 在某种程度上与阿尔茨海默病的发病有关。然而，在 Shati/Nat8l KO 小鼠进行的 Y 迷宫和新物体测试中，学习能力没有改变（Furukawa-Hibi et al. 2012）。在大脑海马区通过 AAV 注射（Hip-Shati/Nat8l）过表达 *Shati/Nat8l*，并进行学习记忆测试。在新物体试验阶段，与模拟注射小鼠相比，Hip-Shati/Nat8l 小鼠更喜欢探索新物体的时间显著延长（图 6.18）。这一结果提示，*Shati/Nat8l* 的过度表达可能增强了小鼠的认知能力。Murray 等（2014）和 Guo 等（2017）的研究表明，NAA 水平的变化是阿尔茨海默病的一个临床标志，尽管这些作者只观察了后扣带回、楔前下部和后扣带皮层。质子磁共振波谱（^{1}H-MRS）显示阿尔茨海默病患者后扣带皮层 NAA/肌酸比值较低，是淀粉样 β-蛋白积聚的典型区域。阿尔茨海默病患者的所有大脑区域对 NAA 变化的易感性并不相同。我们使用 Hip-Shati/Nat8l 小鼠的研究结果与这些临床观察部分一致。也有其他临床研究使用 MRS 技术测量与阿尔茨海默病相关的 NAA 水平（Zhong et al. 2014；Zhang et al. 2015）。阿尔茨海默病患者大脑中 Shati/Nat8l 本身的变化还需要进一步的研究，因为 Shati/Nat8l 除了是 NAA 合成酶外，还具有其他功能。

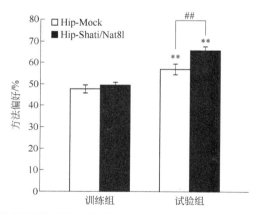

图 6.18　在新物体识别测试中，增强了 Hip-Shati/Nat8l 小鼠对新物体的接近偏好

与模拟注射 Hip-Shati/Nat8l 小鼠相比，Hip-Shati/Nat8l 小鼠更喜欢接近这个新物体
（**$P<0.01$，与每组的试验相比，##$P<0.01$，与 Hip-Mock 组相比，student's t 检验）

6.3.2　累积 Shati/Nat8l 对学习与记忆和情绪行为的影响

我们提过，烟碱通过对多巴胺能神经系统的作用而逆转东莨菪碱引起的大鼠被动回避任务的损伤（Nitta et al. 1994）。这项研究并没有提到哪些

大脑区域对于由烟碱增强的学习能力是重要的。如果 *Shati/Nat8l* 过表达引起的 DA 水平改变对认知功能有影响，则 *Shati/Nat8l*-Tg 小鼠的认知功能比正常小鼠更强。然而，在 Y 迷宫或新物体测试中，它们的认知功能没有改变（图 6.8 和图 6.9）。

6.3.3 Shati/Nat8l 在轴突生长中的作用

由于在小鼠的所有脑区都观察到了 *Shati/Nat8l* mRNA 信号，因此进行了体外研究以评估 *Shati/Nat8l* 在神经细胞中的功能（Sumi et al. 2015）。皮质锥体细胞、齿状颗粒细胞、海马锥体细胞和小脑颗粒细胞信号较强。各脑区神经细胞均有 *Shati/Nat8l* mRNA 阳性信号。海马神经元因其易于评估和细胞密度高而被选择。*Shati/Nat8l* mRNA 阳性细胞与 NeuN（神经元标志物）阳性细胞共存，而与 GFAP（星形胶质细胞标志物）或 Iba1（小胶质细胞标志物）阳性细胞不共存。这些结果表明，*Shati/Nat8l* mRNA 仅在小鼠海马神经细胞中表达。将含有 *Shati/Nat8l* 的 AAV 载体转染原代培养的小鼠神经元。在原代培养的神经元中过表达 *Shati/Nat8l* 可诱导轴突生长，但不能延长树突。选择性Ⅱ组 mGluR 拮抗剂治疗不能消除 *Shati/Nat8l* 诱导的轴突生长，NAAG 本身也不能诱导轴突生长。*Shati/Nat8l* 过表达还可增加培养的海马神经元 ATP 含量。这些结果表明，神经元 *Shati/Nat8l* 不依赖 mGluR3 信号通路，而是通过 ATP 合成诱导轴突生长。*Shati/Nat8l* 在 COS7 细胞和原代培养的小鼠神经元中过表达时与微管结构相关（Toriumi et al. 2013）。另一方面，也有报道 *Shati/Nat8l* 与一个线粒体标记在 SH-SH5Y 细胞中共定位（Ariyannur et al. 2010），并且 *Shati/Nat8l* 定位于内质网（Wiame et al. 2009）。*Shati/Nat8l* 可能在神经细胞中具有新的功能。NAA 是在线粒体中产生的，因为它与细胞新陈代谢相关的三羧酸循环（TCA）有关（Madhavarao et al. 2003）。在原代培养的神经元中，*Shati/Nat8l* 过表达的 NAA 和 ATP 水平明显升高。就细胞新陈代谢而言，TCA 循环产生 ATP 分子的速率最高，而且已知生长锥中的 ATP 能促进培养神经元的轴突伸长（Höpker et al. 1996）。Shati/Nat8l KO 小鼠的神经元树突长度明显短于野生型小鼠（Berent-Spillson et al. 2004）。*Shati/Nat8l* 似乎在 ATP 诱导的轴突延长中起主要作用。*Shati/Nat8l* 是 mGluR3 刺激的一个指标。然而，NAAG 和 mGluR3 的内源性激动剂 LY341495 均不影响轴突的生长。因此，在 NAA 合成过程中，*Shati/Nat8l* 与轴突延长和 ATP 合成途径有关。

6.4 Shati/Nat8l 与精神病

6.4.1 抑郁症患者与 NAA

在人类大脑的特定区域，NAA 被用作抑郁症的生物标志物，因为它是 ^{1}H-MRS 中神经元活动的指示器。抑郁症患者扣带回前部 NAA 明显降低。脑源性神经营养因子（BDNF）也被报道为抑郁症患者的生物标志物之一（Rogóż et al. 2017；Zhao et al. 2016）。除了 BDNF 外，抗抑郁药物还能降低 NAA 的减少。有趣的是，在 Shati/Nat8l KO 小鼠的大脑中，*BDNF* mRNA 在前额叶皮质、NAc 和海马区中增加（Furukawa-Hibi et al. 2012）。因此，*Shati/Nat8l* 和 *BDNF* 的变化不是一致的，而是独立的。尽管 *Shati/Nat8l* 和/或 *BDNF* 在抑郁症中作用的详细机制尚未阐明，但它们仍可作为可靠的临床标志物。

6.4.2 Shati/Nat8l 与小鼠抑郁行为

Miyamoto 等（2017）还证明纹状体 *Shati/Nat8l* 可诱导抑郁行为。如前所述，我们用 AAV 载体培育了纹状体过表达 *Shati/Nat8l* 的小鼠（Str-Shati/Nat8l 小鼠）。以长时间不动衡量，Str-Shati/Nat8l 小鼠在强迫游泳和尾部悬挂试验中表现出类似抑郁的行为（Miyamoto et al. 2017），表明 *Shati/Nat8l* 是抑郁症的诱因。这些功能障碍可被抗抑郁药氟伏沙明和 mGluR3 拮抗剂 LY341495 消除。*Shati/Nat8l* 水平可能是压力易感性的一个因素。在精神病学领域，精神疾病通常由遗传背景和环境两个因素引起，纹状体 *Shati/Nat8l* 可能是遗传因素之一。

6.4.3 Shati/Nat8l 与产后抑郁症

产后抑郁在大约 13%的产后妇女中被观察到，并被定义为一种导致日常生活严重受损的抑郁障碍。它对患者的家庭也有很大的影响，包括导致丈夫的抑郁倾向、虐待或忽视孩子和/或延迟孩子的认知发育或增加孩子的精神病理问题（Stumbo et al. 2015）。

产后抑郁的发生与妊娠期间和分娩后类固醇激素和糖皮质激素（人类为皮质醇，动物为皮质酮）水平的波动有关。接受慢性超温和应激（CUMS，图 6.19 中描述的程序）的小鼠表现出与人类怀孕相关的抑郁症状相似的症状。接受 CUMS 的怀孕雌性小鼠可以用作人类产后抑郁的模型，因为这些小鼠在强迫游泳和尾部悬挂试验中表现出长时间的不动，并且对蔗糖缺乏快感（Shang et al. 2016）。孕期暴露于 CUMS 的母鼠在产后表现出类似抑郁的行为。*Shati/Nat8l* mRNA 表达在母鼠的纹状体中增加，但在 NAc 和额叶皮质中未见增加（图 6.20）。有人对纹状体中 *Shati/Nat8l* 与 CUMS 引起

	上午 (11:30—12:30)	下午 (14:30—16:30)	晚上 (18:30—8:30)
周一	监禁	笼倾斜(30°)	污染的笼子
周二	笼倾斜	成对居住	照明过夜
周三	笼子倾斜	监禁	污染的笼子
周四	监禁	配对居住	笼子倾斜
周五	监禁	笼子倾斜	明/暗交互的周期
周末	明/暗交互的周期		

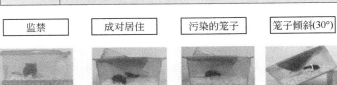

图 6.19　慢性超温和应激方案

慢性超温和应激（CUMS）方案包括 5 个超温和应激源：笼子倾斜（30°）、监禁在小盒子里（11cm×8cm×8cm）、成对居住、污染的笼子（在 1L 小纸球上加 50mL 水）过夜和过夜光照。从周五晚上到下周一，这些动物也被安排在明/暗颠倒的周期中。这一过程被安排在一周的时间内，并在从与雄性分离到分娩的整个过程中重复进行

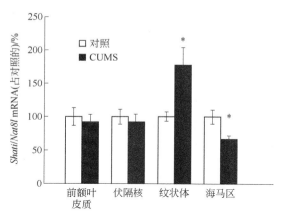

图 6.20　CUMS 小鼠 *Shati/Nat8l* mRNA 的表达

产后应激小鼠和对照组小鼠不同脑区 *Shati/Nat8l* mRNA 表达的变化（*$P < 0.05$，与每个脑区的对照组相比）

的产后类似抑郁的行为的关系进行了研究。特异性过表达 *Shati/Nat8l*，尤其在双侧纹状体中的母鼠对压力的敏感性增加，并加剧了诸如绝望行为等的抑郁样症状。

　　我们还在孕妇中进行了一项临床研究。分别于妊娠晚期、产后 5 天和 1 个月测定孕妇血清 Shati/Nat8l 浓度。根据她们在爱丁堡产后抑郁量表（EPDS）上的得分，这些妇女被分为两组：非抑郁组和抑郁组。在分娩前的时间点，抑郁组的血清 Shati/Nat8l 浓度高于非抑郁组（Nitta et al. 未发布的数据）。所以，妊娠晚期血清 Shati/Nat8l 水平可作为产后抑郁的预测指标，可以对孕产期妇女采取适当的预防和早期干预措施。我们还测量了这些妇女分娩后的血清 Shati/Nat8l 浓度，但没有观察到显著差异。

6.5　结论

　　Shati/Nat8l 和 NAA 在中枢神经系统中具有不同的功能。除了神经系统，Shati/Nat8l 在脂肪组织中也高表达，NAA 途径在脂肪细胞中也可以类似地作为乙酰辅酶 A 代谢机制（Pessentheiner et al. 2013）。脂肪分解的增加和 β 氧化的激活可以使乙酰辅酶 A 恢复到线粒体。脂质周转可以提高棕色脂肪细胞的氧化潜能，从而促进棕色脂肪细胞的成脂表型。然而，对 NAA

途径的调节起作用的生理刺激尚不清楚（Pessentheiner et al. 2013）。这些结果表明，Shati/Nat8l 也可能在诸如糖尿病等的生活方式疾病中具有影响。

由于它们广泛存在于人体内，Shati/Nat8l 和 NAA 有可能在不久的将来被用作多种疾病的治疗工具。

利益冲突　作者宣称不存在利益冲突。

经费支持　这项研究得到了给生物医学研究和基金会的吸烟研究基金会经费、下一代世界领先研究人员计划［Next Program LS047］、科学研究助学金（KAKENHI）（B）［JSPS KAKENHI 项目编号：JP15H04662］、来自日本科学促进会的具有挑战性的探索性研究补助金［JSPS KAKENHI 项目编号：JP15K15050；17 K19801］、日本医学研究与开发机构（AMED）颁发的对药品和医疗器械的监管科学研究资助［16mk0101076h0001］和 Kobayashi 国际基金会的经费支持。

致谢　我们感谢 Naomi Takino、Hitomi Miyauchi 和 Keiko Ayabe 在生产 AAV-Shati/Nat8l 载体方面提供的技术援助。

参考文献

Aoki Y, Abe O, Yahata N et al (2012) Absence of age-related prefrontal NAA change in adults with autism spectrum disorders. Transl Psychiatry 2: e178.https://doi.org/10.1038/tp.2012.108.

Ariyannur PS, Moffett JR, Manickam P et al (2010) Methamphetamine-induced neuronal protein NA T8L is the NAA biosynthetic enzyme: implications for specialized acetyl coenzyme A metabolism in the CNS. Brain Res 1335: 1-13. https://doi.org/10.1016/j.brainres.2010.04.008.

Becker I, Lodder J, Gieselmann V et al (2010) Molecular characterization of N-acetylaspartyl-glutamate synthetase. J Biol Chem 285: 29156-29164. https://doi.org/10.1074/jbc.M110.111765.

Berent-Spillson A, Robinson AM, Golovoy D et al (2004) Protection against glucose-induced neuronal death by NAAG and GCP II inhibition is regulated by mGluR3. J Neurochem 89: 90-99. https://doi.org/10.1111/j.1471-4159.2003.02321.x.

Burri R, Steffen C, Herschkowitz N (1991) N-acetyl-L-aspartate is a major source of acetyl groups for lipid synthesis during rat brain development. Dev Neurosci 13: 403-411. https://doi.org/10.1159/000112191.

Bzdega T, Turi T, Wroblewska B et al (1997) Molecular cloning of a peptidase against N-acetylaspartylglutamate from a rat hippocampal cDNA library. J Neurochem 69: 2270-2277. https://doi.org/10.1046/j.1471-4159.1997.69062270.x.

Conn PJ, Pin JP (1997) Pharmacology and functions of metabotropic glutamate receptors. Annu Rev Pharmacol Toxicol 37: 205-237. https://doi.org/10.1146/annurev.pharmtox.37.1.205.

Furukawa-Hibi Y, Nitta A, Fukumitsu H et al (2012) Absence of SHA TI/Nat8l reduces social interaction in mice. Neurosci Lett 526: 79-84. https://doi.org/10.1016/j.neulet.2012.08.028.

Guo Z, Liu X, Cao Y et al (2017) Common 1H-MRS characteristics in patients with Alzheimer's disease and vascular dementia diagnosed with kidney essence deficiency syndrome: a preliminary study. Altern Ther Health Med 23: 12-18. https://www.ncbi.nlm.nih.gov/pubmed/28236618.

Höpker VH, Saffrey MJ, Burnstock G (1996) Neurite outgrowth of striatal neurons in vitro: involvement of purines in the growth-promoting effect of myenteric plexus explants. Int J Dev Neurosci 14: 439-451. https://doi.org/10.1016/0736-5748 (96) 00020-2.

Huang W, Wang H, Kekuda R et al (2000) Transport of N-acetylaspartate by the Na (+)-dependent high-affinity dicarboxylate transporter NaDC3 and its relevance to the expression of the transporter in the brain. J Pharmacol Exp Ther 295: 392-403. http: //jpet.aspet-journals.org/content/295/1/392.long.

Madhavarao CN, Chinopoulos C, Chandrasekaran K et al (2003) Characterization of the N-acetylaspartate biosynthetic enzyme from rat brain. J Neurochem 86: 824-835. https://doi.org/10.1046/j.1471-4159.2003.01905.x.

Mazzoccoli C, Ruggieri V, Tataranni T et al (2016) N-acetylaspartate (NAA) induces neuronal differentiation of SH-SY5Y neuroblastoma cell line and sensitizes it to chemotherapeutic agents. Oncotarget 7: 26235-26246. https://doi.org/10.18632/oncotarget.8454.

Miyamoto Y, Ishikawa Y, Iegaki N et al (2014) Overexpression of Shati/Nat8l, an *N*-acetyltrans-ferase, in the nucleus accumbens attenuates the response to methamphetamine via activation of group II mGluRs in mice. Int J Neuropsychopharmacol 17: 1283-1294. https://doi.org/10.1017/S146114571400011X.

Miyamoto Y, Iegaki N, Fu K et al (2017) Striatal N-acetylaspartate synthetase Shati/Nat8l regulates depression-like behaviors via mGluR3-mediated serotonergic suppression in mice. Int J Neuropsychopharmacol. https://doi.org/10.1093/ijnp/pyx078.

Moffett JR, Ross C, Arun P et al (2007) N-Acetylaspartate in the CNS: from neurodiagnostics to neurobiology. Prog Neurobiol 81: 89-131. https://doi.org/10.1016/j.pneurobio.2006.12.003.

Murray ME, Przybelski SA, Lesnick TG et al (2014) Early Alzheimer's disease neuropathology detected by proton MR spectroscopy. J Neurosci 34: 16247-16255. https://doi.org/10.1523/JNEUROSCI.2027-14.2014.

Namboodiri AM, Peethambaran A, Mathew R et al (2006) Canavan disease and the role of N-acetylaspartate in myelin synthesis. Mol Cell Endocrinol 252: 216-223. https://doi.org/10.1016/j.mce.2006.03.016.

Neale JH, Bzdega T, Wroblewska B (2000) N-Acetylaspartylglutamate: the most abundant peptide neurotransmitter in the mammalian central nervous system. J Neurochem 75 (4): 43-752. https://doi.org/10.1046/j.1471-4159.2000.0750443.x.

Neale JH, Olszewski RT, Zuo D et al (2011) Advances in understanding the peptide neurotransmitter NAAG and appearance of a new member of the NAAG neuropeptide family.

J Neurochem 11: 490-498. https://doi.org/10.1111/j.1471-4159.2011.07338.x.

Nitta A, Katono Y, Itoh A et al (1994) Nicotine reverses scopolamine-induced impairment of performance in passive avoidance task in rats through its action on the dopaminergic neuronal system. Pharmacol Biochem Behav 49: 807-812. https://doi.org/10.1016/0091-3057 (94) 90227-5.

Niwa M, Nitta A, Mizoguchi H et al (2007) A novel molecule "shati" is involved in methamphetamine- induced hyperlocomotion, sensitization, and conditioned place preference. J Neurosci 27: 7604-7615. https://doi.org/10.1523/JNEUROSCI.1575-07.2007.

Niwa M, Nitta A, Cen X et al (2008) A novel molecule 'shati' increases dopamine uptake via the induction of tumor necrosis factor-alpha in pheochromocytoma-12 cells. J Neurochem 107: 1697-1708. https://doi.org/10.1111/j.1471-4159.2008.05738.x.

Pessentheiner AR, Pelzmann HJ, Walenta E et al (2013) NA T8L (N-acetyltransferase 8-like) accelerates lipid turnover and increases energy expenditure in brown adipocytes. J Biol Chem 288: 36040-36051. https://doi.org/10.1074/jbc.M113.491324.

Reynolds LM, Reynolds GP (2011) Differential regional N-acetylaspartate deficits in postmortem brain in schizophrenia, bipolar disorder and major depressive disorder. J Psychiatr Res 45: 54-59. https://doi.org/10.1016/j.jpsychires.2010.05.001.

Rogóż Z, Kamińska K, Pańczyszyn-Trzewik P et al (2017) Repeated co-treatment with antide-pressants and risperidone increases BDNF mRNA and protein levels in rats. Pharmacol Rep 69: 885-893. https://doi.org/10.1016/j.pharep.2017.02.022.

Shang X, Shang Y, Fu J et al (2016) Nicotine significantly improves chronic stress-induced impairments of cognition and synaptic plasticity in mice. Mol Neurobiol. https://doi.org/ 10.1007/s12035-016-0012-2.

Stumbo SP, Yarborough BJ, Paulson RI et al (2015) The impact of adverse child and adult experiences on recovery from serious mental illness. Psychiatr Rehabil J 38: 320-327. https://doi.org/10.1037/prj0000141.

Sumi K, Uno K, Matsumura S et al (2015) Induction of neuronal axon outgrowth by Shati/Nat8l by energy metabolism in mice cultured neurons. Neuroreport 26: 74074-74076. https://doi.org/10.1097/WNR.0000000000000416.

Toriumi K, Ikami M, Kondo M et al (2013) SHA TI/NA T8L regulates neurite outgrowth via microtubule stabilization. J Neurosci Res 91: 1525-1532. https://doi.org/10.1002/jnr.23273.

Wiame E, Tyteca D, Pierrot N et al (2009) Molecular identification of aspartate N-acetyltransferase and its mutation in hypoacetylaspartia. Biochem J 425: 127-136. https://doi.org/10.1042/ BJ20091024.

Zhang B, Ferman TJ, Boeve BF (2015) MRS in mild cognitive impairment: early differentiation of dementia with Lewy bodies and Alzheimer's disease. J Neuroimaging 25: 269-274. https://doi.org/10.1111/jon.12138.

Zhao G, Zhang C, Chen J et al (2016) Ratio of mBDNF to proBDNF for differential diagnosis of major depressive disorder and bipolar depression. Mol Neurobiol. https://doi.org/10.1007/ s12035-016-0098-6.

Zhong X, Shi H, Shen Z et al (2014) 1H-proton magnetic resonance spectroscopy differentiates

dementia with Lewy bodies from Alzheimer's disease. J Alzheimers Dis 40: 953-966.
https://doi.org/10.3233/JAD-131517.

第7章

烟碱型乙酰胆碱受体对脑血管疾病病理的调节作用

Hiroshi Katsuki[1]，Kosei Matsumoto[1]

1   H. Katsuki (✉), K. Matsumoto
Department of Chemico-Pharmacological Sciences, Graduate School of Pharmaceutical Sciences, Kumamoto University, Kumamoto, Japan
✉: hkatsuki@gpo.kumamoto-u.ac.jp

摘要：脑血管疾病包括缺血性脑卒中、脑出血和蛛网膜下腔出血是临床上主要关注的疾病，有效的治疗方法很少。越来越多的证据表明，作用于烟碱型乙酰胆碱受体（nAChRs）的药物可能根据其神经保护和抗炎作用对这些疾病提供治疗作用。例如，通过 nAChRs 在中枢神经系统中的胆碱能神经传递可能作为内源性神经保护系统发挥作用，防止与缺血性脑卒中相关的致病事件。另一方面，外源性烟碱或 nAChR 激动剂在缺血性脑卒中实验模型中的应用已被报道产生相互矛盾的结果（无论是保护性的还是有害的），这可能在很大程度上取决于不同的药物治疗团。关于脑出血，临床前发现表明，nAChR 激动剂治疗后对减轻脑组织损伤和神经结局有效。对于蛛网膜下腔出血的实验模型，nAChR 激动剂的有益作用也已被报道，这应该通过进一步的研究来证实。虽然吸烟被认为是中风发作的一个重要危险因素，但对中枢 nAChRs 进行特异性靶向治疗可能是治疗各种类型脑血管疾病的有效新策略。

关键词：烟碱；脑梗死；出血性脑卒中；神经保护；神经炎症；乙酰胆碱酯酶抑制剂

7.1 引言

乙酰胆碱（ACh）在生物医学研究中有悠久的历史，因为它是第一个被认定为一种化学神经递质的化合物。在外周，运动神经元从它们的神经末梢释放 ACh 来支配骨骼肌并通过刺激肌肉型烟碱型乙酰胆碱受体（nAChRs）传递信号，这些异五聚体由命名为 α1、β1、δ、ε 的亚基组成。这些交感神经细胞体和副交感节后神经元表达出由不同于肌肉烟碱型乙酰胆碱受体的亚单位构成的神经元型烟碱型乙酰胆碱受体，像 α3α5β4 和 α3α5β2β4。这些在自主神经节被表达的烟碱型乙酰胆碱受体接受从节前神经元输入的胆碱能。副交感神经系统的神经后神经元也利用乙酰胆碱作为一种神经传递素，并且各外周组织主要通过毒蕈碱性乙酰胆碱受体，从这些神经元中接受信息。

类胆碱能的神经传递素系统在大脑中同样存在，并且烟碱型乙酰胆碱受体和毒蕈碱性乙酰胆碱受体广泛分布在中枢神经系统中（Taly et al. 2009）。一个值得注意的特征是在中枢神经系统中关于烟碱型乙酰胆碱介导的信号传输除了在快速神经传递中的作用，它还能调节各种功能。也就是说，在烟碱型乙酰胆碱受体中枢神经元的刺激可给予细胞保护和生存促进效应，正如其他章节以及其他文献中所讨论的（Akaike et al. 2010；Mudo et al. 2007）。此外，烟碱型乙酰胆碱的刺激有可能在病理条件下，通过直接调节涉及炎症反应的细胞，例如驻留脑内的小胶质细胞和渗入的单核细胞/巨噬细胞来限制大脑炎症的发生（Shytle et al. 2004；Wang et al. 2003）。在中枢神经系统中表达的主要的烟碱型乙酰胆碱类型是由 α7 亚基构成的均五聚体和由 α4、β2 亚基构成的异源五聚体，尽管烟碱型乙酰胆碱受体包含其他种类的亚基比如 α3、α6、β3 和 β4，它们也以特定于大脑区域的方式被表达（Taly et al. 2009；Zoli et al. 2015）。亚基成分在外周 nAChRs（肌肉型或神经元型）和中心 nAChRs 的不同，或许有机会能使专门开发针对脑内烟碱型乙酰胆碱受体的药物成为可能，从而避免不利的外周活动。

中心烟碱型乙酰胆碱受体正备受瞩目去充当药物靶点的一个主要理由

是有效的药物疗法现在还没有找到，因为各种中枢神经系统失调与神经变性有关联。在这些疾病中，脑血管疾病是由为大脑供血的循环系统的中断引起的。本章总结了各种与 nAChRs 功能有关的临床前期和临床的表现、与脑血管疾病有关的调节病理事件，并讨论相关药物的潜能作为减轻这些疾病的新疗法。

7.2 中风疾病概述

中风（即脑卒中）一词代表了与脑血管功能紊乱有关的多种疾病，主要分为缺血性中风和出血性中风两大类。缺血性脑卒中的特点是阻断脑组织中的血流，并根据拦截的原因，进一步分为几种不同类型，包括动脉粥样硬化血栓性脑梗死、心源性栓塞和腔隙性脑卒中。在任何一种情况下，低灌注的后果都是大脑实质细胞缺乏氧气和葡萄糖的供应。由于神经元的能量需求几乎完全由葡萄糖的有氧代谢来满足，即使是短暂的缺血发作也可能导致严重和不可逆转的脑组织损伤，并伴有神经元丢失。在氧/葡萄糖供应几乎完全被废除的缺血核心区域，挽救细胞死亡的神经元是极其困难的。相反，在梗死周围或"半影"区域，氧/葡萄糖供应减少，但没有废除，神经细胞死亡至少部分显示了程序性细胞死亡的特征，从损伤开始起就有一定的延迟。因此，如果建立适当的治疗策略，缺血损伤后半影区神经保护是有可能的（Catanese et al. 2017）。然而，实际上，目前只有少数有效的脑组织保护药物可用于治疗缺血性脑卒中（表 7.1）。一种强有力的方法是通过清除血块来重建血流，为此目的，在缺血发作后 4.5h 内给予促进纤溶的组织纤溶酶原激活剂。除此以外，依达拉奉是日本唯一的药物选择，目的是通过其自由基清除作用来保护神经。

出血性脑卒中的主要类型是血液外渗到脑实质［脑出血（ICH）］或蛛网膜下腔［蛛网膜下腔出血（SAH）］，这两种情况都伴有预后不良。出血性脑卒中的病理特征与缺血性脑卒中有很大的不同。在 ICH 中，组织损伤主要是由破裂血管流出的血液流入脑实质。血液成分（特别是参与凝血级联的蛋白酶）的生物作用，以及血液质量的物理损伤（所谓的"质量效应"）

是 ICH 致病事件的主要贡献者（Qureshi et al. 2009）。目前，还没有确定的药物治疗在 ICH 发病后适用，并在神经保护方面有效（Katsuki 2010）。可以获得操纵血浆渗透压和抑制脑水肿形成的药物，如甘油和甘露醇，但它们仍然缺乏坚实的临床证据以证明它们应用于 ICH 病例是合理的（表 7.1）。SAH 的临床实践与 ICH 的情况相似，因为直接的神经保护药物疗法尚不可用。目前用于治疗 SAH 的代表性药物包括法舒地尔（Fasudil），它是一种 Rho 激酶抑制剂，可防止 SAH 后血管痉挛，以及奥扎格雷，它是一种血栓素 A_2 合酶的抑制剂，它可防止血小板聚集。

表 7.1　目前适用于缺血性脑卒中脑血管事件后的药物治疗

行为	药物名称	级别	时间窗
缺血性中风			
溶解血栓剂	组织纤溶酶原激活物	A	在 4.5h 内
	尿激酶	B	在 6h 内
抗凝血剂	阿加曲班	B	在 48h 内
	肝素	C1	在 48h 内
抗血小板	阿司匹林	A	在 48h 内
	奥扎格雷	B	在 5 天内
游离基清除剂	依达拉奉	B	在 24h 内
水肿调节器	甘油或甘露醇	C1	
脑内出血（ICH）			
抗高血压	钙阻滞剂和其他药物	B 或者 C1	
水肿调节器	甘油或甘露醇	C1	
抗纤溶	凝血酸	C1	
毛细管稳定器	卡巴克洛	C1	
蛛网膜下腔出血（SAH）			
抗痉挛	法舒地尔	A	
抗血小板	奥扎格雷	A	
水肿调节器	甘油或甘露醇	C1	
抗高血压	钙阻滞剂和其他药物	C1	

注：根据日本中风协会发布的《2015 年日本中风管理指南》：A 级，强烈推荐；B 级，推荐；C1 级，可以考虑，但科学证据不足。

总的来说，虽然脑血管疾病，如缺血性脑卒中、ICH 和 SAH 是现代世界临床关注的主要问题之一，但有效的药物治疗策略在很大程度上远远没有建立起来。考虑这些情况，下面的章节总结了从各种研究中获得的发现，以解决 nAChRs 作为治疗这些疾病的药物靶点的可能性。

7.3 缺血性中风和 nAChRs

7.3.1 内源性胆碱能系统调节缺血损伤的作用

7.3.1.1 nAChR 拮抗剂和变构调节剂的影响

一项针对新生大鼠 nAChR 拮抗剂作用的研究表明，内源性 ACh 可能参与了缺血性脑损伤的致病调节。对 7 日龄永久性闭塞左颈总动脉的大鼠，在缺氧诱导 1h 前皮下注射亚型非选择性 nAChR 拮抗剂美加明（mecamylamine）或特异性 α7 nAChR 的拮抗剂甲基牛扁亭可加重海马神经损伤。美加明还加重了大脑皮层的神经损伤（Furukawa et al. 2013）。另一方面，从诱导 45min 短暂性全脑缺血后 24h 开始每日给予美加明治疗，对年轻成年小鼠海马中 CA1 神经元死亡数量和 caspase-3 活性等细胞死亡相关事件的程度没有明显影响（Ray et al. 2014）。

PNU-120596 是 α7 nAChRs 的正变构调节剂。该药物本身不激活 nAChRs，但可抑制脱敏，并通过矫形受体激动剂增强 α7 nAChRs 的活化。此外，乙酰胆碱降解产物胆碱在正变构调节剂存在的情况下可能在 nAChRs 上产生激动活性。事实上，Kalappa 等（2013）表明，胆碱在 PNU-120596 存在下，在体外延迟氧/葡萄糖剥夺诱导的海马 CA1 神经元损伤，而 PNU-120596 单独在这些实验环境中没有胆碱的情况下是无效的。胆碱和 PNU-120596 的联合神经保护作用被 α7 nAChR 的拮抗剂甲基牛扁亭所废除。PNU-120596 的神经保护潜能在大鼠 90min 短暂局灶性缺血中也得到了证实，在 3h 前或 30min 后，药物治疗显著降低了梗死体积（Kalappa et al. 2013）。同一组的一项对比研究报道，静脉注射 PNU-120596 的有效时间窗在诱导大脑中动脉闭塞后延长到 6 h（MCAO；Sun et al.

2013）。这些结果表明，胆碱能神经传递在缺血性脑损伤中具有内源性神经保护系统的功能。

7.3.1.2　乙酰胆碱酯酶抑制剂的作用

乙酰胆碱酯酶（AChE）对突触间隙 ACh 的浓度有严格的调节作用，因为这种水解酶能迅速降解神经末梢释放的 ACh。因此，应用 AChE 抑制剂是一种常规的增强胆碱能神经传递的方法。几项研究已经探讨了 AChE 抑制剂在缺血性脑卒中啮齿动物模型中的作用。最早的例子是对多奈哌齐的研究，多奈哌齐是一种中枢作用可逆的 AChE 抑制剂，用于改善阿尔茨海默病的认知缺陷。口服多奈哌齐（12mg/kg）可显著降低大鼠梗死体积。多奈哌齐的保护作用被美加明所破坏，提示其参与了 nAChR 的激活（Fujiki et al. 2005）。

另一种 AChE 抑制剂加兰他敏也被报道具有神经保护作用，第一次给药是在蒙古沙鼠颈总动脉闭塞引起短暂性全脑缺血前 24h 或后 3h。这些作用包括增加存活的神经元、减少终端原位 dUTP 缺口末端标记（TUNEL）阳性细胞/ caspase-3 阳性细胞海马 CA1 区、改善空间记忆的赤字。这些作用通过同时使用甲酰胺治疗而减弱（Lorrip et al. 2007）。随后，对大鼠海马切片进行了氧/葡萄糖剥夺后再加氧的检查，结果表明，酪氨酸激酶 Janus 激酶 2（Jak2）通过抑制 NF-κB 的激活和诱导诱导型一氧化氮合酶（iNOS）表达（Egea et al. 2012）介导了加兰他敏的保护作用。类似的实验条件下，在小鼠海马切片中，用 10~100μmol/L 烟碱预处理 30min，通过激活 α7 nAChRs（Egea et al. 2007）降低了氧/葡萄糖剥夺诱导的细胞损伤的程度。

Wang 等（2008）报道了另一种乙酰胆碱酯酶抑制剂石杉碱甲在短暂局灶性脑缺血大鼠模型中的作用。当在发病时或短暂的 MCAO 后 6h 给予石杉碱甲时，可恢复局部脑血流，减少梗死面积，降低神经功能缺损评分。与加兰他敏相似，石杉碱甲抑制 NF-κB 激活，降低 TNF-α、IL-1β、iNOS 和 COX-2 等促炎因子的表达。此外，美加明还消除了石杉碱甲对胶质细胞活化的抑制作用，部分逆转了石杉碱甲对梗死面积的缩小。

总之，从三种不同类型的 AChE 抑制剂的检查中得到的这些结果与内源性 ACh 通过激活 nAChRs 提供对缺血和缺血再灌注损伤的神经保护作用的观点是一致的（图 7.1）。

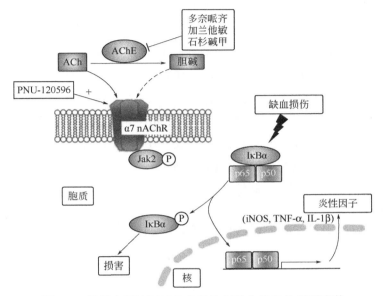

图 7.1 增强内源性胆碱能信号抑制缺血引起的病理事件

内源性乙酰胆碱（ACh）刺激烟碱型乙酰胆碱受体（nAChR）可以通过乙酰胆碱酯酶（AChE）抑制剂（如多奈哌齐）促进细胞外 ACh 的积累，也可以通过积极的变构调节剂（PAMs）（如 PNU-120596）来增强 ACh 对 nAChRs 的亲和力和/或疗效。PAMs 还可以使胆碱在 nAChRs 上发挥激动剂作用。这些药物刺激 nAChRs，特别是 α7 亚型，导致酪氨酸激酶 Janus 激酶 2（Jak2）的磷酸化/激活。虽然尚未确定详细的机制，活化的 Jak2 可能抑制 κB（IκB）α 抑制剂的磷酸化，防止缺血诱导的核因子 κB 的募集（NF-κB；如亚基 p65 和 p50 所示），从而抑制 NF-κB 依赖的促炎因子的表达（见 7.3.1.1 节和 7.3.1.2 节）

7.3.1.3 胆碱能神经元活性的影响

众所周知，迷走神经刺激可产生多种治疗效果，在大鼠缺血/再灌注损伤的情况下，短暂的迷走神经刺激可改善神经功能缺损并减少梗死体积（Sun et al. 2012）。Jiang 等（2014）探讨迷走神经刺激的神经保护作用机制。他们证实，短暂性局灶性缺血后 30min 给予迷走神经刺激可改善神经功能缺损，并在再灌注后 24h 减少梗死体积。此外，他们还发现迷走神经刺激可显著阻止梗死周围区域 TNF-α、IL-1β 和 IL-6 等细胞因子水平的升高。值得注意的是，迷走神经刺激可防止缺血/再灌注引起的半

影区小胶质细胞 α7 nAChR 表达的丢失，并逆转缺血引起的磷酸化 Akt 水平的下降。虽然证据多数是间接的，但这些结果表明胆碱能神经传递途径参与了迷走神经刺激的神经保护作用。

至于小胶质细胞 nAChRs，正电子发射断层扫描成像研究中的另一项研究发现涉及 α4β2 nAChRs 在脑缺血病理中的作用。

也就是说，在大鼠脑中检测到 α4β2 nAChR 与 2[^{18}F]-氟-A85380 和 [^{11}C]PK11195 的结合表现出瞬间增加，在 MCAO 后 7 天达到峰值（Martin et al. 2015）。免疫组织化学检查证实 α4β2 nAChRs 在小胶质细胞/巨噬细胞和星形胶质细胞中的表达增加。虽然这些变化在 α4β2 nAChRs 表达中的功能意义尚不清楚，但这种 nAChR 亚型除了 α7 nAChRs 外，还可能作为调节缺血性脑损伤中致病事件的靶点，特别是那些涉及炎症反应的疾病。

7.3.2 nAChR 激动剂对缺血性损伤的影响

7.3.2.1 阳性结果

如上一节所讨论的（见 7.3.1 节），刺激 nAChRs 似乎对缺血再灌注损伤提供神经保护作用。事实上，许多证据表明，烟碱和其他具有直接激动剂活性的化合物对于 nAChRs 可以对缺血性脑卒中的实验模型提供有益的影响（表 7.2）。Kagitani 等（2000）报道了静脉注射烟碱对大鼠间歇性短暂缺血模型的影响。当永久性结扎双侧椎动脉的大鼠接受双侧颈动脉的短暂和间歇性闭塞（2～3 次，间隔 2min）时，海马内的血流量显著而可逆地减少，并诱导海马 CA1 神经元延迟死亡。在闭塞前 5min 给药烟碱（30～100μg/kg），在闭塞过程中明显改善海马血流量，增加存活的 CA1 神经元的数量。Kagitani 等假设烟碱在这些条件下的神经保护作用可归因于 nAChR 刺激引起的血管舒张反应，从而导致海马区域血流量增加。另一方面，烟碱在缺血发作期间可能对神经元细胞产生直接的保护作用。例如，在大鼠原代皮层培养中，4h 缺氧诱导神经元细胞死亡，具有凋亡的特征。烟碱（10～100μmol/L）在缺氧过程中的应用可能通过激活 α7 nAChRs 和 α4β2 nAChRs 来防止细胞死亡，因为甲基牛扁亭（α7 nAChR 拮抗剂）和二氢-β-刺桐定（α4β2 nAChR 拮抗剂）阻断了烟碱的作用（Hejmadi et al. 2003）。

表 7.2　研究报道烟碱和 nAChR 激动剂在缺血实验模型中的有益作用

药物治疗情况	参考文献
烟碱（30～100μg/kg，i.v.）在大鼠短暂缺血前 5min	Kagitani 等（2000）
烟碱（0.3～1.5mg/kg，i.p.）在短暂缺血前 30min 对蒙古沙鼠的影响	Nanri 等（1998b）
烟碱酒石酸盐（1.2mg/kg，i.p.）在大鼠短暂缺血前 2h	Chen 等（2013）
烟碱（0.5mg/kg，i.p.）在短暂缺血后 2h、6h 或 12h，每天给药 3 次，连续 7 天	Guan 等（2015）
烟碱酒石酸盐（0.3mg/kg，s.c.），每日 2 次，持续 12 天，从中心的血供应阻断后 2 天开始	Gonzalez 等（2006）
实验前 30min 服用 GTS-21（1～5mg/kg，i.p.）或 GTS-21（10mg/kg，p.o.）2 次，连续服用 2 周	Nanri 等（1998b）
GTS-21（1～10mg/kg，p.o.）在永久性缺血前 24h 和 30min 对蒙古沙鼠进行试验	Nanri 等（1998a）
PNU-282987（10mg/kg，i.p.）在小鼠血栓性脑卒中后 60min	Parada 等（2013）
PHA-568487（剂量未描述，i.p.）在小鼠永久性缺血后立即和 24h	Han 等（2014b）
PHA-568487（0.8mg/kg，i.p.）在小鼠永久性缺血后 1 天和 2 天	Han 等（2014a）

注：每项研究结果的细节见正文 7.3.2.1 节。i.p.表示腹腔注射，i.v.表示静脉注射，p.o.表示口服，s.c.表示皮下注射。

GTS-21 是一种合成的 nAChR 激动剂，对 α7 nAChRs 的亲和力比烟碱高 4 倍。在蒙古沙鼠缺血再灌注模型上测定 GTS-21 和烟碱的作用。当药物在前脑缺血前 30min 腹腔注射时，GTS-21（1~5mg/kg）和烟碱（0.3~1.5mg/kg）均改善了海马 CA1 区动物被动回避和减轻细胞死亡的性能。GTS-21（10mg/kg）在缺血前 2 周每天口服两次也有效（Nanri et al. 1998b）。此外，同一组还检查了 GTS-21 对双侧颈总动脉永久闭塞大鼠的影响（Nanri et al. 1998a）。在本研究中，GTS-21（1mg/kg 或 10mg/kg）在诱导缺血前 24h 和 30min 口服，然后每天一次，持续 2 个月。GTS-21 可显著阻止缺血引起的大脑皮层和白质组织病理学改变，并通过放射状迷宫学习表现来改善大鼠的认知功能。

Chen 等（2013）的一项研究提出了内源性大麻素系统可能参与烟碱的神经保护作用。腹腔注射烟碱酒石酸盐（1.2mg/kg）可瞬间提高大鼠内源性大麻素-2-花生四烯酰甘油和大麻酰胺的组织含量，并在给药后 2h 达到峰值。烟碱还能提高大麻素 CB1 受体的蛋白表达水平。此外，2h 用烟碱预处理可减少 120min MCAO 诱导的梗死体积和神经功能缺损，并且这些作用被 CB1 受体拮抗剂 AM251 显著逆转。

　　所有这些发现都是通过烟碱或 nAChR 激动剂的预处理获得的。然而，药物的预处理方案对于对抗中风疾病并不是很有用，因为在几乎所有的临床情况下，药物治疗只有在急性中风发作后的某些延迟之后才能获得。基于这些担忧，一些研究检验了 nAChR 激动剂治疗缺血性损伤的效果，并报道了积极的结果。Guan 等（2015）的一项研究表明，四支血管闭塞诱导大鼠短暂性前脑缺血。烟碱（0.5mg/kg）在诱导缺血 15min 后，分别于 2h、6h 和 12h 腹腔注射，每天三次，持续 7 天。在这些条件下，烟碱显著增加了海马中存活的 CA1 神经元的数量。同时，烟碱可减少小胶质细胞的数量，防止缺血诱导的海马 CA1 区 TNF-α 和 IL-1β 的 mRNA 上调。此外，烟碱还能抑制原代培养的小胶质细胞的增殖，这种作用被 α7 nAChR 拮抗剂 α-金环蛇毒素所阻断。这些结果表明，小胶质细胞增殖和激活的衰减有助于烟碱治疗的神经保护作用。

　　小胶质细胞调节在 α7 nAChR 激动剂的治疗作用也已在小鼠光热缺血模型中得到证实（Parada et al. 2013）。也就是说，在使用罗丹明诱导血栓性脑卒中 60min 后腹腔注射 PNU-282987（10mg/kg）可减少皮质梗死体积，减少神经功能缺损。值得注意的是，PNU-282987 的保护作用是通过与血红素加氧酶（HO）抑制剂联合治疗或通过缺失 HO-1 基因来消除的。在海马切片培养制备中，PNU-282987 诱导 HO-1 表达，防止细胞死亡，减少氧/葡萄糖剥夺和复氧引起的活性氧和 TNF-α 的产生。通过应用 HO 抑制剂或从切片中耗尽小胶质细胞消除 PNU-282987 在切片培养中的保护作用。这些结果提出 HO-1 作为小胶质细胞 α7 nAChR 刺激的神经保护和抗炎作用的关键介质（图 7.2）。

　　使用另一种 α7 nAChR 激动剂 PHA-568487，Han 等（2014b）研究了小胶质细胞/巨噬细胞表型的作用。小鼠用 PHA-568487 立即处理和永久性 MCAO 后 24h 处理，治疗显著减少梗死体积，部分改善行为表现。与盐水处理小鼠相比，PHA-568487 处理的小鼠梗死区周围含有更少的促炎小胶质细胞/巨噬细胞（即"M1"表型 CD11b[+]Iba-1[+]）和更多的抗炎小胶质细胞/巨噬细胞（即"M2"表型 CD206[+]Iba-1[+]）（Han et al. 2014b）。在永久性 MCAO 后 1 天开始给药 PHA-568487（0.8mg/kg）时，发现了其具有对神经元存活的类似保护作用和对小胶质细胞/巨噬细胞表型的调节作用（Han et al. 2014a）。这些结果表明，小胶质细胞/巨噬细胞表型的调节是 α7 nAChR 激动剂对缺血性损伤的神经保护作用的基础。

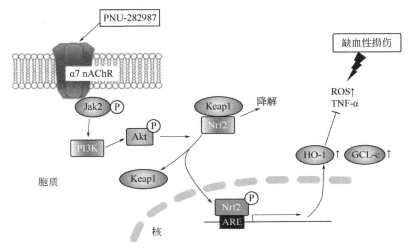

图 7.2　特异性 α7 nAChR 激动剂可通过血红素加氧酶-1（HO-1）在缺血损伤后的大脑中的表达发挥抗炎作用

根据 Parada 等的说法（2010、2013），应用 α7 nAChR 激动剂如 PNU-282987 可激活小胶质细胞/巨噬细胞中的 Jak2，从而激活 PI3-激酶（PI3K）/Akt 通路。通过 Akt 的作用，一种转录因子 Nrf2 从 Keap1 中释放出来，逃避降解，并与编码第二阶段解毒酶（如 HO-1）和谷氨酸半胱氨酸连接酶（GCL-c）催化亚基的基因启动子区的抗氧化反应元件（ARE）结合。这些信号通路诱导的 HO-1 在抑制缺血相关的促炎反应中起着至关重要的作用，如产生活性氧（ROS）和肿瘤坏死因子 α（TNF-α）

　　已有报道表明在运动皮层单侧血管离断术制备的大鼠局灶缺血模型中重复给药（每天两次，持续 12 天），低剂量烟碱（0.3mg/kg 作为烟碱酒石酸盐）具有一定效果。这些发现值得注意的是，在缺血手术后 48h 开始治疗可有效地促进运动性能的恢复。有趣的是，烟碱治疗增加了扣带回皮层 V 层锥体神经元树突的形态复杂性，无论是在对照组大鼠还是缺血诱导大鼠中（Gonzalez et al. 2006）。因此，烟碱诱导的皮层神经元树突状生长的增强可能促进运动功能的恢复。

7.3.2.2　阴性结果

　　在几种实验条件下，烟碱已被报道不会产生任何影响，甚至会恶化缺血事件的结果。例如，Lim 等（2009）研究了烟碱对大鼠运动皮层前肢区血管离断术后康复的影响。口服烟碱（0.3mg/kg，每日两次，从中风诱导前 1 周开始，为期 3 周）不能改善运动功能恢复。

应该指出，几乎所有报道烟碱对缺血性脑损伤有害影响的研究都旨在揭示吸烟对脑血管疾病的潜在不良影响，因此这些研究通常采用长期和/或连续的烟碱预处理方案（表 7.3）。Wang 等（1997）早期研究了烟碱 [4.5mg/(kg·d)] 在大鼠缺血损伤诱导前，通过渗透小泵皮下注射 14 天的效果。烟碱可降低短暂性 MCAO 后再灌注时半影区的血流量，加重神经功能缺损，增加损伤和水肿体积。有趣的是，烟碱处理的大鼠在脑毛细血管中表现出组织纤溶酶原激活物的耗竭，这可能与再灌注后血流恢复不良和脑组织损伤的加重有关。在最近的一项研究中，验证了在 2h 短暂 MCAO 之前用烟碱连续治疗 4 周 [2mg/(kg·d)或 4mg/(kg·d)，通过渗透泵皮下注射] 的效果（Li et al. 2016）。两种剂量的烟碱都会显著增加梗死面积，虽然神经功能缺损通过治疗似乎得到改善。作者将烟碱引起的病理变化的加重归因于氧化应激的增强，因为烟碱处理的大鼠大脑皮层和大脑动脉与对照组相比，Mn 超氧化物歧化酶和线粒体解偶联蛋白-2 的表达水平降低。

表 7.3　在缺血实验模型中报告烟碱有害影响的研究

药物治疗情况	参考文献
烟碱 [4.5mg/(kg·d)，s.c.] 连续输注 14 天后，大鼠出现短暂缺血	Wang 等（1997）
烟碱 [2mg/(kg·d)和 4mg/(kg·d)，s.c.] 连续输注 4 周后，大鼠出现短暂缺血	Li 等（2016）
烟碱 [2mg/(kg·d)，s.c.] 连续输注 14 天，小鼠出现短暂缺血	Bradford 等（2011）
烟碱（187.5μg/kg、562.5μg/kg 或 1125μg/kg，i.p.）在小鼠永久性缺血前 1h、3h 或 6h	Paulson 等（2010）
烟碱 [4.5mg/(kg·d)，s.c.] 持续输注 1 周或 3 周后小鼠永久性缺血	Paulson 等（2010）
烟碱（1mg/kg，i.p.）每日注射持续 15 天，致雌性大鼠短暂缺血	Raval 等（2009）
烟碱 [4.5mg/(kg·d)，s.c.] 连续输注 16 天后，雌性大鼠出现短暂缺血	Raval 等（2011）
烟碱 [4μg/(kg·min)，s.c.针对于母鼠] 从妊娠第 4 天到出生前第 10 天连续输注	Li 等（2012）

注：参见 7.3.3.2 在正文中每个研究的发现。i.p.即腹腔注射，s.c.即皮下注射。

Bradford 等（2011）研究了慢性烟碱治疗的效果，特别是炎症反应。在他们的研究中，14 天的烟碱预处理 [0.5～2mg/(kg·d)，渗透泵皮下注射]剂量依赖性地增加 MCAO 30min 后 3 天的梗死体积和脑水含量。此外，以 2mg/(kg·d)给药的烟碱使神经系统结果恶化，降低了小鼠的存活率。他们还证明，14 天的烟碱给药[2mg/(kg·d)]，无论是单独或联合缺血/再灌注损伤，均可显著增加脑组织和离体脑微血管中各种细胞因子（包括 TNF-α 和 IL-1β）和趋化因子（包括 CCL2 和 CXCL5）的表达。与这些观察一致，缺血/再灌注诱导的中性粒细胞和单核细胞浸润通过 14 天的烟碱预处理而增强。

在一项关于小鼠永久性 MCAO 的研究中，皮下注射 4.5mg/(kg·d)，持续 3 周，已被证明会加重脑水肿（Paulson et al. 2010）。当烟碱在 MCAO 前 1h 腹腔注射时，脑水肿也会加重。虽然烟碱在这些实验环境中的确切作用机制尚未清楚，该效应可能与烟碱诱导的血脑屏障中 Na^+、K^+、$2Cl^-$ 共转运体功能的改变有关（Paulson et al. 2006）。

通过对去卵巢大鼠的研究，提出了烟碱与雌激素作用的潜在相互作用。持续 15 日每日腹腔注射 1mg/kg 烟碱给月经周期正常的雌性大鼠，10min 结扎颈动脉后 7 天加速海马 CA1 区神经元丢失。此外，卵巢切除本身加剧了缺血引起的 CA1 神经元的丢失，并阻断了重复烟碱治疗的效果（Raval et al. 2009）。这些结果提示内源性雌激素的神经保护作用被烟碱所抵消。事实上，口服避孕药降低了血浆 17β-雌二醇水平，加剧了缺血引起的海马 CA1 神经元丢失，协同作用于 16 天的烟碱治疗。烟碱消除 17β-雌二醇对氧/葡萄糖剥夺所致损伤的神经保护作用，以及烟碱对雌激素受体介导的 cAMP 反应元件结合蛋白的抑制作用，也在大鼠海马切片培养中得到证实（Raval et al. 2011）。

最后，新生雄性大鼠在围生期（从妊娠第 4 天到出生后第 10 天）持续暴露于烟碱，缺氧缺血性损伤后梗死面积大于对照组。病理增强可能是由于血管紧张素 II AT$_2$ 受体表达减少导致的血管紧张素 II 信号通路的改变所造成的（Li et al. 2012）。

综上所述，长期持续接触烟碱可能会通过改变大脑中各种细胞保护蛋白、促炎因子、转运蛋白和受体的表达和功能而加重缺血性脑卒中的后果（图 7.3）。

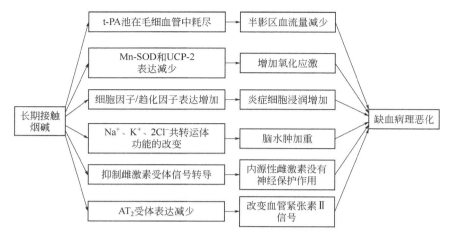

图 7.3　烟碱可能对缺血相关病理事件产生有害影响

用烟碱持续输注长期预处理一般会加重实验性动物缺血性相关疾病的病理。多种机制被假定在这些有害后果中发挥重要作用，如本文所总结的（见 7.3.2.2 详细说明。SOD 为超氧化物歧化酶，t-PA 为组织纤溶酶原激活剂，UCP-2 为解偶联蛋白-2）

7.4　出血性中风和 nAChRs

7.4.1　nAChRs 激动剂对脑出血（ICH）的影响

脑出血是由脑实质内血管破裂和破裂血管出血引起的。脑出血后脑组织损伤的机制包括与缺血性脑损伤相关的几个不同的特征。脑出血的一个显著特征是血液成分可能对大脑中的神经元和胶质细胞发挥特定的生物学作用，并可能引起其他重大疾病。凝血酶是一种丝氨酸蛋白酶，通常在凝血级联中发挥作用，这是一个显著的例子，因为它能刺激蛋白酶激活受体（PARs）的几个成员，这些受体在各种细胞类型中表达，包括神经元、星形胶质细胞和小胶质细胞。事实上，几条证据表明凝血酶可能有助于实验性 ICH 模型的发病机制。例如，凝血酶抑制剂阿加曲班可减少大鼠脑出血相关的水肿和炎症（Kitaoka et al. 2002；Nagatsuna et al. 2005）。

为了促进对 ICH 致病机制的研究和对治疗药物的探索，研究者开发了一种 ICH 的体外神经变性模型，使用有机脑片培养（Fujimoto et al. 2006）。从新生大鼠体内制备了含有大脑皮层和纹状体的冠状切片，培养9～11 天后，用凝血酶处理。凝血酶可诱导大脑皮层延迟神经元细胞死亡、组织收缩伴纹状体细胞死亡。各种药物干预的结果揭示了大脑皮层和纹状体细胞和组织损伤的机制。关于纹状体组织损伤，刺激 PAR-1 和招募丝裂原活化激酶（MAPK）家族起着至关重要的作用。此外，凝血酶诱导的纹状体组织损伤在凝血酶治疗前被组织小胶质细胞缺失所消除。重要的是，在胶原酶注射诱导的纹状体 ICH 大鼠模型中，小胶质细胞 MAPK激活在组织损伤中的潜在参与得到了证实（Ohnishi et al. 2007）。这证实了切片培养实验作为 ICH 发病机制模型的有效性。

然后，研究者研究了烟碱对皮质纹状体切片培养中凝血酶神经毒性的影响（Ohnishi et al. 2009）。这组实验中准备了皮质纹状体切片，在含血清培养基中培养 11 天，在无血清培养基中维持 1 天，然后在无血清培养基中用 100U/mL 凝血酶处理 3 天。当应用于切片培养 15 天时，烟碱（3～30μmol/L）可减轻凝血酶诱导的纹状体组织收缩，防止凝血酶诱导的大脑皮层神经元丢失。凝血酶诱导的皮层小胶质细胞数量的增加也被烟碱以浓度依赖性的方式减弱。烟碱的细胞保护作用和抗炎作用在很大程度上被美加明（非选择性 nAChR 拮抗剂）、甲基牛扁亭（α7 nAChR 拮抗剂）和二氢-β-刺桐定（α4β2 nAChR 拮抗剂）所消除，提示两种主要中枢 nAChR亚型均有参与。

利用这些体外证据，我们在体内进行了研究，以解决烟碱在注射胶原酶（破坏血管基底膜）到纹状体制备的 ICH 小鼠模型中的作用。根据切片培养制剂的研究结果，我们初步研究了烟碱的长期预处理效果（1mg/kg，每天腹腔内给药注射一次，为期 1 周），并获得了烟碱对 ICH 诱导后 3 天评估的血肿内纹状体神经元的细胞保护作用（我们未发表的观察）。

然而，长期预处理方案对于 ICH 药物治疗在临床实践中是不现实的，因此我们接下来检查烟碱在治疗后方案中的作用。胶原酶注入纹状体诱导 ICH，烟碱酒石酸脱水（1mg/kg 和 2mg/kg 作为烟碱游离碱）在 ICH诱导后 3h 首次腹腔注射。烟碱治疗共重复三次，间隔 24h。在这些条件下，烟碱（2mg/kg）部分但显著地减少了 ICH 后 3 天血肿中心区域纹状体神经元的数量。烟碱治疗也抑制了 ICH 诱导的可能代表凋亡细胞死亡的 TUNEL 阳性细胞的增加。有趣的是，烟碱降低了促凋亡蛋白 Bax 在纹状体中的表达，从而提高了抗凋亡蛋白 Bcl-2 的相对表达水平。因此，凋亡细胞死亡事件的抵消可能是烟碱在 ICH 中的神经保护作用的基础（图 7.4）。在血肿周围区域，病理特征是活化的小胶质细胞/巨噬细胞的积累和氧化应激的增加（如硝基酪氨酸免疫反应所揭示的），这两种情况都被烟碱治疗显著减弱。此外，2mg/kg 的烟碱减轻了 ICH 后观察到的神经功能缺陷（Hijioka et al. 2011）。当 α7 nAChR 激动剂 PNU-282987（3mg/kg 和 10mg/kg）在与烟碱相同的治疗方案中进行测试时，该药物表现出神经保护和抗炎作用，而 α4β2 nAChR 激动剂 RJR-2403 则没有明显的治疗效果（Hijioka et al. 2012）。这些结果表明 α7 nAChR 是影响烟碱在 ICH 中治疗作用的主要 nAChR 亚型。

　　与我们的发现一致，Krafft 等（2012）报道了 PNU-282987（12mg/kg）和另一种 α7 nAChR 激动剂 PHA-543613（4mg/kg 或 12mg/kg）在基于自体血液注入纹状体的 ICH 小鼠模型中的治疗效果。在他们的研究中，激动剂在 ICH 手术后 1h 腹腔注射。这些药物治疗改善了行为结果，并防止了术后 24h 脑水肿的形成。磷脂酰肌醇 3-激酶（PI3K）抑制剂渥曼青霉素抵消了 PHA-543613 的作用。此外，PHA-543613 增加了磷酸化 Akt 的水平，并阻止 ICH 诱导的糖原合成酶激酶 GSK-3β 和 caspase-3 的激活，这也被渥曼青霉素抵消。这些结果表明，α7 nAChR 刺激的治疗作用是通过 PI3K/Akt 通路介导的，导致 GSK-3β 失活，从而预防细胞凋亡事件。Krafft 等的同一组的后续研究表明，PHA-543613 诱导的 GSK-3β 失活导致 β-连环蛋白和紧密连接蛋白如 claudin3 和 claudin-5 的稳定，这可能与维持血脑屏障完整性和药物抑制水肿形成有关（图 7.4）。最近的一项研究探讨了 Jak 信号转导和转录激活因子（STAT）信号通路在 α7 nAChR 刺激中的作用（Krafft et al. 2017）。也就是说，α7 nAChR 激动剂 PHA-543613 通过自体血液输注增强 ICH 小鼠模型中 Jak2 和 STAT3 的磷酸化/激活，Jak2 抑制剂 AG490 逆转了 PHA-543613 在胶原酶注射的 ICH 大鼠模型中的脑组织保存作用。

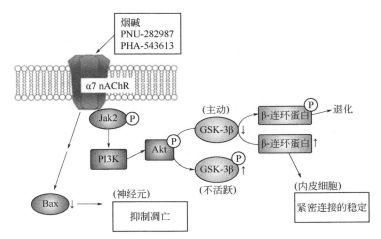

图 7.4　在不同类型的细胞中表达的 nAChR 可能有助于 nAChR 激动剂
对脑出血相关脑组织损伤的治疗作用

烟碱在神经元中刺激 nAChRs（可能是 α7 nAChRs），导致促凋亡蛋白 Bax 的表达减少，从而抑制 ICH 诱导
的凋亡神经元细胞死亡（Hijioka et al. 2011，2012）。另一方面，特异性 α7 nAChR 激动剂如 PNU-282987 和
PHA-543613 可能刺激内皮细胞中 α7 nAChRs，并招募 Jak2/PI3K/Akt 通路，如图 7.2 所示。激活 Akt 磷酸化
和失活糖原合成酶激酶-β（GSK-3β），从而防止磷酸化和降解 β-连环蛋白——一个紧密连接的组成部分。紧
密连接的稳定可能与出血性损伤后维持血脑屏障的完整性有关（Krafft et al. 2013）

　　在临床前 ICH 研究中，脑区的主要焦点是纹状体（尾状壳核），因为壳核是人类高血压相关 ICH 最易受影响的脑区之一，也因为这个区域相对容易通过实验动物的外科手术进入。另一方面，发生在大脑皮层的非高血压相关脑出血（皮质出血或叶出血）的相对发生率近年来不断增加，但皮质出血的治疗方法研究较少。我们讨论了烟碱是否能对小鼠皮层出血提供治疗作用（Anan et al. 2017）。胶原酶注入顶叶皮层引起出血，导致小鼠运动障碍。每日腹腔注射烟碱（1mg/kg 或 2mg/kg），首次注射在 ICH 诱导后 3h，显著改善运动性能。脑出血后 3 天脑切片的组织化学检查表明，烟碱（2mg/kg）显著增加了血肿内存活神经元的数量，减少了血肿周围区域活化的小胶质细胞/巨噬细胞的数量。值得注意的是，烟碱对皮层出血的神经保护作用在 α7 nAChRs（甲基牛扁亭）和 α4β2 nAChRs（二氢-β-刺桐定）被拮抗剂阻断。因此，烟碱在皮层出血中的神经保护作用可能是由这两种受体亚型介导的，与硬膜外出血的情况不同，α7 nAChR 在 ICH 中起主导作用。

7.4.2 nAChR 激动剂对蛛网膜下腔出血（SAH）的影响

SAH 是与 ICH 不同的出血性脑卒中的主要类型之一。SAH 的特点是向蛛网膜下腔外渗，主要是颅内动脉瘤破裂所致。目前，只有一项实验研究涉及 nAChR 激动剂对 SAH 结果的影响。Duris 等（2011）通过在穿孔手术后 1h 腹腔给药，研究了 α7 nAChR 激动剂 PNU-282987 对 SAH 血管内穿孔模型的影响。他们表明，PNU-282987 在 12mg/kg 时改善了 SAH 诱导后 24h 和 72h 的神经功能，并防止了 24h 脑含水量的增加。与 ICH 的情况一样，Krafft 等发现 α7 nAChR 刺激可增强 Akt 的磷酸化/激活，并阻止 SAH 诱导的 caspase-3 的激活，而 PI3K 抑制剂渥曼青霉素则可消除这种激活。因此，α7 nAChRs 也可能作为 SAH 治疗的一个有前途的药物靶点，尽管神经保护的详细药理特征应通过进一步的研究来揭示。

7.5 烟碱、吸烟和中风：潜在的关联

由于烟碱是烟草中所含的主要药物活性化合物，可直接改变神经系统和心血管系统的功能，各种流行病学调查显示吸烟与脑血管疾病之间可能存在的关系值得考虑。然而，应该指出的是，烟草烟雾含有许多（超过 4000 种）化学物质，吸烟的不良后果并不一定和完全归因于烟碱的生物作用。

关于 ICH，目前吸烟是可改变的危险因素之一（An et al. 2017；Ariesen et al. 2003），虽然吸烟（包括目前的使用和使用史）可能与缺血性腔隙性脑卒中的相关性比 ICH 更强（Kaplan et al. 2014）。还报道了吸烟对 ICH 发病率的种族/人口特定影响。Faigle 等的研究（2016）表明，吸烟是 ICH 患者白人而非黑人死亡率的预测因素之一。此外，对 ICH 和缺血性脑卒中危险因素的 Meta 分析表明，吸烟是白人缺血性脑卒中更常见的危险因素，而在中国人群中则不是（Tsai et al. 2016）。在任何情况下，烟碱是否导致与吸烟相关的 ICH 风险增加是未知的。

　　一些报道讨论了吸烟和烟碱暴露与 SAH 风险和结果的关系。在一项针对 18～49 岁人群的病例对照研究中，药物中的烟碱暴露以及目前的吸烟被确定为 SAH 的危险因素（Broderick et al. 2003）。此外，对 SAH 患者颅内动脉瘤破裂大小的回顾性分析表明，合并高血压和吸烟史患者的平均最大动脉瘤直径明显小于仅高血压患者。后者的一种结果表明，吸烟降低了高血压合并动脉瘤破裂的阈值。另一方面，一项关于对 SAH 患者烟碱替代疗法的四项独立研究的系统回顾表明，在最初的 21 天内，这种治疗似乎与功能不良结局、死亡和血管痉挛的风险增加无关（Turgeon et al. 2017）。事实上，有报道在烟碱替代治疗的患者中，比那些没有这种治疗的患者显示出更好的功能结果（Carandang et al. 2011）和较低的死亡风险（Seder et al. 2011）。这些结果暗示了烟碱对人类 SAH 病理的有益影响，但是显然得出明确的结论需要更详细和设计良好的研究以及更大的样本量。目前的吸烟一直被认为是缺血性脑卒中发病率的一个很强的危险因素（Hawkins et al. 2002）。在一项针对 15～49 岁妇女的研究中，缺血性脑卒中的风险的增加与每天吸烟的数量增加有关（Bhat et al. 2008）。然而，关于疾病的结果表明，"吸烟者悖论"已被报道在缺血性脑卒中，如心肌梗死（Ovbiagele and Saver，2005）的病例中。例如，一项关于 4305 例缺血性脑卒中患者的研究中，吸烟与降低住院死亡率有关（Ali et al. 2013）。在另一项关于缺血性脑卒中患者接受静脉组织纤溶酶原激活物溶栓治疗的研究中，与非吸烟者相比，吸烟者除了更好的再通和再灌注外，还有更好的功能结果（Kufner et al. 2013）。最近一项关于吸烟者悖论的潜在原因的调查显示，吸烟者第一次中风的经历比不吸烟者年轻 11 岁，这可能部分解释了吸烟和更好的功能结果之间的联系（Hussein et al. 2017）。值得注意的是，在同一研究中的亚组分析检测到目前在 65 岁或 65 岁以上妇女中的吸烟者中有良好结果（Hussein et al. 2017）。

　　总的来说，尽管吸烟可能被认为是中风发作的重要危险因素，但烟碱对中风风险增加的贡献尚不清楚。另一方面，一些证据表明，吸烟或烟碱治疗（作为替代疗法）在一些特定的中风病例中可能会产生良好的结果。

7.6 结论与未来展望

　　神经传递以外的中枢神经系统中 nAChRs 的功能作用已被越来越多地认识到。烟碱和其他 nAChR 激动剂的神经保护和抗炎作用对于开发针对神经退行性变相关的各种疾病的新药物疗法特别有意义。本章总结了临床前期和临床发现的烟碱/nAChRs 与缺血性脑卒中、ICH 和 SAH 等脑血管疾病的主要类型之间的关系。

　　利用体外培养系统和体内疾病模型的几种实验方法表明，内源性胆碱能系统对缺血性脑卒中的致病事件具有神经保护和抗炎作用。这些包括 nAChR 拮抗剂的病理恶化，以及 AChE 抑制剂和 nAChR 的正变构调节物的病理改善。相反，关于 nAChR 激动剂对实验性缺血损伤模型的影响的研究给出了相互矛盾的结果，一些研究报道了有益的影响，但其他研究显示了有害的影响。造成这些差异的一个可能原因是药物管理的不同程序。也就是说，几乎所有报道烟碱有害影响的研究都是通过渗透泵连续输送或每天以相对高剂量重复给予烟碱。另一方面，研究报道了烟碱和 nAChR 激动剂的有益作用，通常每天给药几次或在长期治疗的情况下低剂量给药。烟碱和 nAChR 激动剂对实验性缺血模型的疾病后果的复杂影响可能与吸烟对缺血性脑卒中患者的风险和后果的复杂影响有关，其中包括"吸烟者悖论"。

　　对出血性脑卒中的研究比对缺血性脑卒中的研究要少得多，但不同的实验证据线与 nAChR 可能作为 ICH 治疗的靶点的想法是一致的。用烟碱或 α7 nAChR 激动剂治疗纹状体出血动物模型后，可改善神经结局，减轻各种神经病理变化。在皮质（大叶）出血模型中，α7 nAChR 与 α4β2 nAChR 参与神经保护。虽然吸烟已被报道为脑出血患者特定人群的死亡危险因素，但它与烟碱的关系并不明显。因此，烟碱和亚型特异性 nAChR 激动剂可被认为是 ICH 的新型治疗药物。这一建议特别重要，因为迄今为止还没有建立直接针对脑组织保存的 ICH 有效的药物疗法。在 SAH 模型中，只有一项关于 nAChR 激动剂作用的实验研究，但根据结果，

α7 nAChRs 也可能作为 SAH 治疗的一个有前途的靶点。有趣的是，烟碱替代疗法可能安全地适用于 SAH 后吸烟者，并可能产生有益的结果。目前一个重要的关注是缺乏关于烟碱和 nAChR 激动剂在中风条件下作用的细胞和分子机制的信息，尽管一些研究提出了几种信号通路的潜在参与，如 PI3K/Akt 和 Jak/STAT。阐明神经保护和抗炎作用的详细机制，结合确定理想的药物治疗方案，可以通过靶向 nAChRs 和 nAChR 介导的神经传递为治疗不同类型的脑血管疾病制定新的策略。

　　致谢： 这项工作得到了吸烟研究基金会和日本 JSPS KAKENHI 基金（Grants 16H04673 和 16K15204）的支持。

参考文献

Akaike A, Takada-Takatori Y, Kume T, Izumi Y (2010) Mechanisms of neuroprotective effects of nicotine and acetylcholinesterase inhibitors: role of α4 and α7 receptors in neuroprotection. J Mol Neurosci 40: 211-216. https://doi.org/10.1007/s12031-009-9236-1.

Ali SF, Smith EE, Bhatt DL, Fonarow GC, Schwamm LH (2013) Paradoxical association of smoking with in-hospital mortality among patients admitted with acute ischemic stroke. J Am Heart Assoc 2: e000171. https://doi.org/10.1161/JAHA.113.000171.

An SJ, Kim TJ, Yoon BW (2017) Epidemiology, risk factors, and clinical features of intracerebral hemorrhage: an update. Stroke 19: 3-10. https://doi.org/10.5853/jos.2016.00864.

Anan J, Hijioka M, Kurauchi Y, Hisatsune A, Seki T, Katsuki H (2017) Cortical hemorrhage-associated neurological deficits and tissue damage in mice are ameliorated by therapeutic treatment with nicotine. J Neurosci Res 95: 1838-1849. https://doi.org/10.1002/jnr.24016.

Ariesen MJ1, Claus SP, Rinkel GJ, Algra A (2003) Risk factors for intracerebral hemorrhage in the general population: a systematic review. Stroke 34: 2060-2065.

Bhat VM, Cole JW, Sorkin JD, Wozniak MA, Malarcher AM, Giles WH, Stern BJ, Kittner SJ (2008) Dose-response relationship between cigarette smoking and risk of ischemic stroke in young women. Stroke 39: 2439-2443. https://doi.org/10.1161/STROKEAHA.107.510073.

Bradford ST, Stamatovic SM, Dondeti RS, Keep RF, Andjelkovic AV (2011) Nicotine aggravates the brain postischemic inflammatory response. Am J Physiol Heart Circ Physiol 300: H1518-H1529. https://doi.org/10.1152/ajpheart.00928.2010.

Broderick JP, Viscoli CM, Brott T, Kernan WN, Brass LM, Feldmann E, Morgenstern LB, Wilterdink JL, Horwitz RI, Hemorrhagic Stroke Project Investigators (2003) Major risk factors for aneurysmal subarachnoid hemorrhage in the young are modifiable. Stroke 34: 1375-1381.

Carandang RA, Barton B, Rordorf GA, Ogilvy CS, Sims JR (2011) Nicotine replacement therapy after subarachnoid hemorrhage is not associated with increased vasospasm. Stroke 42:

3080- 3086. https://doi.org/10.1161/STROKEAHA.111.620955.

Catanese L, Tarsia J, Fisher M (2017) Acute ischemic stroke therapy overview. Circ Res 120: 541- 558. https://doi.org/10.1161/CIRCRESAHA.116.309278.

Chen Y, Nie H, Tian L, Tong L, Yang L, Lao N, Dong H, Sang H, Xiong L (2013) Nicotine-induce neuroprotection against ischemic injury involves activation of endocannabinoid system in rats. Neurochem Res 38: 364-370. https://doi.org/10.1007/s11064-012-0927-6.

Duris K, Manaenko A, Suzuki H, Rolland WB, Krafft PR, Zhang JH (2011) α7 nicotinic ace-tylcholine receptor agonist PNU-282987 attenuates early brain injury in a perforation model of subarachnoid hemorrhage in rats. Stroke 42: 3530-3536. https://doi.org/10.1161/STROKEAHA.111.619965.

Egea J, Rosa AO, Sobrado M, Gandía L, López MG, García AG (2007) Neuroprotection afforded by nicotine against oxygen and glucose deprivation in hippocampal slices is lost in α7 nicotinic receptor knockout mice. Neuroscience 145: 866-872.

Egea J, Martín-de-Saavedra MD, Parada E, Romero A, Del Barrio L, Rosa AO, García AG, López MG (2012) Galantamine elicits neuroprotection by inhibiting iNOS, NADPH oxidase and ROS in hippocampal slices stressed with anoxia/reoxygenation. Neuropharmacology 62: 1082-1090. https://doi.org/10.1016/j.neuropharm.2011.10.022.

Faigle R, Marsh EB, Llinas RH, Urrutia VC, Gottesman RF (2016) Race-specific predictors of mortality in intracerebral hemorrhage: differential impacts of intraventricular hemorrhage and age among blacks and whites. J Am Heart Assoc. https://doi.org/10.1161/JAHA.116.003540

Fujiki M, Kobayashi H, Uchida S, Inoue R, Ishii K (2005) Neuroprotective effect of donepe-zil, a nicotinic acetylcholine-receptor activator, on cerebral infarction in rats. Brain Res 1043: 236-241.

Fujimoto S, Katsuki H, Kume T, Akaike A (2006) Thrombin-induced delayed injury involves multiple and distinct signaling pathways in the cerebral cortex and the striatum in organotypic slice cultures. Neurobiol Dis 22: 130-142.

Furukawa S, Sameshima H, Yang L, Ikenoue T (2013) Activation of acetylcholine receptors and microglia in hypoxic-ischemic brain damage in newborn rats. Brain Dev 35: 607-613. https://doi.org/10.1016/j.braindev.2012.10.006.

Gonzalez CL, Gharbawie OA, Kolb B (2006) Chronic low-dose administration of nicotine facilitates recovery and synaptic change after focal ischemia in rats. Neuropharmacology 50: 777-787

Guan YZ, Jin XD, Guan LX, Yan HC, Wang P, Gong Z, Li SJ, Cao X, Xing YL, Gao TM (2015) Nicotine inhibits microglial proliferation and is neuroprotective in global ischemia rats. Mol Neurobiol 51: 1480-1488. https://doi.org/10.1007/s12035-014-8825-3.

Han Z, Li L, Wang L, Degos V, Maze M, Su H (2014a) Alpha-7 nicotinic acetylcholine recep-tor agonist treatment reduces neuroinflammation, oxidative stress, and brain injury in mice with ischemic stroke and bone fracture. J Neurochem 131: 498-508. https://doi.org/10.1111/jnc.12817.

Han Z, Shen F, He Y, Degos V, Camus M, Maze M, Young WL, Su H (2014b) Activation of α-7 nicotinic acetylcholine receptor reduces ischemic stroke injury through reduction of proinflammatory macrophages and oxidative stress. PLoS One 9: e105711. https://doi.org/10. 1371/journal.pone.0105711

Hawkins BT, Brown RC, Davis TP (2002) Smoking and ischemic stroke: a role for nicotine? Trends Pharmacol Sci 23: 78-82.

Hejmadi MV, Dajas-Bailador F, Barns SM, Jones B, Wonnacott S (2003) Neuroprotection by nicotin eagainst hypoxia-induced apoptosis in cortical cultures involves activation of multiple nicotinic acetylcholine receptor subtypes. Mol Cell Neurosci 24: 779-786.

Hijioka M, Matsushita H, Hisatsune A, Isohama Y, Katsuki H (2011) Therapeutic effect of nicotine in a mouse model of intracerebral hemorrhage. J Pharmacol Exp Ther 338: 741-749. https:// doi.org/10.1124/jpet.111.182519.

Hijioka M, Matsushita H, Ishibashi H, Hisatsune A, Isohama Y, Katsuki H (2012) α7 nicotini cacetylcholine receptor agonist attenuates neuropathological changes associated with intracerebral hemorrhagein mice. Neuroscience 222: 10-19. https://doi.org/10.1016/j. neuros-cience.2012.07.024.

Hussein HM, Niemann N, Parker ED, Qureshi AI, Collaborators VISTA (2017) Searching for the smoker's paradox in acute stroke patients treated with intravenous thrombolysis. Nicotine Tob Res 19: 871-876. https://doi.org/10.1093/ntr/ntx020.

Jiang Y, Li L, Liu B, Zhang Y, Chen Q, Li C (2014) Vagus nerve stimulation attenuates cere-bral ischemia and reperfusion injury via endogenous cholinergic pathway in rat. PLoS One 9: e102342. https://doi.org/10.1371/journal.pone.0102342.

Kagitani F, Uchida S, Hotta H, Sato A (2000) Effects of nicotine on blood flow and delayed neuronaldeath following intermittent transient ischemia in rat hippocampus. Jpn J Physiol 50: 585-595.

Kalappa BI, Sun F, Johnson SR, Jin K, Uteshev VV (2013) A positive allosteric modulator of α7 nAChRs augments neuroprotective effects of endogenous nicotinic agonists in cerebral isch-aemia. Br JPharmacol 169: 1862-1878. https://doi.org/10.1111/bph.12247.

Kaplan EH, Gottesman RF, Llinas RH, Marsh EB (2014) The association between specific sub-stanc of abuse and subcortical intracerebral hemorrhage versus ischemic lacunar infarction. Front Neurol 5: 174.

Katsuki H (2010) Exploring neuroprotective drug therapies for intracerebral hemorrhage. J Pharmacol
Sci 114 (4): 366-378

Kitaoka T, Hua Y, Xi G, Hoff JT, Keep RF (.2002) Delayed argatroban treatment reduces edema in a rat model of intracerebral hemorrhage. Stroke 33: 3012-3018.

Krafft PR, Altay O, Rolland WB, Duris K, Lekic T, Tang J, Zhang JH (2012) α7 nicotinic acetylcholine receptor agonism confers neuroprotection through GSK-3β inhibition in a mouse model of intracerebral hemorrhage. Stroke 43: 844-850. https://doi.org/10.1161/ STROKEAHA.111.639989.

Krafft PR, Caner B, Klebe D, Rolland WB, Tang J, Zhang JH (2013) PHA-543613 preserves blood-brain barrier integrity after intracerebral hemorrhage in mice. Stroke 44: 1743-1747. https://doi.org/10.1161/STROKEAHA.111.000427.

Krafft PR, McBride D, Rolland WB, Lekic T, Flores JJ, Zhang JH (2017) α7 nicotinic acetylcholine receptor stimulation attenuates neuroinflammation through JAK2-STAT3 activation in murine models of intracerebral hemorrhage. Biomed Res Int 2017: 8134653. https://doi. org/10.1155/2017/8134653.

Kufner A, Nolte CH, Galinovic I, Brunecker P, Kufner GM, Endres M, Fiebach JB, Ebinger M (2013)Smoking-thrombolysis paradox: recanalization and reperfusion rates after intravenous tissue plasminogen activator in smokers with ischemic stroke. Stroke 44: 407-413. https://doi. org/10.1161/STROKEAHA.112.662148.

Li Y, Xiao D, Dasgupta C, Xiong F, Tong W, Yang S, Zhang L (2012) Perinatal nicotine exposure increases vulnerability of hypoxic-ischemic brain injury in neonatal rats: role of angiotensin II receptors. Stroke 43: 2483-2490. https://doi.org/10.1161/STROKEAHA.112.664698.

Li C, Sun H, Arrick DM, Mayhan WG (2016) Chronic nicotine exposure exacerbates transient focal cerebral ischemia-induced brain injury. J Appl Physiol 120: 328-333. https://doi.org/10.1152/ japplphysiol.00663.2015.

Lim DH, Alaverdashvili M, Whishaw IQ (2009) Nicotine does not improve recovery from learned nonuse nor enhance constraint-induced therapy after motor cortex stroke in the rat. Behav Brain Res 198: 411-419. https://doi.org/10.1016/j.bbr.2008.11.038.

Lorrio S, Sobrado M, Arias E, Roda JM, García AG, López MG (2007) Galantamine postis-chemia provides neuroprotection and memory recovery against transient global cerebral ischemia in gerbils. J Pharmacol Exp Ther 322: 591-599.

Martín A, Szczupak B, Gómez-Vallejo V, Domercq M, Cano A, Padro D, Muñoz C, Higuchi M, Matute C, Llop J (2015) In vivo PET imaging of the α4β2 nicotinic acetylcholine receptor as a marker for brain inflammation after cerebral ischemia. J Neurosci 35: 5998-6009. https://doi. org/10.1523/JNEUROSCI.3670-14.2015.

Mudo G, Belluardo N, Fuxe K (2007) Nicotinic receptor agonists as neuroprotective/neuro-trophic drugs.Progress in molecular mechanisms. J Neural Transm (Vienna) 114: 135-147.

Nagatsuna T, Nomura S, Suehiro E, Fujisawa H, Koizumi H, Suzuki M (2005) Systemic admin-istration of argatroban reduces secondary brain damage in a rat model of intracerebral hemor-rhage: histopathological assessment. Cerebrovasc Dis 19: 192-200.

Nanri M, Miyake H, Murakami Y, Matsumoto K, Watanabe H (1998a) GTS-21, a nicotinic agonist, attenuates multiple infarctions and cognitive deficit caused by permanent occlusion of bilateral commoncarotid arteries in rats. Jpn J Pharmacol 78: 463-469.

Nanri M, Yamamoto J, Miyake H, Watanabe H (1998b) Protective effect of GTS-21, a novel nicotinic receptor agonist, on delayed neuronal death induced by ischemia in gerbils. Jpn J Pharmacol 76: 23-29.

Ohnishi M, Katsuki H, Fujimoto S, Takagi M, Kume T, Akaike A (2007) Involvement of throm-bin and mitogen-activated protein kinase pathways in hemorrhagic brain injury. Exp Neurol 206: 43-52.

Ohnishi M, Katsuki H, Takagi M, Kume T, Akaike A (2009) Long-term treatment with nicotine suppresses neurotoxicity of, and microglial activation by, thrombin in corticostriatal slice cultures. Eur J Pharmacol 602: 288-293. https://doi.org/10.1016/j.ejphar.2008.11.041.

Ovbiagele B, Saver JL (2005) The smoking-thrombolysis paradox and acute ischemic stroke. Neurology 65: 293-295.

Parada E, Egea J, Romero A, del Barrio L, García AG, López MG (2010) Poststress treatment with PNU282987 can rescue SH-SY5Y cells undergoing apoptosis via α7 nicotinic receptors linked to a Jak2/Akt/HO-1 signaling pathway. Free Radic Biol Med 49: 1815-1821. https://doi.org/10.1016/j.freeradbiomed.2010.09.017.

Parada E, Egea J, Buendia I, Negredo P, Cunha AC, Cardoso S, Soares MP, López MG (2013) The microglial α7-acetylcholine nicotinic receptor is a key element in promoting neuroprotection by inducing heme oxygenase-1 via nuclear factor erythroid-2-related factor 2. Antioxid Redox Signal 19: 1135-1148. https://doi.org/10.1089/ars.2012.4671.

Paulson JR, Roder KE, McAfee G, Allen DD, Van der Schyf CJ, Abbruscato TJ (2006) Tobacco smoke chemicals attenuate brain-to-blood potassium transport mediated by the Na, K, 2Cl-cotransporter during hypoxia-reoxygenation. J Pharmacol Exp Ther 316: 248-254.

Paulson JR, Yang T, Selvaraj PK, Mdzinarishvili A, Van der Schyf CJ, Klein J, Bickel U, Abbruscat TJ (2010) Nicotine exacerbates brain edema during in vitro and in vivo focal ischemic conditions. J Pharmacol Exp Ther 332: 371-379. https://doi.org/10.1124/jpet.109.157776.

Qureshi AI, Mendelow AD, Hanley DF (2009) Intracerebral hemorrhage. Lancet 373: 1632-1644. https //doi.org/10.1016/S0140-6736 (09) 60371-8.

Raval AP, Bhatt A, Saul I (2009) Chronic nicotine exposure inhibits 17β-estradiol-mediated protection of the hippocampal CA1 region against cerebral ischemia in female rats. Neurosci Lett 458: 65-69. https://doi.org/10.1016/j.neulet.2009.04.021.

Raval AP, Hirsch N, Dave KR, Yavagal DR, Bramlett H, Saul I (2011) Nicotine and estrogen synergistically exacerbate cerebral ischemic injury. Neuroscience 181: 216-225. https://doi.org/10.1016/j.neuroscience.2011.02.036.

Ray RS, Rai S, Katyal A (2014) Cholinergic receptor blockade by scopolamine and mecamylamine exacerbates global cerebral ischemia induced memory dysfunction in C57BL/6J mice. Nitric Oxide 43: 62-73. https://doi.org/10.1016/j.niox.2014.08.009.

Seder DB, Schmidt JM, Badjatia N, Fernandez L, Rincon F, Claassen J, Gordon E, Carrera E, Kurtz P, Lee K, Connolly ES, Mayer SA (2011) Transdermal nicotine replacement therapy in cigarette smokers with acute subarachnoid hemorrhage. Neurocrit Care 14: 77-83.

Shytle RD, Mori T, Townsend K, Vendrame M, Sun N, Zeng J, Ehrhart J, Silver AA, Sanberg PR, Tan J (2004) Cholinergic modulation of microglial activation by α7 nicotinic receptors. J Neurochem 89: 337-343.

Sun Z, Baker W, Hiraki T, Greenberg JH (2012) The effect of right vagus nerve stimulation on focal cerebral ischemia: an experimental study in the rat. Brain Stimul 5 (1): 1-10.

Sun F, Jin K, Uteshev VV (2013) A type-II positive allosteric modulator of α7 nAChRs reduces brain injury and improves neurological function after focal cerebral ischemia in rats. PLoS One 8: e73581.https://doi.org/10.1371/journal.pone.0073581.

Taly A, Corringer PJ, Guedin D, Lestage P, Changeux JP (2009) Nicotinic receptors: allosteric transitions and therapeutic targets in the nervous system. Nat Rev Drug Discov 8: 733-750. https://doi.org/10.1038/nrd2927.

Tsai CF, Anderson N, Thomas B, Sudlow CL (2016) Comparing risk factor profiles between intracerebral hemorrhage and ischemic stroke in Chinese and white populations: systematic review and meta-analysis. PLoS One 11: e0151743. https://doi.org/10.1371/journal.pone.0151743.

Turgeon RD, Chang SJ, Dandurand C, Gooderham PA, Hunt C (2017) Nicotine replacement therapy inpatients with aneurysmal subarachnoid hemorrhage: systematic review of the literature, and survey of Canadian practice. J Clin Neurosci 42: 48-53. https://doi.org/10.1016/j.jocn.2017.03.014.

Wang L, Kittaka M, Sun N, Schreiber SS, Zlokovic BV (1997) Chronic nicotine treatment enhances focal ischemic brain injury and depletes free pool of brain microvascular tissue plasminogen activator in rats. J Cereb Blood Flow Metab 17: 136-146.

Wang H, Yu M, Ochani M, Amella CA, Tanovic M, Susarla S, Li JH, Wang H, Yang H, Ulloa L, Al-Abed Y, Czura CJ, Tracey KJ (2003) Nicotinic acetylcholine receptor α7 subunit is an essential regulator of inflammation. Nature 421: 384-388.

Wang ZF, Wang J, Zhang HY, Tang XC (2008) Huperzine A exhibits anti-inflammatory and neuroprotective effects in a rat model of transient focal cerebral ischemia. J Neurochem 106: 1594-1603. https://doi.org/10.1111/j.1471-4159.2008.05504.x.

Zoli M, Pistillo F, Gotti C (2015) Diversity of native nicotinic receptor subtypes in mammalian brain. Neuropharmacology 96: 302-311. https://doi.org/10.1016/j.neuropharm.2014.11.003.

第 **8** 章

烟碱型乙酰胆碱受体在阿尔茨海默病和帕金森病的病理学与治疗中的作用

Shun Shimohama[1]，Jun Kawamata[1]

1　S. Shimohama (✉), J. Kawamata
Department of Neurology, School of Medicine, Sapporo Medical University, Sapporo, Hokkaido, Japan
✉: shimoha@sapmed.ac.jp

摘要： 两种最常见的神经退行性疾病，即阿尔茨海默病（AD）和帕金森病（PD），都有多条从分子的、细胞的到流行病学的证据证明烟碱传播与这些发病机制有关。本文综述了烟碱型乙酰胆碱受体（nAChR）介导的对 β-淀粉样蛋白（Aβ）、谷氨酸、鱼藤酮和 6-羟多巴胺（6-OHDA）诱导的神经毒性的保护作用及其信号转导。我们的研究阐明了生存信号转导、α7 对 nAChR-Src 家族-PI3K-AKT 通路以及随后 Bcl-2 和 Bcl-x 的上调会导致神经保护。最近对加兰他敏的特性，我们阐明了神经保护途径，它是通过增强小胶质细胞 α7 nAChR 介导 Aβ 吞噬作用上调。加兰他敏导致小胶质细胞 α7 nAChRs 对胆碱敏感，并诱导 Ca^{2+} 流入小胶质细胞。Ca^{2+} 诱导的细胞内信号级联可能通过肌动蛋白重组来刺激 Aβ 的吞噬作用。这一发现将有助于进一步研究可能的 nAChR 增强药物不仅靶向神经元而且靶向小胶质细胞的 nAChR。

关键词： 阿尔茨海默病；帕金森病；烟碱；nAChR；β-淀粉样蛋白；谷氨酸；小胶质细胞；吞噬作用

8.1 引言

阿尔茨海默病（AD）存在两个病理特征，即老年斑（SP）和神经纤维缠结（NFT），以及广泛的神经元丢失（Giannakopoulos et al. 1996）。β-淀粉样蛋白（Aβ）是 SP 的主要元素，也是 AD 中神经退行性病变的候选原因之一。已有研究表明，在体内，Aβ 的积累先于其他病理变化，导致神经退行性病变和神经元死亡（Yankner et al. 1990）。在家族性 AD 中发现了几个 Aβ 前体蛋白（APP）突变，这些突变参与了淀粉样变的发生（Citron et al. 1992）。此外，早老素 1（PS-1）的家族性 AD 突变增强了 $A\beta_{1\text{-}42}$ 的产生（Tomita et al. 1997）。大脑皮层包含一个密集的胆碱能轴突终末丛，它们来自基底前脑的细胞，包括梅纳特基底核（Bigl et al. 1982；Mesulam et al. 1983）。这种胆碱能投射的退化被认为是 AD 大脑中最显著的病理变化之一（Whitehouse et al. 1981；Rosser et al. 1982）。在 AD 中，胆碱能系统受到影响，烟碱型乙酰胆碱受体（nAChR）数量减少（Shimohama et al. 1986；Whitehouse and Kalaria 1995）。ACh 受体可分为两类：nAChRs 和毒蕈碱 ACh 受体（mAChRs）。在大脑中，nAChR 表现出额外的复杂性，因为有多种具有不同性质和功能的受体亚型（Clarke et al. 1985；Lindstrom et al. 1995）。至少 9 个 α 亚基（哺乳动物为 α2～α7、α9 和 α10；α8 在小鸡体内）和 3 个 β 亚基（β2～β4）已在大脑中被识别。

α 亚基和 β 亚基都需要形成功能性异五聚体受体，但 α7～10 亚基除外，后者显然是形成了功能性同型五聚体受体。在脑内，α7 同型和 α4β2 异型是两种主要的 nAChR 亚型。α4β2 和 α7 亚型都与烟碱提供的神经保护机制有关（Kihara et al. 1998，2001）。众所周知，Aβ 与 α7 nAChR 结合非常强（Wang et al. 2000），并且在转基因小鼠共表达突变体（A246E）人类早老素 1 和（K670N/M671L）APP 中观察到 α7 nAChR 的上调（Dineley et al. 2002）。多项证据表明，神经元 nAChR 不仅参与神经元存活和神经保护，还参与突触可塑性。此外，突触前 nAChR 可以调节许多神经递质的释放，包括多巴胺（DA）、去甲肾上腺素、血清素、乙酰胆碱、γ-氨基丁酸（GABA）和谷氨酸。这些神经递质系统在认知和非认知功能中发挥着重要作用，如学习、记忆、注意力、运动、动机、奖励、强化和焦虑。因此，nAChR 被认为是神经退行性疾病新的治疗方法中的有希望的治疗靶点。已知 α4 和 β2 nAChR 基因 *CHRNA4* 和 *CHRNB2* 是常染色体显性夜间额叶癫痫（ADNFLE）的致病基因（Steinlein et al. 1995；De Fusco et al. 2000）。通过分析 AD 患者和对照组 nAChR 基因的多态性，我们发现神经元 nAChR 基因的遗传多态性可能与散发性 AD 的发病机制有关（Kawamata and Shimohama 2002）。这与烟碱和选择性 nAChR 激动剂［如 α7 nAChR 激动剂 3-(2,4)-二甲氧基苄亚胺亚碱（DMXBA）］的记忆增强活性相结合，表明 nAChR 在学习和记忆中发挥着重要作用。因此，人们普遍认为 nAChR 下调参与了 AD 患者的智力障碍。我们的研究表明，nAChR 刺激对 Aβ 和谷氨酸诱导的神经毒性具有保护作用。这使我们能够假设 nAChR 参与了神经保护级联（Kihara et al. 1997，1998，2001；Akaike et al. 1994），这将在以下章节中介绍。

帕金森病（PD）是继 AD 之后的第二大神经系统退行性疾病。其特征是黑质多巴胺能神经元相对选择性的变性和纹状体多巴胺丢失，导致静息性震颤、僵直、运动迟缓和姿势不稳（Shimohama et al. 2003；Obeso et al，2010）。虽然帕金森病的发病机制尚不清楚，但人们认为基因与环境的相互作用在多因素疾病的发生中发挥了重要作用。农药和内源性毒物被认为是农村居民偶发性帕金森病的环境危险因素。最近的研究揭示了家族性 PD 基因的几个突变，如 *α-synuclein*、*parkin*、*PINK1*、*LRRK2*、*DJ-1*、*UCHL1*、*ATP13A2* 和 *GBA*（葡糖脑苷脂酶）（Hardy 2010；Sidransky et al. 2009）。吸烟习惯是预防帕金森病（PD）常见的流行病学相关因素（Dorn 1959；Quik 2004）。流行病学研究表明，使用杀虫剂增加了患帕金森病的风险，可能是通过降低黑质线粒体呼吸链中复合物 I 的活性（Parker et al. 1989；Mann et al. 1992；Mizuno et al. 1998）。Grady 等使用原位杂交技术检测小鼠大脑以表征 nAChR 的 mRNA 表达模式。腹侧被盖区（ventral 被盖区，VTA）和黑质表达高浓度的 α4、α6、β2 和 β3 mRNA，中等水平的 α5 mRNA，

低水平的 α3 和 α7 mRNA。未检测到 α2 和 β4 mRNA 的信号（Le Novère et al. 1996；Grady et al. 2007）。他们研究了小鼠纹状体多巴胺能神经末梢上 nAChR 的亚型，报道了在多巴胺能神经末梢上表达的 5 种 nAChR 亚型，其中 3 种是含 α6 亚基的 α4α6β2β3、α6β2β3 和 α6β2，其余两个亚型 α4β2 和 α4α5β2 比含 α6 的亚型更多。含有 nAChRs 的 α6 主要位于多巴胺能神经元末梢，可能介导内源性胆碱能调节多巴胺的末梢释放，不参与烟碱诱导的多巴胺释放。相反，α4β2 nAChR 在多巴胺能神经元胞体上占大多数功能异聚体 nAChR。α7 nAChR 存在于多巴胺能神经元胞体上，有助于烟碱强化（Champtiaux et al. 2003）。有几项研究分析了 PD 患者中特异性 nAChR 的下降。Court 等报道了 α3 亚基的下降，而 α7 亚基没有变化。Gotti 等和 Court 等报道了 α4 亚基水平降低，而 Guan 等没有报道（Court et al. 2000；Gotti et al. 1997；Guan et al. 2002）。Bordia 等报道了尾状核和壳核中 α6 亚基的下降。他们进一步指出，MPTP 处理的小鼠和猴子纹状体中最脆弱的亚型是 α6α4β2β3 而不是 α6β2β3，并进一步确定了 PD 大脑中 α6α4β2β3 亚型的特异性丧失（Bordia et al. 2007）。这些结果似乎表明，黑质纹状体特异性 α6 亚型的下降是高度特异性的，与 PD 发病机制有关，而与 α7 亚型无关。应开展 α6 nAChR 的功能研究，以确定其在 PD 中的病理重要性。为此，Drenan 等（2008）产生了功能增益 α6 nAChR 转基因小鼠，该小鼠表现出引擎式般的过度活跃。用低剂量烟碱刺激多巴胺而不刺激 GABA，其表型被夸大，并观察到体内高多巴胺能状态。目前针对 PD 的药物治疗仅限于补充 DA 或增强多巴胺能作用，其中一些可能具有神经保护作用，但它们的作用仍存在争议（Quik 2004；Du et al. 2005；Iravani et al. 2006）。也有报道称，吸烟者患 PD 的风险较低（De Reuck et al. 2005；Wirdefeldt et al. 2005），PD 患者（Fujita et al. 2006）和模型动物（Quik et al. 2006a）的大脑中 nAChRs 降低。烟碱可能上调黑质多巴胺能神经元在纹状体的 DA 释放（Morens et al. 1995），随后刺激 α4β2 nAChR（Champtiaux et al. 2003）。此外，烟碱可以保护线粒体，并对氧化应激具有保护作用（Cormier et al. 2003；Xie et al. 2005）。在体内研究中，刺激 nAChR 可对 PD 模型动物产生神经保护作用（Parain et al. 2003）。虽然已经进行了一些临床试验来评估烟碱对 PD 患者可能的治疗效果，但烟碱是否对 PD 有治疗作用仍然存在争议。相对高剂量的经皮烟碱给药可能对 PD 患者有治疗作用（Villafane et al. 2007）。以下主要基于我们的研究，提出了 nAChR 介导的 PD 模型神经保护的证据。

8.2　阿尔茨海默病和 nAChRs

8.2.1　nAChR 增强显示对谷氨酸毒性具有神经保护作用

谷氨酸细胞毒性是神经退行性变过程中最可能的致病途径之一，即 AD 和 PD。举例来说，并假设谷氨酸在缺氧缺血性脑损伤中观察到的神经退行性变中发挥重要作用（Choi 1988；Meldrum and Garthwaite 1990）。一些研究人员也认为 AD 的皮质神经退行性变可归因于谷氨酸（Maragos et al. 1986；Mattson 1988）。此外，短暂的谷氨酸暴露会导致某些大脑区域（如大脑皮层和海马体）培养神经元的延迟细胞死亡。在这些脑区，N-甲基-D-天冬氨酸（NMDA）谷氨酸受体亚型在谷氨酸神经毒性中起着至关重要的作用。多项研究表明，一氧化氮（NO）合酶存在于中枢神经系统中，包括大脑皮层。NMDA 受体刺激诱导 Ca^{2+} 通过配体门控离子通道流入细胞，从而触发 NO 形成。NO 也被认为扩散到邻近的细胞，从而导致适当的生理反应和/或谷氨酸相关的细胞死亡（Choi 1988；Hartley and Choi 1989；Dawson et al. 1991）。

我们利用原代培养的大鼠皮质神经元检测了烟碱对谷氨酸诱导的神经毒性的影响。用 1mmol/L 的谷氨酸处理 10min 后，再在无谷氨酸的培养基中孵育 1h，从而降低了细胞活力。在谷氨酸暴露前，用 10μmol/L 烟碱孵育 24h，显著降低了谷氨酸的细胞毒性。为了研究烟碱诱导的神经保护是否是由于 nAChR 介导的特异性作用，我们检测了胆碱能拮抗剂的作用。在含有烟碱的培养基中添加 α4β2 nAChR 拮抗剂二氢-β-刺桐定（DHβE）或 α7 nAChR 拮抗剂 α-BTX，可降低烟碱的保护作用。我们还研究了烟碱对钙离子载体离子霉素和 NO 生成剂 SNOC 的保护作用。在含 3μmol/L 离子霉素或 300μmol/L SNOC 的培养基中孵育 10min，可显著降低细胞活力。烟碱预处理 24h 显著降低了离子霉素的细胞毒性，但不影响 SNOC 的细胞毒性（Akaike et al. 1994；Shimohama et al. 1996；Kaneko et al. 1997）（图 8.1）。

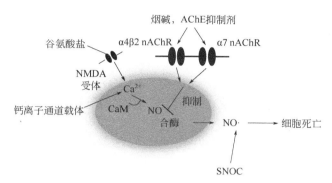

图 8.1　提出 nAChR 介导的生存信号转导抗谷氨酸诱导坏死机制假说

NMDA 谷氨酸受体亚型在谷氨酸神经毒性中起着至关重要的作用。NMDA 受体刺激诱导 Ca^{2+} 通过配体门控离子通道流入细胞，从而触发 NO 的形成。NO 会扩散到邻近的细胞，导致适当的生理反应和/或谷氨酸相关的细胞死亡

　　我们还发现烟碱 α7 nAChR 在体内防止谷氨酸神经毒性和神经元缺血损伤。α7 nAChR 激动剂二甲氧基苯甲基阿那巴辛（DMXBA）保护大鼠新皮质神经元免受兴奋性毒性，但不与 NMDA 同时使用。这一作用被尼古碱阻断，而非毒蕈碱拮抗剂阻断。DMXBA（1 mg/kg i.p.）在局灶性缺血损伤前 24h 注射减少梗死面积，但在缺血期间没有。以美加明敏感的方式，α7 nAChR 在非凋亡模型中具有神经保护作用（Shimohama et al. 1998）。

8.2.2　烟碱保护神经元免受 Aβ 毒性

　　20μmol/L 神经毒性 $Aβ_{25-35}$ 暴露 48h 后，大鼠胚胎原代培养神经元细胞数量显著减少。烟碱与 Aβ 同时培养可显著降低 Aβ 诱导的细胞毒性。DHβE 和 α-BTX 均降低烟碱的保护作用。研究人员检测了选择性 α4β2 nAChR 激动剂胞嘧啶和选择性 α7 nAChR 激动剂 DMXBA（Hunter et al.

1994）对 Aβ 细胞毒性的影响。10μmol/L 胞嘧啶和 1μmol/L DMXB 共给药显著降低 Aβ 细胞毒性。这些结果表明，α4β2 和 α7 nAChR 刺激对 Aβ 细胞毒性均有保护作用。此外，MK-801，一种 NMDA 受体拮抗剂，在与 Aβ 同时给药时，可以抑制 Aβ 细胞毒性，提示 Aβ 细胞毒性是通过 NMDA 受体或谷氨酸介导的（Kihara et al. 1997，1998，2001）。

虽然我们认为 PS-1 突变增强了 $Aβ_{1-42}$ 的生成，但 Aβ 是否对神经元有直接毒性仍存在争议。我们发现 MK801 抑制了 $Aβ_{25-35}$ 诱导的神经毒性。因此，可以推测，Aβ 可能会调节或增强谷氨酸诱导的细胞毒性。事实上，Aβ 会导致培养的星形胶质细胞中谷氨酸摄取减少（Harris et al. 1996）。这表明，在一定程度上，Aβ 诱导的细胞毒性可能是通过谷氨酸细胞毒性介导的。

在我们的研究中（Kihara et al. 2000），用 $Aβ_{1-40}$（1nmol/L）和 $Aβ_{1-42}$（100pmol/L）孵化皮质神经元 7 天不会诱导细胞死亡。这些是 AD 患者脑脊液（CSF）中 Aβ 的浓度（Jensen et al. 1999）。虽然单独 20μmol/L 谷氨酸对细胞死亡没有明显的诱导作用，但暴露于 20μmol/L 谷氨酸 24h 后，Aβ 处理组神经元细胞数量显著减少，表明 Aβ 本身在低浓度下没有毒性，但会使神经元对谷氨酸敏感。相反，用烟碱（50μmol/L，7d）和 Aβ 共培养显著降低了 Aβ 增强的谷氨酸细胞毒性（Akaike et al. 1994；Shimohama et al.1996；Kaneko et al. 1997）。

为了研究烟碱保护作用的机制，我们将重点关注磷脂酰肌醇 3-激酶（PI3K）途径，因为 PI3K 已被证明可以保护细胞的凋亡（del Peso et al. 1997）。长期暴露于低浓度谷氨酸（50μmol/L，24h）可诱导细胞毒性。在谷氨酸暴露前，用 10 μmol/L 烟碱培养 24h 可显著抑制谷氨酸细胞毒性。PI3K 抑制剂 LY294002 与烟碱同时应用可消除烟碱的保护作用。α-BTX 阻断烟碱和 DMXB 的保护作用。此外，LY294002 也降低了 DMXBA 诱导的保护作用。虽然 α4β2 nAChR 刺激对 Aβ 和谷氨酸诱导的细胞毒性也有保护作用，但这种作用未被 LY294002 所抑制，表明 PI3K 系统并没有直接参与 α4β2 nAChR 介导的神经保护。PD98059 是一种有丝分裂原活化蛋白激酶激酶（MAP kinase kinase，MEK）抑制剂，但未降低烟碱的保护作用，说明 MEK/ERK 通路并未直接参与烟碱的保护作用。一种非受体酪氨酸激酶抑制剂 PP2 确实降低了烟碱的保护作用，提示 Src 参与了其保护作用的机制。环己酰亚胺也抑制了保护作用，这意味着某些蛋白质的合成对这种作用是必需的。

AKT 是一种丝氨酸/苏氨酸蛋白激酶，被认为是 PI3K 的效应子。为了研究烟碱通过 PI3K 对 AKT 的激活，我们使用抗磷酸化 AKT 特异性抗体检测磷酸化 AKT 的水平。烟碱作用后，AKT 的磷酸化形式立即出现。同时应用 LY294002 可以阻断烟碱诱导的 AKT 磷酸化，但应用 PD98059 不能阻断，说明 PI3K 参与了磷酸化，而 MAPK 不参与磷酸化。AKT 的磷酸化被 α-BTX 阻断，而不被 DHβE 阻断，表明烟碱诱导的 AKT 磷酸化受 α7 nAChR 介导，而不受 α4β2 nAChR 介导。PP2 也阻断了 AKT 的磷酸化，提示酪氨酸激酶参与其中。抗 AKT 抗体检测总 AKT 蛋白水平保持不变。

Bcl-2 和 Bcl-x 蛋白是抗凋亡蛋白，可防止多种毒性攻击引起的细胞死亡（Zhong et al. 1993）。据报道，AKT 激活导致 Bcl-2 过表达（Matsuzaki et al. 1999）。因为烟碱可以通过 PI3K 激活 AKT，我们检测了 Bcl-2 和 Bcl-x 的蛋白水平。我们发现，烟碱治疗 24h 后，Bcl-2 和 Bcl-x 水平升高，并被 LY294002 抑制，这表明 PI3K 通路参与了烟碱诱导的 Bcl-2 和 Bcl-x 上调。这些结果表明，nAChR 刺激通过激活 PI3K，保护神经元免受谷氨酸诱导的细胞毒性，PI3K 反过来激活 AKT 并上调 Bcl-2 和 Bcl-x（Kihara et al. 2001）（图 8.2）。

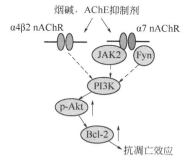

图 8.2　推测 nAChR 介导的生存信号转导抑制 Aβ 诱导的细胞凋亡的
机制可能会发生功能减退

烟碱诱导的神经保护是通过 nAChR 介导的，特别是通过 α7 和 α4β2 受体，并被 PI3K 抑制剂和 Akt/PKB 抑制剂所抑制。这意味着烟碱激活 PI3K-Akt/PKB 通路，增加神经元的存活率。JAK2 和 Fyn 是触发 PI3K-Akt/PKB 通路激活的关键分子，导致随后 Bcl-2 的上调和神经保护

8.2.3 加兰他敏作为 nAChRs 的变构增强配体 (APL)，在体外阻断 Aβ 增强的谷氨酸毒性

加兰他敏是目前用于治疗 AD 的乙酰胆碱酯酶抑制剂（AChEI）。虽然它的 AChEI 活性似乎比其他临床可用的 AChEIs 弱得多，但它对 AD 认知功能的治疗效果与其他药物相当。此外，加兰他敏的长期临床试验表明，它的认知益处至少持续 36 个月（Raskind et al. 2004）。除了抑制乙酰胆碱酯酶外，加兰他敏结合到 nAChR 并变构增强其突触传递。因此，加兰他敏被称为 nAChRs 的变构增强配体（APL）。这种 APL 效应在 α7 和 α4β2 nAChR 上都存在（Maelicke et al. 2001）。因此，加兰他敏可通过两种途径刺激胆碱能传递：①通过抑制 AChE 和增加 AChs；②通过 APL 效应增强胆碱能传递。我们证明加兰他敏通过 α7 nAChR-PI3K-AKT 通路至少部分地保护皮质神经元免受 Aβ 增强的谷氨酸毒性（Kihara et al. 2004）。

8.2.4 加兰他敏诱导的通过小胶质细胞刺激 nAChR 来介导的 Aβ 清除

我们发现，在人类 AD 大脑中，小胶质细胞在 Aβ 沉积物上积累，表达包括 α7 nAChR APL 结合位点，该位点被 FK1 抗体特异性识别。加兰他敏治疗大鼠小胶质细胞显著增强了小胶质细胞 Aβ 的吞噬作用，乙酰胆碱竞争性血管调节剂和 FK1 抗体抑制了这种增强作用。

我们进一步证明了加兰他敏治疗促进了啮齿动物 AD 模型大脑中 Aβ 的清除。我们研究了每日腹腔注射加兰他敏（1mg/kg 或 5mg/kg）对接受海马内注射 Aβ42（1μg）的大鼠 Aβ 清除率的影响。与载体处理的大鼠相比，加兰他敏显著降低了 Aβ 的量，且呈剂量依赖性。这一结果表明，加兰他敏可能增强小胶质细胞 Aβ 的吞噬作用，促进注射 Aβ 的大鼠脑内 Aβ 的清除。

半合子 APdE9 小鼠表达嵌合小鼠/人类淀粉样前体蛋白 APPswe（小鼠

APP695 含有人类 Aβ 结构域，突变 K594N 及 M595L 与瑞典家族性 AD 谱系相关）和人类突变的早老素 1-dE9（外显子 9 缺失），并在 9 个月大时空间学习和记忆微弱下降。我们从 9 个月大时开始给小鼠服用加兰他敏（1mg/kg 或 5mg/kg），持续 7 周，并在 11 个月大时使用水迷宫测试评估空间学习和记忆。低剂量和高剂量加兰他敏均显著改善了 11 个月大的 APdE9 小鼠的表现。病理评估也显示，用加兰他敏治疗的 APdE9 小鼠大脑中的 Aβ 负荷显示出较少的 Aβ 斑块。测定大脑甲酸提取部分中不溶性 Aβ40 和 Aβ42 的数量显示，与对照处理的小鼠相比，加兰他敏处理的小鼠显著减少。

利用原代培养的大鼠小胶质细胞，我们评估了小胶质细胞 Aβ 的吞噬作用。我们在存在或不存在加兰他敏或烟碱的情况下，用 $1\mu mol/L$ $Aβ_{42}$ 处理大鼠小胶质细胞。加兰他敏以浓度依赖的方式增强了小胶质细胞 Aβ 的吞噬作用，吞噬作用在 $1\mu mol/L$ 时达到峰值。烟碱在 $1000\mu mol/L$ 的浓度下也增加了 Aβ 的吞噬作用。用 FK1 抗体和 nAChR 拮抗剂阻断 APL 结合位点，可抑制这些作用。虽然 FK1 抗体显著抑制了加兰他敏增强的小胶质细胞 Aβ 的吞噬作用，但在没有加兰他敏的情况下，单独使用 FK1 抗体并不影响 Aβ 吞噬作用的大小。根据这些发现，我们可以假设加兰他敏增强的小胶质细胞 Aβ 吞噬需要乙酰胆碱竞争激动剂和 nAChR 的 APL 的联合作用。事实上，从培养基中消耗一种与乙酰胆碱竞争的 α7 nAChR 激动剂，即胆碱，会阻碍这种增强。

我们研究了 Ca^{2+} 内流是否与增强的小胶质细胞 Aβ 吞噬有关。在加兰他敏和烟碱缺失的情况下，Ca^{2+}（−）和 Ca^{2+}（＋）DMEM 的小胶质细胞 Aβ 吞噬水平基本相同。加兰他敏和烟碱显著增强 Ca^{2+}（＋）DMEM 小胶质细胞对 Aβ 的吞噬能力，但在 Ca^{2+}（−）条件下没有。同样，$20\mu mol/L$ W-7（一种钙调素抑制剂）和 $10\mu mol/L$ KN93［一种 Ca^{2+}/CAM 依赖的蛋白激酶 Ⅱ（CaMK Ⅱ）抑制剂］抑制肌动蛋白重组的钙调素依赖通路也能消除这种增强。我们使用每一种抑制剂评估了其他信号级联，包括 JAK2-PI3K-Akt 级联、Fyn-PI3K-AKT 级联、MAPKK（MEK）级联，并得出结论，它们不参与加兰他敏增强的小胶质细胞 Aβ 吞噬。这些结果表明，通过 nAChRs Ca^{2+} 内流和随后激活 CaM-CaMK Ⅱ 信号级联，参与了通过肌动蛋白重组增强的小胶质细胞 Aβ 吞噬（Takata et al. 2010）（图 8.3）。

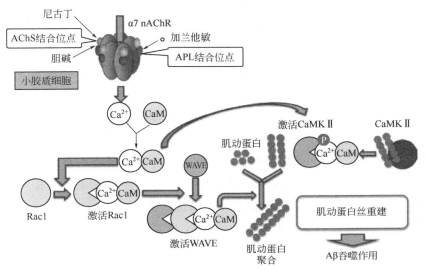

图 8.3　小胶质细胞 CaM/CaMKⅡ/Aβ 吞噬作用的拟议途径

通过 nAChRs 的 Ca²⁺ 流入和随后的 CaM-CaMKⅡ 信号级联的激活通过肌动蛋白重组
参与了增强的小胶质细胞 Aβ 吞噬作用

8.2.5　多奈哌齐通过刺激 α7nAChR 来促进 NMDA 受体的内化，并减轻谷氨酸的细胞毒性

多奈哌齐是治疗阿尔茨海默病及相关痴呆最广泛使用的 AChEI 之一。Shen 等的研究小组报道，除了上调 PI3K-Akt 通路外，多奈哌齐还有另一种神经保护机制，即在原代大鼠神经元培养中刺激 α7 nAChR 后，通过下调 NMDA 受体来降低谷氨酸毒性（Shen et al. 2010）。

8.2.6　多奈哌齐直接作用于小胶质细胞，抑制其炎症激活

Hwang 等报道 5～20μmol/L 多奈哌齐可降低培养小胶质细胞中一氧化氮和 TNF-α 的产生，并抑制小胶质细胞培养中诱导型一氧化氮合酶、白介素-1β 和 TNF-α 的基因表达。他们还证实多奈哌齐抑制小胶质细胞系中的炎症 NF-κB 信号转导（Hwang et al. 2010）。

8.2.7 AD 样小鼠模型中小胶质细胞 CD68 和 α7nAChR 表达的时间变化

　　如上所示，活化的小胶质细胞参与了 Aβ 的清除，而刺激小胶质细胞中的 α7 nAChR 可以增强 Aβ 的清除。然而，小胶质细胞和其中的 α7nAChR 在 AD 中的影响尚不清楚。本研究旨在通过对 AD 小鼠模型的免疫组化研究，评估 Aβ、小胶质细胞、神经元、突触前和 α7nAChR 的时间变化，收集基础数据，以考虑小胶质细胞是否为 AD 治疗的潜在靶点和治疗干预的适当时间。在 Aβ 注射的 AD 小鼠模型中，我们观察到 CD68 阳性小胶质细胞在 Aβ 沉积部位的早期积累和 Aβ 的逐渐减少。小胶质细胞与 Aβ 沉积密切相关，并参与了 Aβ 的清除。在 AD 转基因小鼠模型中，我们观察到从 6 个月大开始 Aβ 沉积增加，随后在 Aβ 沉积部位的小胶质细胞积累逐渐增加。在 APdE9 小鼠中，激活的小胶质细胞呈现两步转变：在 6～9 月龄时 CD68 呈阴性激活形式，在 12 月龄时 CD68 呈阳性形式。小胶质细胞中 α7 nAChR 水平在 6 月龄第一次激活时显著升高，随着 Aβ 沉积的增加逐渐降低。这些发现提示 APdE9 小鼠小胶质细胞的早期激活与小胶质细胞中 α7 nAChR 上调有关。这些新发现对于 AD 新治疗策略的发展具有重要意义（Matsumura et al. 2015）。

8.3　帕金森病和 nAChRs

8.3.1 nAChR 增强显示多巴胺能神经元对鱼藤酮细胞毒性的保护作用

　　鱼藤酮是一种天然产生的复杂的酮类农药，从长叶栎属植物的根部提取。它可以在不借助包括血脑屏障（BBB）在内的转运体的情况下快速穿过细胞膜。鱼藤酮是一种很强的复合物 I 抑制剂，它位于线粒体膜的内部，突出到基质中。2000 年,Betarbet 等(2000)通过大鼠模型证明,慢性全身暴露于鱼藤酮会导致 PD 的许多特征,包括黑质纹状体多巴胺能系统中缓慢进展的多巴胺神经元丢失,以及主要是 α-突触核蛋白聚集的路易体样颗粒(Mizuno et al. 1998;Inden et al. 2007)。鱼藤酮是一种线粒体复合物Ⅰ抑制剂。急性致死剂量的鱼藤酮消除细胞的线粒体呼吸系统,导致缺氧状态,立即导致细胞死亡。在亚致死剂量下,它导致线粒体复合物Ⅰ的部分抑制,在这种情况下,线粒体功能障碍导致氧化应激增加,ATP 生成减少,未折叠蛋白聚集增加,然后激活凋亡通路,导致神经元细胞死亡(Betarbet et al. 2000),类似 PD 中的多巴胺能神经变性。

在培养的大鼠胎儿中脑神经元中,暴露于鱼藤酮 48h 引起剂量依赖性神经毒性,多巴胺能神经元比其他神经元细胞更明显。这一结果表明,多巴胺能神经元更容易受到鱼藤酮引起的神经毒性。同时给药烟碱导致多巴胺能神经元活力的剂量依赖性增加。这种神经保护作用被 100μmol/L 美加明抑制,它是一种广谱的 nAChRs 抑制剂:100nmol/L αBuTx 和 1μmol/L DHβE。因此,烟碱诱导的神经保护通过 nAChR 发生,特别是通过 α7 和 α4β2 受体。此外,烟碱神经保护被 LY294002(PI3K 抑制剂)和曲西明(AKT/PKB 抑制剂)抑制。这意味着烟碱可以激活 PI3K-AKT/PKB 通路,增加中脑多巴胺能细胞的存活,对抗鱼藤酮诱导的细胞死亡(Takeuchi et al. 2009)。从我们之前的研究中,知道 PI3K-AKT/PKB 通路会导致 Bcl-2 的上调和神经保护(Akaike et al. 2010;Shimohama 2009)。我们证实,口服鱼藤酮(30mg/kg,持续 28 天)处理的小鼠模型显示运动障碍,黑质多巴胺能细胞死亡,纹状体神经终端/轴突丢失。这些发现与之前一些关于鱼藤酮 PD 模型的报告有关(Schmidt and Alam 2006;Ravenstijn et al. 2008)。同时皮下注射烟碱[0.21mg/(kg·d)]可防止鱼藤酮治疗小鼠的黑质运动障碍和多巴胺能神经元细胞丢失。

8.3.2 nAChR 增强显示多巴胺能神经元对 6-OHDA 诱导的半巴金森啮齿动物模型的保护作用

Ungerstedt 在 1971 年描述了 6-羟多巴胺(6-OHDA)的强神经毒性作

用，该研究提出了第一个使用化学制剂产生帕金森病动物模型的例子（Ungerstedt 1971）。由于 6-OHDA 不能穿过血脑屏障，全身给药不能诱发帕金森病。该诱导模型需要将 6-OHDA 注射到 SN、内侧前脑束和纹状体中。纹状体内注射 6-OHDA 可导致 VTA 和黑质的进行性逆行性神经元变性。

Costa 等评估了烟碱对 6-OHDA 诱导的半帕金森大鼠模型的神经保护作用。在 SN 中注射 6μg 6-OHDA 后，纹状体中的多巴胺水平下降了近一半。6-OHDA 在注射前 4h 和注射后 20h、44h、68h 重复皮下注射烟碱可显著防止纹状体多巴胺损失，并可恢复 nAChR 拮抗剂的保护作用。6-OHDA 注射前后烟碱一次性给药不能达到保护作用（Costa et al. 2001）。

采用 6-OHDA 诱导的大鼠半帕金森模型，评价加兰他敏和烟碱的神经保护作用。大鼠单侧 SN 注射 32nmol 6-OHDA，加或不加 4～120nmol 加兰他敏和/或 120nmol 烟碱。虽然单独注射加兰他敏不能抑制甲基安非他明刺激的旋转行为和 6-OHDA 诱导的多巴胺能神经元损失，但单独注射烟碱能中度抑制这些行为。此外，6-OHDA 诱导的神经元损失和旋转行为被加兰他敏和烟碱联合注射协同抑制。这些保护作用被一种 nAChR 拮抗剂美加明所破坏。α7 nAChR 在大鼠黑质致密区（SNpc）多巴胺能神经元和非多巴胺能神经元均有表达。加兰他敏与烟碱联用可显著抑制 6-OHDA 诱导的 α7nAChR 免疫阳性多巴胺能神经元的减少。这些结果表明，加兰他敏可以协同增强烟碱对 6-OHDA 通过对 α7nAChR 激活的变构调节诱导的多巴胺能神经元损失的神经保护作用（Yanagida et al. 2008）。

为了探索一种通过增强 α7 nAChR 治疗 PD 的新方法，我们在 6-OHDA 诱导的半帕金森模型大鼠中评估 DMXBA 的神经保护作用。大鼠黑质纹状体通路微量注射 6-OHDA 选择性破坏多巴胺能神经元。DMXBA 剂量依赖性地抑制甲基安非他明刺激的旋转行为和 6-OHDA 诱导的多巴胺能神经元损失。α7 nAChR 拮抗剂甲基枸橼酸盐水合物的保护作用被破坏。免疫组织化学研究证实，多巴胺能神经元胞浆中有丰富的 α7 nAChR 表达。这些结果表明，DMXBA 通过刺激多巴胺神经元中 α7 nAChR 防止 6-OHDA 诱导的多巴胺能神经元损失。注射 6-OHDA 可提高大鼠黑质致密神经胶质标记物的免疫反应性，如电离钙结合适配器分子 1、CD68 和胶质原纤维酸性蛋白。同时注射 DMXBA 可明显抑制免疫反应活性。静息态和激活态的小胶质细胞也表达 α7 nAChR。因此，我们假设 DMXBA 同时影响小胶质细胞和多巴胺能神经元，两种行为都导致多巴胺能神经保护。DMXBA 可减弱 6-OHDA 诱导的帕金森病大鼠模型中的多巴胺能神经退行性病变和神经胶质激活，这一发现提高了 DMXBA 可能成为一种预防帕金森病发展的新型治疗化合物的可能性（Suzuki et al. 2013）（图 8.4）。

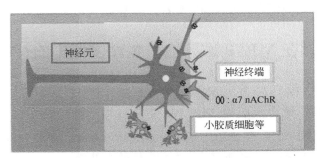

图 8.4　nAChR 介导的神经元保护途径：对神经元的直接影响，和对小胶质细胞的间接作用对抗 6-OHDA 诱导的偏侧帕金森病啮齿动物模型

我们假设 DMXBA 同时影响小胶质细胞和多巴胺能神经元，这两种作用都导致多巴胺能神经保护

8.3.3　加兰他敏对黑质纹状体末梢 α4 nAChR 的调节作用调节多巴胺受体介导的旋转行为

本研究旨在评价加兰他敏在黑素 6-OHDA 单侧注射半帕金森大鼠模型中对黑素多巴胺能神经元功能 nAChR 调节的变构效应。甲基苯丙胺，一种多巴胺释放剂，诱导同侧旋转，而多巴胺激动剂阿普芬（一种非选择性多巴胺受体激动剂）、SKF38393（一种选择性多巴胺 D1 受体激动剂）和喹匹罗（一种选择性多巴胺 D2 受体激动剂）诱导对侧旋转。当注射 6-OHDA 的大鼠与诺米芬辛（一种多巴胺转运体抑制剂）共同治疗时，观察到烟碱和加兰他敏更明显和显著的影响。在这些条件下，诺米芬辛与烟碱或加兰他敏联合诱导了同侧旋转，类似于甲基苯丙胺诱导的旋转行为，表明烟碱和加兰他敏也诱导了纹状体末端释放多巴胺。烟碱和加兰他敏诱导的旋转都被氟苯硫酚（D1 和 D2 多巴胺受体的拮抗剂）和美加明（nAChRs

的拮抗剂）显著阻断，表明加兰他敏对纹状体多巴胺能终末 nAChRs 的调节调节了多巴胺受体介导的运动。免疫组织化学染色显示，α4 nAChRs 在纹状体多巴胺能末梢高表达，而 α7 nAChRs 未检测到。DHβE 预处理显著抑制烟碱和加兰他敏诱导的旋转行为，而甲基茄碱预处理无效。α4 nAChR 激动剂 ABT-418 诱导同侧旋转，而 α7 nAChR 激动剂 PNU282987 对同侧旋转无显著影响。这些结果表明加兰他敏可以通过黑质纹状体多巴胺末端 α4 nAChRs 的变构调节增强纹状体多巴胺释放（Inden et al. 2016）。

8.3.4 烟碱在 MPTP 诱导的帕金森模型中的神经保护作用

在 1979 年和 1983 年，MPTP 最初被认定为一种强神经毒素，当时海洛因成瘾者意外地自我服用 MPTP，并发展为一种与特发性 PD 无法区分的急性帕金森症（Davis et al. 1979；Langston et al. 1983）。海洛因成瘾者 MPTP 中毒的悲惨结果导致了 MPTP 诱导的啮齿类动物和非人类灵长类动物 PD 模型的发展。Jeyarasasingam 等报道了将大鼠原代中脑培养物暴露于 10^{-7}mol/L 和 10^{-4}mol/L 烟碱中，部分地保护了 1-甲基-4-苯基吡啶（MPP$^+$）引起的多巴胺能神经毒性。在 MPP$^+$ 给药前，烟碱预暴露 24h 可观察到最佳的保护作用。他们还表明烟碱保护是由非 α7 nAChR 刺激介导的，而非通过 α7 nAChR 刺激（Jeyarasingam et al. 2002）。Junyent 等报道了 MPP$^+$ 处理的小脑颗粒细胞培养中两种促生存通路 AKT 通路和 JAK2/STAT3 通路的比较。他们的数据表明，MPP$^+$ 治疗小脑颗粒细胞减少了这两种生存途径。STAT3 的丢失可能是参与对抗 MPP$^+$ 的神经保护的信号通路，而 AKT 激活，使用 PTEN 抑制剂，在神经保护中没有发挥显著作用（Junyent et al. 2010）。

在 MPTP 诱导的动物模型中，烟碱的神经保护作用并不一致，这可能与实验方法不同有关。除了少量的负面报道（Behmand，Harik 1992），几个独立的研究小组证实了烟碱对啮齿动物 MPTP 的神经保护作用。烟碱预处理是必要的，在 MPTP 诱导的大鼠和灵长类动物模型中，烟碱处理后没有显示任何神经保护作用。有许多报道认为吸烟对 MPTP 细胞毒性的神经保护作用是通过抑制单胺氧化酶 B（MAO-B）将 MPTP 转化为活性 MPP$^+$。

但由于烟碱并不抑制大脑 MAO-B，因此烟碱对 MPTP 细胞毒性的神经保护并不是通过 MAO-B 抑制介导的。通过增加多巴胺释放阻断 MPP$^+$进入多巴胺能细胞可能是其保护作用的原因。Jasons 等（1992）报道，通过微型泵慢性输注烟碱可使小鼠 MPTP 诱导的多巴胺能神经毒性发生剂量相关的增强，这可能是由 nAChR 对慢性烟碱暴露脱敏失败引起的（Parain et al. 2001，2003）。关于灵长类动物模型，只有一组研究 MPTP 诱导的灵长类 PD 运动缺陷模型中烟碱诱导的神经元保护的论文（Quik et al. 2006a，b；Bordia et al. 2006；Huang et al. 2009）。在他们的报道中，只有在 MPTP 暴露前口服烟碱，才观察到神经保护作用。Decamp 和 Schneider 建立了稳定的认知缺陷灵长类模型，注射低剂量 MPTP（0.025~0.10 mg/kg），持续时间为 98~158 天，没有显著运动障碍的混淆效应。他们研究了烟碱、左多巴和 SIB-1553A（α4β4 nAChR 受体激动剂）对空间延迟反应任务表现的影响，报告称烟碱和 siba-1153a 提高了表现，而左多巴受损（Decamp and Schneider 2009）。

8.4 通过四种途径增强 nAChR 的神经保护作用
（Kawamata and Shimohama 2011）

8.4.1 PI3K/AKT 通路

我们的研究表明，nAChR 刺激保护神经元免受 Aβ、谷氨酸、鱼藤酮和 6-OHDA 诱导的神经毒性。从实验数据来看，我们对 nAChR 介导的生存信号转导机制的假设如下：α7 nAChR 的激活刺激 Src 家族，从而激活产生 PI3K。PI3K 磷酸化 AKT，导致 Bcl-2 和 Bcl-x 上调。α4β2 nAChR 刺激也可引起神经保护级联反应，但不直接参与 PI3K 系统。

8.4.2 JAK2/STAT3 途径

其他研究小组提出烟碱的其他特性是抗炎潜力和主要通过 α7 nAChR

调节先天免疫通路。烟碱通过 α7 nAChR 相互作用对激活的免疫细胞、巨噬细胞、小胶质细胞和神经元发挥抗炎作用。激活的 α7 nAChR 与 JAK2 结合，触发 JAK2/STAT3 通路干扰 TLR 诱导的 NF-κB 的活化，而 NF-κB 负责促炎细胞因子转录（Cui and Li 2010）。

8.4.3　MEK/ERK 路径

几个研究小组也强调了 MEK/ERK 通路在烟碱神经保护中的重要性（Buckingham et al. 2009；Wang et al. 2003）。Dajas-Bailador 等报道了烟碱刺激通过 α7 nAChR 和 Raf-1/MEK/ERK 信号通路导致 PKA 激活（Dajas-Bailador et al. 2002）。另一组研究表明，随着 Ras/Raf-1/MEK/ERK 级联反应的逐步激活，STAT3 的表达上调，从而增加了人口腔角化细胞中 JAK2/STAT3 通路的细胞质浓度（Arredondo et al. 2006）。

8.4.4　小胶质细胞 CaM/CaMKII/Aβ 吞噬途径

除了已知的三种神经保护通路外，我们发现通过 nAChR 增强介导的小胶质细胞 Aβ 清除作用应该具有特别的重要性，特别是在 AD 治疗中（Takata et al. 2010）。

8.5　结论

靶向增强 nAChR 是迄今为止最实用的治疗 AD 的替代方法之一。根据流行病学和实验研究结果，不同于正在进行的多巴胺补充治疗，临床用烟碱对治疗 PD（帕金森病）的增强被认为是很有前景的策略。本文深入研究了烟碱刺激诱导的神经保护作用的潜在机制，并阐明了三种神经元存活信号转导。最近，小胶质细胞 CaM/CaMKII/Aβ 吞噬通路被证明是 AD 模型中另一个重要的神经保护通路。结合其他正在开发的治疗方法，增强 nAChR 将保持其作为安全和实用的治疗替代品的地位，以对抗神经退行性疾病（如 AD 和 PD）的进展。

致谢：这项工作得到了日本科学促进协会（JSPS）KAKENHI 15K09840（J.K.）和 16H05279（S.S.），以及日本医学研究与发展机构（AMED）的 Orange MCI（S.S.）和吸烟研究基金会（No. 1503837，S.S.）的部分支持。

参考文献

Akaike A, Tamura Y, Yokota T, Shimohama S, Kimura J (1994) Nicotine-induced protection of cultured cortical neurons against *N*-methyl-D-aspartate receptor-mediated glutamate cytotoxicity. Brain Res 644: 181-187.

Akaike A, Takada-Takatori Y, Kume T, Izumi Y (2010) Mechanisms of neuroprotective effects of nicotine and acetylcholinesterase inhibitors: role of α4 and α7 receptors in neuroprotection. J Mol Neurosci 40: 211-216.

Arredondo J, Chernyavsky AI, Jolkovsky DL, Pinkerton KE, Grando SA (2006) Receptor-mediated tobacco toxicity: cooperation of the Ras/Raf-1/MEK1/ERK and JAK-2/STAT-3 pathways downstream of alpha7 nicotinic receptor in oral keratinocytes. FASEB J 20: 2093-2101.

Behmand RA, Harik SI (1992) Nicotine enhances 1-methyl-4-phenyl-1,2,3,6- tetrahydropyridine neurotoxicity. J Neurochem 58: 776-779.

Betarbet R, Sherer TB, MacKenzie G, Garcia-Osuna M, Panov AV, Greenamyre JT (2000) Chronic systemic pesticide exposure reproduces features of Parkinson's disease. Nat Neurosci 3: 1301-1306.

Bigl V, Woolf NJ, Butcher LL (1982) Cholinergic projections from the basal forebrain to frontal, parietal, temporal, occipital, and cingulate cortices: a combined fluorescent tracer and acetylcholinesterase analysis. Brain Res Bull 8: 205-211.

Bordia T, Parameswaran N, Fan H, Langston JW, McIntosh JM, Quik M (2006) Partial recovery of striatal nicotinic receptors in 1-methyl-4-phenyl-1,2,3,6-tetrahydropyridine (MPTP)-lesioned monkeys with chronic oral nicotine. J Pharmacol Exp Ther 319: 285-292.

Bordia T, Grady SR, McIntosh JM, Quik M (2007) Nigrostriatal damage preferentially decreases a subpopulation of α6β2* nAChRs in mouse, monkey, and Parkinson's disease striatum. Mol Pharmacol 72: 52-61.

Buckingham SD, Jones AK, Brown LA, Sattelle DB (2009) Nicotinic acetylcholine receptor signalling: roles in Alzheimer's disease and amyloid neuroprotection. Pharmacol Rev 61: 39-61.

Champtiaux N, Gotti C, Cordero-Erausquin M, David DJ, Przybylski C, Léna C, Clementi F, Moretti M, Rossi FM, Le Novère N, McIntosh JM, Gardier AM, Changeux JP (2003) Subunit composition of functional nicotinic receptors in dopaminergic neurons investigated with knock-out mice. J Neurosci 23: 7820-7829.

Choi DW (1988) Calcium-mediated neurotoxicity: relationship to specific channel types and role in ischemic damage. Trends Neurosci 11: 465-469.

Citron M, Oltersdorf T, Haass C, McConlogue L, Hung AY, Seubert P, Vigo-Pelfrey C, Lieberburg I, Selkoe DJ (1992) Mutation of the β-amyloid precursor protein in familial Alzheimer's disease increases β-protein production. Nature 360: 672-674.

Clarke PB, Schwartz RD, Paul SM, Pert CB, Pert A (1985) Nicotinic binding in rat brain: autoradiographic comparison of [3H]acetylcholine, [^{3}H]nicotine, and [^{125}I]-α-bungarotoxin. J Neurosci 5: 1307-1315.

Cormier A, Morin C, Zini R, Tillement J, Lagrue G (2003) Nicotine protects rat brain mitochondria against experimental injuries. Neuropharmacology 44: 642-652.

Costa G, Abin-Carriquiry JA, Dajas F (2001) Nicotine prevents striatal dopamine loss produced by 6-hydroxydopamine lesion in the substantia nigra. Brain Res 888: 336-342.

Court JA, Martin-Ruiz C, Graham A, Perry E (2000) Nicotinic receptors in human brain: topography and pathology. J Chem Neuroanat 20: 281-298.

Cui WY, Li MD (2010) Nicotinic modulation of innate immune pathways via α7 nicotinic acetylcholine receptor. J Neuroimmune Pharmacol 5: 479-488.

Dajas-Bailador FA, Soliakov L, Wonnacott S (2002) Nicotine activates the extracellular signal-regulated kinase 1/2 via the alpha7 nicotinic acetylcholine receptor and protein kinase A, in SH-SY5Y cells and hippocampal neurones. J Neurochem 80: 520-530.

Davis GC, Williams AC, Markey SP, Ebert MH, Caine ED, Reichert CM, Kopin IJ (1979) Chronic Parkinsonism secondary to intravenous injection of meperidine analogues. Psychiatry Res 1: 249-254.

Dawson VL, Dawson TM, London ED, Bredt DS, Snyder SH (1991) Nitric oxide mediates glutamate neurotoxicity in primary cortical cultures. Proc Natl Acad Sci USA 88: 6368-6371.

De Fusco M, Becchetti A, Patrignani A, Annesi G, Gambardella A, Quattrone A, Ballabio A, Wanke E, Casari G (2000) The nicotinic receptor β2 subunit is mutant in nocturnal frontal lobe epilepsy. Nat Genet 26: 275-276.

De Reuck J, De Weweire M, Van Maele G, Santens P (2005) Comparison of age of onset and development of motor complications between smokers and non-smokers in Parkinson's disease. J Neurol Sci 231: 35-39.

Decamp E, Schneider JS (2009) Interaction between nicotinic and dopaminergic therapies on cognition in a chronic Parkinson model. Brain Res 1262: 109-114

del Peso L, Gonzalez-Garcia M, Page C, Herrera R, Nunez G (1997) Interleukin-3-induced phosphorylation of BAD through the protein kinase Akt. Science 278: 687-689.

Dineley KT, Xia X, Bui D, Sweatt JD, Zheng H (2002) Accelerated plaque accumulation, associative learning deficits, and up-regulation of α7 nicotinic receptor protein in transgenic mice co-expressing mutant human presenilin 1 and amyloid precursor proteins. J Biol Chem 277: 22768-22780.

Dorn HF (1959) Tobacco consumption and mortality from cancer and other diseases. Public Health Rep 74: 581-593.

Drenan RM, Grady SR, Whiteaker P, McClure-Begley T, McKinney S, Miwa JM, Bupp S, Heintz N, McIntosh JM, Bencherif M, Marks MJ, Lester HA (2008) In vivo activation of midbrain dopamine neurons via sensitized, high-affinity α6 nicotinic acetylcholine receptors.

Neuron 60: 123-136.

Du F, Li R, Huang Y, Li X, Le W (2005) Dopamine D3 receptor-preferring agonists induce neurotrophic effects on mesencephalic dopamine neurons. Eur J Neurosci 22: 2422-2430.

Fujita M, Ichise M, Zoghbi SS, Liow JS, Ghose S, Vines DC, Sangare J, Lu JQ, Cropley VL, Iida H, Kim KM, Cohen RM, Bara-Jimenez W, Ravina B, Innis RB (2006) Widespread decrease of nicotinic acetylcholine receptors in Parkinson's disease. Ann Neurol 59: 174-177.

Giannakopoulos P, Hof PR, Kövari E, Vallet PG, Herrmann FR, Bouras C (1996) Distinct patterns of neuronal loss and Alzheimer's disease lesion distribution in elderly individuals older than 90 years. J Neuropathol Exp Neurol 55: 1210-1220.

Gotti C, Fornasari D, Clementi F (1997) Human neuronal nicotinic receptors. Prog Neurobiol 53: 199-237.

Grady SR, Salminen O, Laverty DC, Whiteaker P, McIntosh JM, Collins AC, Marks MJ (2007) The subtypes of nicotinic acetylcholine receptors on dopaminergic terminals of mouse striatum. Biochem Pharmacol 74: 1235-1246.

Guan ZZ, Nordberg A, Mousavi M, Rinne JO, Hellström-Lindahl E (2002) Selective changes in the levels of nicotinic acetylcholine receptor protein and of corresponding mRNA species in the brains of patients with Parkinson's disease. Brain Res 956: 358-366.

Hardy J (2010) . Genetic analysis of pathways to Parkinson disease. Neuron 68: 201-206.

Harris ME, Wang Y, Pedigo NWJ, Hensley K, Butterfield DA, Carney JM (1996) Amyloid β peptide (25-35) inhibits Na^+-dependent glutamate uptake in rat hippocampal astrocyte cultures. J Neurochem 67: 277-286.

Hartley DM, Choi DW (1989) Delayed rescue of N-methyl-D-aspartate receptor-mediated neuronal injury in cortical culture. J Pharmacol Exp Ther 250: 752-758.

Huang LZ, Parameswaran N, Bordia T, Michael McIntosh J, Quik M (2009) Nicotine is neuroprotective when administered before but not after nigrostriatal damage in rats and monkeys. J Neurochem 109: 826-837.

Hunter BE, de Fiebre CM, Papke RL, Kem WR, Meyer EM (1994) A novel nicotinic agonist facilitates induction of long-term potentiation in the rat hippocampus. Neurosci Lett 168: 130-134.

Hwang J, Hwang H, Lee HW, Suk K (2010) Microglia signaling as a target of donepezil. Neuropharmacology 58: 1122-1129.

Inden M, Kitamura Y, Takeuchi H, Yanagida T, Takata K, Kobayashi Y, Taniguchi T, Yoshimoto K, Kaneko M, Okuma Y, Taira T, Ariga H, Shimohama S (2007) Neurodegeneration of mouse nigrostriatal dopaminergic system induced by repeated oral administration of rotenone is prevented by 4-phenylbutyrate, a chemical chaperone. J Neurochem 101: 1491-1504.

Inden M, Takata K, Yanagisawa D, Ashihara E, Tooyama I, Shimohama S, Kitamura Y (2016) α4 nicotinic acetylcholine receptor modulated by galantamine on nigrostriatal terminals regulates dopamine receptor-mediated rotational behavior. Neurochem Int 94: 74-81.

Iravani M, Haddon C, Cooper J, Jenner P, Schapira A (2006) Pramipexole protects against MPTP toxicity in non-human primates. J Neurochem 96: 1315-1321.

Janson AM, Fuxe K, Goldstein M (1992) Differential effects of acute and chronic nicotine treatment on MPTP- (1-methyl-4-phenyl-1,2,3,6-tetrahydropyridine) induced degeneration of nigrostriatal dopamine neurons in the black mouse. Clin Investig 70: 232-238.

Jensen M, Schröder J, Blomberg M, Engvall B, Pantel J, Ida N, Basun H, Wahlund LO, Werle E, Jauss M, Beyreuther K, Lannfelt L, Hartmann T (1999) Cerebrospinal fluid Aβ42 is increased early in sporadic Alzheimer's disease and declines with disease progression. Ann Neurol 45: 504-511.

Jeyarasasingam G, Tompkins L, Quik M (2002) Stimulation of non-α7 nicotinic receptors partially protects dopaminergic neurons from 1-methyl-4-phenylpyridinium-induced toxicity in culture. Neuroscience 109: 275-285.

Junyent F, Alvira D, Yeste-Velasco M, de la Torre AV, Beas-Zarate C, Sureda FX, Folch J, Pallàs M, Camins A, Verdaguer E (2010) Prosurvival role of JAK/STAT and Akt signaling pathways in MPP+-induced apoptosis in neurons. Neurochem Int 57: 774-782.

Kaneko S, Maeda T, Kume T, Kochiyama H, Akaike A, Shimohama S, Kimura J (1997) Nicotine protects cultured cortical neurons against glutamate-induced cytotoxicity via α7-neuronal receptors and neuronal CNS receptors. Brain Res 765: 135-140.

Kawamata J, Shimohama S (2002) Association of novel and established polymorphisms in neuronal nicotinic acetylcholine receptors with sporadic Alzheimer's disease. J Alzheimers Dis 4: 71-76.

Kawamata J, Shimohama S (2011) Stimulating nicotinic receptors trigger multiple pathways attenuating cytotoxicity in models of Alzheimer's and Parkinson's diseases. J Alzheimers Dis 24 (Suppl 2): 95-109.

Kihara T, Shimohama S, Sawada H, Kimura J, Kume T, Kochiyama H, Maeda T, Akaike A (1997) Nicotinic receptor stimulation protects neurons against β-amyloid toxicity. Ann Neurol 42: 159-163.

Kihara T, Shimohama S, Urushitani M, Sawada H, Kimura J, Kume T, Maeda T, Akaike A (1998) Stimulation of α4β2 nicotinic acetylcholine receptors inhibits β-amyloid toxicity. Brain Res 792: 331-334.

Kihara T, Shimohama S, Honda K, Shibasaki H, Akaike A (2000) Neuroprotective effect of nicotinic agonists via PI3 kinase cascade against glutamate cytotoxicity enhanced by β amyloid. Neurology 54 (Suppl 3): A367.

Kihara T, Shimohama S, Sawada H, Honda K, Nakamizo T, Shibasaki H, Kume T, Akaike A (2001) α7 nicotinic receptor transduces signals to phosphatidylinositol 3-kinase to block A β-amyloid-induced neurotoxicity. J Biol Chem 276: 13541-13546.

Kihara T, Sawada H, Nakamizo T, Kanki R, Yamashita H, Maelicke A, Shimohama S (2004) Galantamine modulates nicotinic receptor and blocks Aβ-enhanced glutamate toxicity. Biochem Biophys Res Commun 325: 976-982.

Langston JW, Ballard P, Tetrud JW, Irwin I (1983) Chronic Parkinsonism in humans due to a product of meperidine-analog synthesis. Science 219: 979-980.

Le Novère N, Zoli M, Changeux JP (1996) Neuronal nicotinic receptor α 6 subunit mRNA is selectively concentrated in catecholaminergic nuclei of the rat brain. Eur J Neurosci 8: 2428-2439.

Lindstrom J, Anand R, Peng X, Gerzanich V, Wang F, Li Y (1995) Neuronal nicotinic receptor subtypes. Ann N Y Acad Sci 757: 100-116.

Maelicke A, Samochocki M, Jostock R, Fehrenbacher A, Ludwig J, Albuquerque EX, Zerlin M (2001) Allosteric sensitization of nicotinic receptors by galantamine, a new treatment strategy for Alzheimer's disease. Biol Psychiatry 49: 279-288.

Mann V, Cooper J, Krige D, Daniel S, Schapira A, Marsden C (1992) Brain, skeletal muscle and platelet homogenate mitochondrial function in Parkinson's disease. Brain 115 (Pt. 2): 333-342.

Maragos WF, Greenamyre JT, Penney JB, Young AB (1986) Glutamate dysfunction in Alzheimer's disease: an hypothesis. Trends Neurosci 10: 65-68.

Matsumura A, Suzuki S, Iwahara N, Hisahara S, Kawamata J, Suzuki H, Yamauchi A, Takata K, Kitamura Y, Shimohama S (2015) Temporal changes of CD68 and α7 nicotinic acetylcholine receptor expression in microglia in Alzheimer's disease-like mouse models. J Alzheimers Dis 44: 409-423.

Matsuzaki H, Tamatani M, Mitsuda N, Namikawa K, Kiyama H, Miyake S, Tohyama M (1999) Activation of Akt kinase inhibits apoptosis and changes in Bcl-2 and Bax expression induced by nitric oxide in primary hippocampal neurons. J Neurochem 73: 2037-2046.

Mattson MP (1988) Neurotransmitters in the regulation of neuronal cytoarchitecture. Brain Res Rev 13: 179-212.

Meldrum B, Garthwaite J (1990) Excitatory amino acid neurotoxicity and neurodegenerative disease. Trends Pharmacol Sci 11: 379-387

Mesulam MM, Mufson EJ, Levey AI, Wainer BH (1983) Cholinergic innervation of cortex by the basal forebrain: cytochemistry and cortical connections of the septal area, diagonal band nuclei, nucleus basalis (substantia innominata) and hypothalamus in the rhesus monkey. J Comp Neurol 214: 170-197.

Meyer EM, Tay ET, Papke RL, Meyers C, Huang GL, de Fiebre CM (1997) 3-[2,4-Dimethoxy-benzylidene]anabaseine (DMXB) selectively activates rat α7 receptors and improves memory-related behaviors in a mecamylamine-sensitive manner. Brain Res 768: 49-56.

Mizuno Y, Yoshino H, Ikebe S, Hattori N, Kobayashi T, Shimoda-Matsubayashi S, Matsumine H, Kondo T (1998) Mitochondrial dysfunction in Parkinson's disease. Ann Neurol 44 (3 Suppl 1): S99-S109.

Morens D, Grandinetti A, Reed D, White L, Ross G (1995) Cigarette smoking and protection from Parkinson's disease: false association or etiologic clue? Neurology 45: 1041-1051.

Obeso JA, Rodriguez-Oroz MC, Goetz CG, Marin C, Kordower JH, Rodriguez M, Hirsch EC, Farrer M, Schapira AH, Halliday G (2010) Missing pieces in the Parkinson's disease puzzle. Nat Med 16: 653-661.

Parain K, Marchand V, Dumery B, Hirsch E (2001) Nicotine, but not cotinine, partially protects dopaminergic neurons against MPTP-induced degeneration in mice. Brain Res 890: 347-350.

Parain K, Hapdey C, Rousselet E, Marchand V, Dumery B, Hirsch EC (2003) Cigarette smoke and nicotine protect dopaminergic neurons against the 1-methyl-4-phenyl-1,2,3,6-tetrahydro-pyridine Parkinsonian toxin. Brain Res 984: 224-232.

Parker W Jr, Boyson S, Parks J (1989) Abnormalities of the electron transport chain in idiopathic Parkinson's disease. Ann Neurol 26: 719-723.

Quik M (2004) Smoking, nicotine and Parkinson's disease. Trends Neurosci 27: 561-568.

Quik M, Chen L, Parameswaran N, Xie X, Langston J, McCallum SE (2006a) Chronic oral nicotine normalizes dopaminergic function and synaptic plasticity in 1-methyl-4-phenyl-1,2,3,6-tetrahydropyridine-lesioned primates. J Neurosci 26: 4681-4689.

Quik M, Parameswaran N, McCallum SE, Bordia T, Bao S, McCormack A, Kim A, Tyndale RF, Langston JW, Di Monte DA (2006b) Chronic oral nicotine treatment protects against striatal degeneration in MPTP-treated primates. J Neurochem 98: 1866-1875.

Raskind MA, Peskind ER, Truyen L, Kershaw P, Damaraju CV (2004) The cognitive benefits of galantamine are sustained for at least 36 months: a long-term extension trial. Arch Neurol 61: 252-256

Ravenstijn PG, Merlini M, Hameetman M, Murray TK, Ward MA, Lewis H, Ball G, Mottart C, de Ville de Goyet C, Lemarchand T, van Belle K, O'Neill MJ, Danhof M, de Lange EC (2008) The exploration of rotenone as a toxin for inducing Parkinson's disease in rats, for application in BBB transport and PK-PD experiments. J Pharmacol Toxicol Methods 57: 114-130.

Rosser MN, Svendsen C, Hunt SP, Mounjoy CQ, Roth M, Iversen LL (1982) The substantia innominata in Alzheimer's disease: a histochemical and biochemical study of cholinergic marker enzymes. Neurosci Lett 28: 217-222.

Schmidt WJ, Alam M (2006) Controversies on new animal models of Parkinson's disease pro and con: the rotenone model of Parkinson's disease (PD) . J Neural Transm Suppl 70: 273-276.

Shen H, Kihara T, Hongo H, Wu X, Kem WR, Shimohama S, Akaike A, Niidome T, Sugimoto H (2010) Neuroprotection by donepezil against glutamate excitotoxicity involves stimulation of α7 nicotinic receptors and internalization of NMDA receptors. Br J Pharmacol 161: 127-139.

Shimohama S (2009) Nicotinic receptor-mediated neuroprotection in neurodegenerative disease models. Biol Pharm Bull 32: 332-336.

Shimohama S, Taniguchi T, Fujiwara M, Kameyama M (1986) Changes in nicotinic and muscarinic cholinergic receptors in Alzheimer-type dementia. J Neurochem 46: 288-293.

Shimohama S, Akaike A, Kimura J (1996) Nicotine-induced protection against glutamate cytotoxicity. Nicotinic cholinergic receptor-mediated inhibition of nitric oxide formation. Ann N Y Acad Sci 777: 356-361.

Shimohama S, Greenwald DL, Shafron DH, Akaika A, Maeda T, Kaneko S, Kimura J, Simpkins CE, Day AL, Meyer EM (1998) Nicotinic α7 receptors protect against glutamate neurotoxicity and neuronal ischemic damage. Brain Res 779: 359-363.

Shimohama S, Sawada H, Kitamura Y, Taniguchi T (2003) Disease model: Parkinson's disease. Trends Mol Med 9: 360-365.

Sidransky E, Nalls MA, Aasly JO, Aharon-Peretz J, Annesi G, Barbosa ER, Bar-Shira A, Berg D, Bras J, Brice A, Chen CM, Clark LN, Condroyer C, De Marco EV, Dürr A, Eblan MJ, Fahn S, Farrer MJ, Fung HC, Gan-Or Z, Gasser T, Gershoni-Baruch R, Giladi N, Griffith A, Gurevich T, Januario C, Kropp P, Lang AE, Lee-Chen GJ, Lesage S, Marder K, Mata IF, Mirelman A,

Mitsui J, Mizuta I, Nicoletti G, Oliveira C, Ottman R, Orr-Urtreger A, Pereira LV, Quattrone A, Rogaeva E, Rolfs A, Rosenbaum H, Rozenberg R, Samii A, Samaddar T, Schulte C, Sharma M, Singleton A, Spitz M, Tan EK, Tayebi N, Toda T, Troiano AR, Tsuji S, Wittstock M, Wolfsberg TG, Wu YR, Zabetian CP, Zhao Y, Ziegler SG (2009) Multicenter analysis of glucocere- brosidase mutations in Parkinson's disease. N Engl J Med 361: 1651-1661.

Steinlein OK, Mulley JC, Propping P, Wallace RH, Phillips HA, Sutherland GR, Scheffer IE, Berkovic SF (1995) A missense mutation in the neuronal nicotinic acetylcholine receptor α4 subunit is associated with autosomal dominant nocturnal frontal lobe epilepsy. Nat Genet 11: 201-203.

Suzuki S, Kawamata J, Matsushita T, Matsumura A, Hisahara S, Takata K, Kitamura Y, Kem W, Shimohama S (2013) 3-[(2,4-Dimethoxy) benzylidene]-anabaseine dihydrochloride protects against 6-hydroxydopamine-induced parkinsonian neurodegeneration through α7 nicotinic acetylcholine receptor stimulation in rats. J Neurosci Res 91: 462-471.

Takata K, Kitamura Y, Saeki M, Terada M, Kagitani S, Kitamura R, Fujikawa Y, Maelicke A, Tomimoto H, Taniguchi T, Shimohama S (2010) Galantamine-induced amyloid-β clearance mediated via stimulation of microglial nicotinic acetylcholine receptors. J Biol Chem 285: 40180-40191.

Takeuchi H, Yanagida T, Inden M, Takata K, Kitamura Y, Yamakawa K, Sawada H, Izumi Y, Yamamoto N, Kihara T, Uemura K, Inoue H, Taniguchi T, Akaike A, Takahashi R, Shimohama S (2009) Nicotinic receptor stimulation protects nigral dopaminergic neurons in rotenoneinduced Parkinson's disease models. J Neurosci Res 87: 576-585.

Tomita T, Maruyama K, Saido TC, Kume H, Shinozaki K, Tokuhiro S, Capell A, Walter J, Grünberg J, Haass C, Iwatsubo T, Obata K (1997) The presenilin 2 mutation (N141I) linked to familial Alzheimer disease (Volga German families) increases the secretion of amyloid β protein ending at the 42nd (or 43rd) residue. Proc Natl Acad Sci U S A 94: 2025-2030.

Ungerstedt U (1971) Postsynaptic supersensitivity after 6-hydroxy-dopamine induced degeneration of the nigro-striatal dopamine system. Acta Physiol Scand 367 (Suppl): 69-93.

Villafane G, Cesaro P, Rialland A, Baloul S, Azimi S, Bourdet C, Le Houezec J, Macquin-Mavier I, Maison P (2007) Chronic high dose transdermal nicotine in Parkinson's disease: an open trial. Eur J Neurol 12: 1313-1316

Wang HY, Lee DH, D'Andrea MR, Peterson PA, Shank RP, Reitz AB (2000) β-Amyloid (1-42) binds to α7 nicotinic acetylcholine receptor with high affinity. Implications for Alzheimer's disease pathology. J Biol Chem 275: 5626-5632.

Wang HY, Li W, Benedetti NJ, Lee DH (2003) α7 nicotinic acetylcholine receptors mediate β-amyloid peptide-induced tau protein phosphorylation. J Biol Chem 278: 31547-31553.

Whitehouse PJ, Kalaria RN (1995) Nicotinic receptors and neurodegenerative dementing diseases: basic research and clinical implications. Alzheimer Dis Assoc Disord 9: 3-5.

Whitehouse PJ, Price DL, Clark AW, Coyle TT, Delong M (1981) Alzheimer's disease: evidence for a selective loss of cholinergic neurons in the nucleus basalis. Ann Neurol 10: 122-126.

Wirdefeldt K, Gatz M, Pawitan Y, Pedersen N (2005) Risk and protective factors for Parkinson's disease: a study in Swedish twins. Ann Neurol 57: 27-33.

Xie Y, Bezard E, Zhao B (2005) Investigating the receptor-independent neuroprotective mechanisms of nicotine in mitochondria. J Biol Chem 280: 32405-32412.

Yanagida T, Takeuchi H, Kitamura Y, Takata K, Minamino H, Shibaike T, Tsushima J, Kishimoto K, Yasui H, Taniguchi T, Shimohama S (2008) Synergistic effect of galantamine on nicotineinduced neuroprotection in hemiparkinsonian rat model. Neurosci Res 62: 254-261.

Yankner BA, Duffy LK, Kirschner DA (1990) Neurotrophic and neurotoxic effects of amyloid β-protein: reversal by tachykinin neuropeptides. Science 250: 279-282

Zhong LT, Kane DJ, Bredesen DE (1993) BCL-2 blocks glutamate toxicity in neural cell lines. Mol Brain Res 19: 353-355.

第9章

烟碱型乙酰胆碱受体介导的SAK3诱导的神经保护

Kohji Fukunaga[1]，**Yasushi Yabuki**[1]

1   K. Fukunaga (✉), Y. Yabuki
Department of Pharmacology, Graduate School of Pharmaceutical Sciences, Tohoku University,
Sendai, Japan
✉: kfukunaga@m.tohoku.ac.jp

摘要：胆碱能神经传递在中枢神经系统（CNS）的神经元可塑性和细胞存活中起关键作用。乙酰胆碱受体（AChRs）有两种类型，即M受体（mAChRs）和烟碱受体（nAChRs），它们分别通过G蛋白活性和离子内流触发细胞内信号转导。为了评估nAChRs的神经保护机制，我们开发了一种新的nAChR活性调节剂SAK3。最近，我们发现SAK3增强了T型钙通道的活性，促进了嗅球摘除小鼠海马CA1区ACh的释放。在这里，研究观察到SAK3对双侧颈总动脉闭塞（BCCAO）或甲状腺功能减退（甲减）20min的小鼠具有很强的神经保护作用。用α7 nAChR选择性抑制剂MLA［0.50mg/(kg·d)，p.o.］治疗小鼠，可拮抗SAK3介导的对BCCAO小鼠的神经保护和记忆改善。单次给雌性小鼠注射抗Graves病治疗性他巴唑（MMI）可破坏嗅球（OB）肾小球结构，内侧隔区胆碱能神经元大量消失，记忆丧失。慢性长期 SAK3（0.5～1mg/kg，p.o.）给药显著挽救了经MMI治疗的小鼠内侧隔区胆碱能神经元，并改善了这些小鼠的认知缺陷。总体而言，我们的研究表明，在小鼠中，新型nAChR调节剂SAK3可以拯救因短暂缺血和甲状腺功能减退而受损的神经元。我们还阐述了SAK3诱导的神经保护在这两种情况下的共同机制。

关键词：烟碱型乙酰胆碱受体；T型钙通道；神经保护；缺血；甲状腺功能减退症；他巴唑；记忆；阿尔茨海默病

缩略语

Aβ	β-淀粉样蛋白	mAChR	毒蕈碱型乙酰胆碱受体
ACh	乙酰胆碱	nAChRs	烟碱型乙酰胆碱受体
Akt	蛋白激酶 B	OBX	嗅球切除
BCCAO	双侧颈总动脉闭塞	PI3K	磷脂酰肌醇 3-激酶
CNS	中枢神经系统	PKC	蛋白激酶 C
DHβE	二氢-β-刺桐定	RGC	视网膜神经节细胞
ERK	细胞外信号调节激酶	SAK3	8′-甲基-2′,4-二氧代-2-(哌啶-
HO-1	血红素加氧酶 1		1-基)-2′H-螺(环戊烷-1,3′-咪
JAK2	Janus 活化激酶		唑并[1,2-a]吡啶)-2-烯-3-羧
MEC	四甲双环庚胺		酸乙酯
MMI	甲巯咪唑	ST101	螺(咪唑并[1,2-a]吡啶-3,2-吲
MLA	甲基牛扁亭碱		哚)-2(3H)-酮

9.1　引言

　　乙酰胆碱（ACh）是中枢神经系统（CNS）中的一种主要神经递质，通过两种类型的 ACh 受体（AChRs）传递信号：M 受体（mAChRs）和烟碱受体（nAChRs）。而 mAChRs 是 G 蛋白偶联的，nAChRs 是由 5 个亚基组成的配体门控阳离子通道（Zdanowski et al. 2015）。两条 AChR 通路都在学习和记忆中起作用（Melancon et al. 2013；Pandya and Yakel 2013），并在体外和体内模型中的细胞存活中发挥关键作用（Akaike et al. 2010；Tan et al. 2014；Zdanowski et al. 2015）。增加中枢神经系统 ACh 浓度的药物，包括乙酰胆碱酯酶（AChE）抑制剂多奈哌齐、加兰他敏和利凡斯的明，都广泛用于治疗早期阿尔茨海默病（AD）。然而，目前尚不清楚乙酰胆碱酯酶抑制剂的作用是由人脑中的 nAChRs 还是 mAChRs 介导的。我们最近开发了治疗 AD 的 SAK3（8′-甲基-2′,4-二氧代-2-(哌啶-1-基)-2′H-螺(环戊烷-1,3′-咪唑并[1,2-a]吡啶)-2-烯-3-羧酸乙酯）的先导化合物（Yabuki et al. 2017a，b）。SAK3 主要刺激大脑中的 T 型电压门控钙通道，重要的是它能促进海马 ACh 的释放，从而改善嗅球切除（OBX）小鼠的记忆。我们发现 SAK3

对 ACh 释放和记忆改善的作用可被 nAChR 抑制剂拮抗，提示 SAK3 对 nAChR 有调节作用。本章主要综述了烟碱型胆碱能通路介导的 SAK3 神经保护活性。

9.2　mAChRs 介导的神经保护作用

用乙酰胆碱酯酶抑制剂加兰他敏（3.5mg/kg，i.p.）亚慢性治疗可预防高眼压手术后大鼠视网膜神经节细胞（RGCs）的细胞死亡和轴突损伤，这种作用可被非选择性 mAChR 拮抗剂东莨菪碱、M1 型 mAChR 拮抗剂哌仑西平或 M4 型 mAChR 拮抗剂托吡卡胺阻断，但不能被 nAChR 抑制剂阻断（Almasieh et al. 2010）。与这些结果一致的是，M1 型 mAChR 激动剂毛果芸香碱在大鼠视网膜原代培养和大鼠视网膜中保护 RGC 免受谷氨酸诱导的神经毒性和缺血/再灌注损伤（Tan et al. 2014）。在 PC12 细胞中 M1 型 mAChR 激活可提高蛋白激酶 C（PKC）活性并抑制糖原合成酶激酶-3β（GSK-3β）活性，从而提高 NF-E2 相关因子-2（Nrf2）蛋白水平，Nrf2 可调节编码抗氧化蛋白血红素氧合酶 1（HO-1）基因的转录（Espada et al. 2009；Ma et al. 2013）。因此，通过刺激 Nrf2 激活抗氧化通路可能是 mAChR 依赖的神经保护的基础。同样，M1 型 mAChR 选择性激动剂 AF267B 通过抑制 GSK-3β 的增加，使暴露于 β-淀粉样蛋白（Aβ）的大鼠海马神经元细胞免于死亡（Farías et al. 2004）。另一方面，mAChR 拮抗剂东莨菪碱不会阻断乙酰胆碱酯酶抑制剂对大鼠初级皮质神经元谷氨酸（1mmol/L）毒性的神经保护（Takada-Takatori et al. 2009）。因此，mAChRs 如何促进神经保护还不完全清楚。

9.3　nAChR 介导的神经保护作用

在哺乳动物脑中表达 9 种不同的 nAChR 亚单位（α2～α7 和 β2～β4），

在小鼠脑中主要的 nAChRs 由同质 α7AChR 和异构体 α4β2 复合物组成（Dani and Bertrand 2007；Dineley et al. 2015；Yakel 2013）。许多对培养神经元的研究支持 nAChRs 具有神经保护作用的观点。例如，烟碱（10μmol/L）通过激活 α4β2 和 α7nAChRs 来保护培养的大鼠原代皮层神经元免受谷氨酸（1mmol/L）暴露的细胞死亡（Kaneko et al. 1997）。此外，α4β2 抑制剂 DHβE 和 α7 抑制剂 MLA 都能阻断乙酰胆碱酯酶抑制剂对谷氨酸（1mmol/L）诱导的神经元兴奋性毒性的神经保护作用，这种作用在东莨菪碱（Takada-Takatori et al. 2009）处理细胞后未见。

在体内，加兰他敏治疗可防止沙土鼠短暂性双侧颈总动脉闭塞（BCCAO）后海马 CA1 区锥体神经元的死亡，这一作用可被非选择性 nAChR 抑制剂美加明（MEC）阻断（Lorrio et al. 2007）。在野生型中，新斯的明和山莨菪碱联合治疗对大脑中动脉阻塞有神经保护作用，但在 α7 nAChR 基因敲除小鼠中则没有（Qian et al. 2015）。我们最近观察到乙酰胆碱酯酶抑制剂多奈哌齐通过刺激 nAChR 拮抗 OBX 小鼠内侧隔区（MS）胆碱能神经元的丢失（Yamamoto and Fuknaga，2013）。此外，Hijioka 等（2012）报道，α7 特异性激动剂 PNU-282987 而不是 α4 特异性激动剂 RJR-2403 可以阻断小鼠纹状体脑出血后神经元的丢失。由于 MEC、DHβE 和 MLA 不能阻断加兰他敏对大鼠高眼压手术后视网膜神经细胞的保护作用，nAChRs 介导的神经保护作用可能在中枢神经系统中比在外周神经元中发挥更大的作用。我们先前报道加兰他敏通过刺激 nAChR 刺激大鼠皮层神经元中的谷氨酸和 GABA 能突触传递（Moriguchi et al. 2009）。有趣的是，加兰他敏通过 α7 nAChR 增加小鼠海马胰岛素样生长因子 2 的表达（Kita et al. 2013）。同样，选择性激动剂 PHA-543613 或加兰他敏治疗刺激 α7 可增强 α7 通道活性并改善 Aβ 诱导的小鼠认知缺陷（Sadigh-Eteghad et al. 2015）。此外，加兰他敏治疗通过 α7 nAChR 促进海马齿状回（DG）新生神经元的存活，而不是通过 M1 mAChR 活性（Kita et al. 2014）。综上所述，加兰他敏的神经保护作用是由中枢 mAChRs 和 nAChRs 介导的。

9.4 新型 nAChR 调节剂 SAK3 的研制

T 型钙通道，由 *CACNA1G*（Cav3.1）、*CACNA1H*（Cav3.2）和 *CACNA1I*（CaV3.3）编码，是电压门控钙通道，可引起低阈钙峰，进而在许多神经元触发钠通道介导的猝发放电（Huguenard 1996；Perez-Reyes 2003）。最近，我们发现一种新的 AD 治疗候选药物 ST101［螺(咪唑并[1,2-*a*]吡啶-3,2-吲哚)-2(3*H*)-酮］能增加 Cav3.1 T 型钙通道电流（Moriguchi et al. 2012）。ST101 加快了 OBX 小鼠海马区 ACh 的释放，T 型钙通道阻滞剂米贝拉地尔和 nAChR 抑制剂可抑制这种作用（Yamamoto et al. 2013）。此外，脑室注射美加明抑制了 ST101 诱导的去卵巢小鼠海马 DG 中的神经发生（Shioda et al. 2010），提示 ST101 可能激活 nAChR，促进 ACh 释放。然而，临床试验表明，单独使用 ST101 不足以改善 AD 患者的记忆缺陷（Gauthier et al. 2015）。因此，我们寻求一种更有效的 Cav3.1 和 Cav3.3 T 型钙通道增强剂，从而开发出 SAK3（Yabuki et al. 2017b）。我们发现 SAK3 比 ST101 更能促进小鼠海马 CA1 区 ACh 的释放（Yabuki et al. 2017b）。

9.5 SAK3 对脑缺血的神经保护作用

我们利用 20min 的 BCCAO 小鼠模型证实了 SAK3 的神经保护作用。为此，我们在小鼠 BCCAO 缺血后 24h 给予 SAK3（0.1mg/kg、0.5mg/kg 或 1.0mg/kg，p.o.），每天给予 0.5mg/kg 或 1.0mg/kg 的 SAK3 可显著防止 BCCAO 小鼠海马 CA1 区神经元的丢失和记忆障碍。用 α7 nAChR 选择性抑制剂 MLA［6.0 mg/(kg·d)，i.p.］治疗小鼠可以拮抗 SAK3［0.5mg/(kg·d)，p.o.］处理的小鼠的神经保护和记忆改善（图 9.1）。由于过量的钙内流增强了兴奋性毒性和促凋亡途径，从而导致缺血性神经元死亡（Berliocchi et al. 2005；Bano and Nicotera 2007），T 型通道调节剂对神经保护的影响尚不清楚。例如，对缺血 10min 的 BCCAO 小鼠，6h 前脑室注射米贝地尔和吡莫齐特可以对抗大鼠的海马损伤（Bancila et al. 2011）。其他 T 型钙通道阻滞剂，如 U-92032 和氟桂利嗪，在 BCCAO 前 1h 给药可抑制沙土鼠海马 CA1 区迟发性神经元死亡（Ito et al. 1994）。T 型钙通道阻滞剂的不同作用可能是由于给药时间的不同所致。我们在 BCCAO 后 24h 给动物注射 SAK3，而其他动物在脑缺血前注射 T 型钙通道阻滞剂（Bancila et al. 2011；Ito et al. 1994）。此外，一些 T 型钙通道抑制剂，如米贝地尔和氟桂利嗪，与其他通道类型如 L 型钙通道、钠通道或钾通道有亲和力（Liu et al. 1999；Bloc et al. 2000；McNulty and Hanck 2004）。因此，SAK3 具有抗脑缺血的神经保护作用，其机制与其他药物不同。

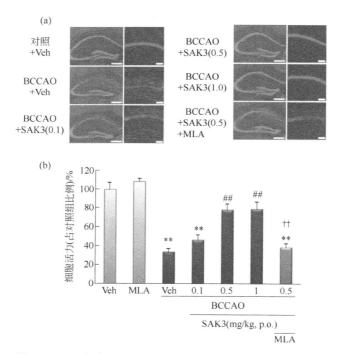

图 9.1　口服 SAK3 可通过 α7 nAChR 刺激抑制 BCCAO 后 CA1 神经元的缺失

（a）对照、BCCAO、SAK3（0.1mg/kg、0.5mg/kg 或 1.0mg/kg，p.o.）给药的 BCCAO 小鼠或 SAK3（0.5mg/kg，p.o.）给 MLA 治疗的 BCCAO 小鼠的海马具有代表性的组织学切片。BCCAO 后 11 天处死小鼠进行组织病理学分析。比例尺：低放大倍数，500μm；高倍放大，100μm。（b）细胞活力表示为对照组小鼠海马 CA1 细胞平均存活数量的百分比（每组 n=12~23）。误差条代表 SEM。**P<0.01，与对照相比；##P<0.01，与 BCCAO 小鼠对照；††P<0.01，与 SAK3 组相比（0.5mg/kg，p.o.）给予 BCCAO 小鼠。MLA（6.0mg/kg，i.p.）治疗；SAK3（0.1），SAK3（0.1mg/kg，p.o.）给药；SAK3（0.5），SAK3（0.5mg/kg，p.o.）；SAK3（1.0），SAK3（1.0mg/kg，p.o.）给药；V，对照组（修改自 Yabuki et al. 2017a）

9.6 SAK3 改善他巴唑诱导的胆碱能神经元损伤

他巴唑（MMI）被广泛用于对抗甲亢和治疗 Graves 病，Graves 病是一种促进甲亢的自身免疫性疾病（Cano-Europa et al. 2011；Wu et al. 2013）。生物化学上，MMI 的作用是阻止碘进入甲状腺激素前体甲状腺球蛋白，从而干扰甲状腺素（T4）向三碘甲状腺原氨酸（T3）的转化（Cooper 1984；Amara et al. 2012；Parisa and Fahimeh 2015）。重要的是，据报道，中等剂量的 MMI 治疗会损害大鼠的嗅觉功能，而高剂量的 MMI 会导致嗅觉上皮（OE）的完全破坏（Genter et al. 1995）。OE 是物理或化学损伤的嗅觉感觉神经元（OSN）再生的关键部位（Schwob et al. 1992；Suzukawa et al. 2011）。甲状腺激素缺乏还导致不同脑区胆碱能神经元的标志物胆碱乙酰基转移酶（ChAT）水平显著降低（Kojima et al. 1981；Oh et al. 1991；Sawin et al. 1998）。因为 MS 内侧的胆碱能神经元-脑球切除术导致 MS 胆碱能神经元的顺行变性，并伴随海马胆碱能神经末梢的丧失（Han et al. 2008）。MS 胆碱能神经元的缺失也与阿尔茨海默病中的认知缺陷有关（Robinson et al. 2011）。事实上，单次给药 MMI（75 mg/kg，i.p.）可促进小鼠甲状腺功能减退，而 SAK3 治疗可防止甲状腺功能减退引起的 MS 胆碱能神经元损失，从而改善 MMI 治疗小鼠的记忆缺陷（Noreen et al. 2017）。在人类中，成年发作的甲状腺功能减退与空间记忆表现和认知功能受损有关（Tong et al. 2007；Artis et al. 2012），尽管这些损伤的机制尚不清楚。

我们最近对 MMI 处理小鼠的分析显示，SAK3 可能具有神经保护和拮抗这些认知缺陷的作用（图 9.2）。我们发现，单剂量 MMI 对 OSN 成熟的干扰伴随着 MS 胆碱能神经元数量的减少（图 9.3），这种损失可能导致这些小鼠的记忆和认知缺陷。重要的是，给 MMI 治疗的小鼠服用 SAK3 可以挽救 MS 胆碱能神经元的退化，并改善空间参考记忆和认知缺陷。

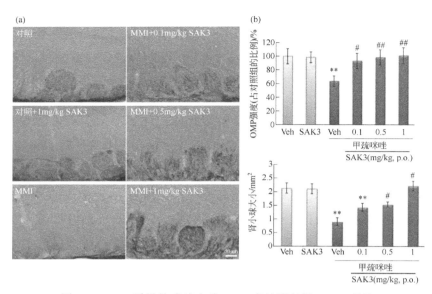

图 9.2　MMI 诱导的嗅球小球 OMP 表达降低被 SAK3 拮抗

（a）来自指示对照、MMI 处理，或 MMI 处理和 SAK3 处理（0.1mg/kg、0.5mg/kg 和 1mg/kg）小鼠的嗅球冠状切片与 OMP 抗体孵育；（b）SAK3 处理显著恢复了 OMP 染色强度；（c）SAK3 增大了 OB 肾小球层的肾小球大小。比例尺，50 μm。误差条代表 SEM（**$p < 0.01$，与对照组相比；#$p < 0.05$、##$p < 0.01$，与 MMI 组相比）。每组 7 人（修改自 Noreen et al. 2017）

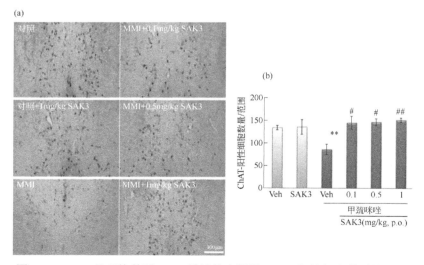

图 9.3　SAK3 处理挽救了 MMI 诱导的内侧隔 ChAT 阳性细胞数量的减少

显微照片显示抗 ChAT 染色内隔区（MS）（a）和分别用 0.1mg/kg、0.5mg/kg 和 1mg/kg 的 SAK3 给药对照组和 MMI 处理小鼠的 MS 中计数 ChAT 阳性细胞（b）。比例尺，100μm。误差条代表 SEM（**$p < 0.01$，与对照组相比；#$p < 0.05$、##$p < 0.01$，与 MMI 组相比）。每组 7 人（修改自 Noreen et al. 2017）

9.7　SAK3 通过 nAChR 进行神经保护

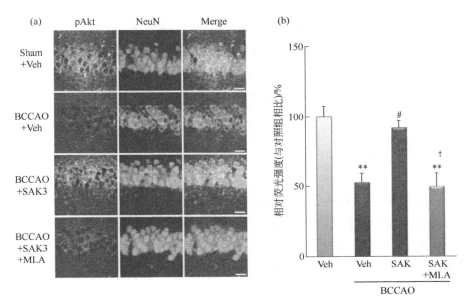

图 9.4　通过 α7 nAChR 刺激，急性给药 SAK3 可以挽救 BCCAO 小鼠 CA1
锥体神经元中 Akt 的磷酸化

（a）用 phospho-Akt（Ser473：绿色）和 NeuN（红色）抗体进行荧光免疫染色的代表性图像。BCCAO 后 24h，CA1 NeuN 阳性神经元磷酸化 Akt 免疫反应降低。MLA（6.0mg/kg，i.p.）可抑制 NeuN 阳性神经元中 Akt 磷酸化水平的升高，而 SAK3 依赖于 Akt 磷酸化水平。比例尺：20μm。（b）海马 CA1 区 Akt 磷酸化的荧光强度。Akt 磷酸化的免疫荧光强度在 CA1 锥体细胞中显著降低（每组 $n=4\sim5$）。误差条代表 SEM。**$p<0.01$，与对照组相比；#$P<0.05$，与 BCCAO 小鼠对照；†$p<0.05$，与 SAK3 组（0.5mg/kg，p.o.）相比，给药 BCCAO 小鼠。MLA（6.0mg/kg，i.p.）治疗；SAK3（0.5），SAK3（0.5mg/kg，p.o.）；V，对照组（修改自 Yabuki et al. 2017a）

　　一些报道表明，nAChR 的神经保护活性需要激活蛋白激酶 B（Akt）信号通路，这是一个关键的细胞存活途径（Davis and Pennypacker 2016；Fan et al. 2017）。α7 而不是 α4 nAChR 亚基与非受体型酪氨酸激酶 Fyn 和 JAK2 相互作用（Kihara et al. 2001；Shaw et al. 2002），α7 nAChR 刺激触发这两种激酶的激活，随后上调磷脂酰肌醇 3-激酶（PI3K）（Kihara et al. 2001；Shaw et al. 2002）。激活的 PI3K 反过来促进 Akt 活性和下游存活信号，包括神经元中的 Nrf2/HO-1 信号（Franke et al. 1997；Kihara et al. 2001；

Navarro et al. 2015；Niture and Jaiswal 2012；Shaw et al. 2002）。相比之下，小胶质细胞和/或星形胶质细胞中 α7 nAChR 的激活通过促进抗炎细胞因子的释放和阻断炎症细胞因子的释放起到神经保护作用（Di Cesare et al. 2015；Shin and Dixon 2015）。研究发现，SAK3 诱导的 ACh 释放和 SAK3 诱导的神经保护都被 α7 nAChR 抑制剂阻断，这也支持了这样一种观点，即 SAK3 的作用在很大程度上是由 nAChR 介导的。SAK3 诱导的神经保护与 Akt 增强而非 ERK 活性密切相关（Yabuki et al. 2017a, b）（图 9.4）。在这种情况下，通过 SAK3 激活 α7 nAChR 对神经保护至关重要。

9.8　总结

在本文中，我们基于对新型调节剂 SAK3 的分析，讨论了 AChR 信号通路的神经保护活性。SAK3 增强 T 型钙通道的活性，促进 ACh 的释放，激活海马 nAChR，这对记忆的形成至关重要。然而，需要脱靶分析来确定 SAK3 是否直接或间接地调节 nAChR。由于 SAK3 在中枢神经系统中的活性不同于胆碱酯酶抑制剂和 nAChR 调节剂美金刚，因此 SAK3 是一种有吸引力的候选药物，用于拮抗中枢神经系统退行性疾病，如阿尔茨海默病或路易体病。

致谢：这项工作部分得到了日本教育、科学、体育和文化部科学研究援助基金的支持（Kakenhi 25293124 和 26102704 给 K.F.，15H06036 给 Y. Y.），是日本医学研究开发署（AMED）和吸烟研究基金会（K.F.）的转化和临床研究核心中心项目。

参考文献

Akaike A, Takada-Takatori Y, Kume T, Izumi Y (2010) Mechanisms of neuroprotective effects of nicotine and acetylcholinesterase inhibitors: role of alpha4 and alpha7 receptors in neuroprotection. J Mol Neurosci 40 (1-2): 211-216.

Almasieh M, Zhou Y, Kelly ME, Casanova C, Di Polo A (2010) Structural and functional neuro-protection in glaucoma: role of galantamine-mediated activation of muscarinic acetylcholine receptors. Cell Death Dis 1: e27

Amara IB, Troudi A, Soudani N, Guermazi F, Zeghal N (2012) Toxicity of methimazole on femoral bone in suckling rats: alleviation by selenium. Exp Toxicol Pathol 64: 187-195.

Artis AS, Bitiktas S, Taşkın E, Dolu N, Liman N, Suer C (2012) Experimental hypothyroidism delays field excitatory post-synaptic potentials and disrupts hippocampal long-term potentiation in the dentate gyrus of hippocampal formation and Y -maze performance in adult rats. J Neuroendocrinol 24: 422-433.

Bancila M, Copin JC, Daali Y, Schatlo B, Gasche Y, Bijlenga P (2011) Two structurally different T-type Ca^{2+} channel inhibitors, mibefradil and pimozide, protect CA1 neurons from delayed death after global ischemia in rats. Fundam Clin Pharmacol 25 (4): 469-478.

Bano D, Nicotera P (2007) Ca^{2+} signals and neuronal death in brain ischemia. Stroke 38 (2 Suppl): 674-676.

Berliocchi L, Bano D, Nicotera P (2005) Ca^{2+} signals and death programmes in neurons. Philos Trans R Soc Lond B Biol Sci 360 (1464): 2255-2258.

Bloc A, Cens T, Cruz H, Dunant Y (2000) Zinc-induced changes in ionic currents of clonal rat pancreatic -cells: activation of A TP-sensitive K+ channels. J Physiol 529 (Pt 3): 723-734.

Cano-Europa E, Blas-V aldivia V, Franco-Colin M, Gallardo-Casa CA, Ortiz-Butron R (2011) Methimazole-induced hypothyroidism causes cellular damage in the spleen, heart, liver, lung and kidney. Acta Histochem 113: 1-5.

Cooper DS (1984) Antithyroid drugs. N Engl J Med 311: 1353-1362.

Dani JA, Bertrand D (2007) Nicotinic acetylcholine receptors and nicotinic cholinergic mechanisms of the central nervous system. Annu Rev Pharmacol Toxicol 47: 699-729.

Davis SM, Pennypacker KR (2016) Targeting antioxidant enzyme expression as a therapeutic strategy for ischemic stroke. Neurochem Int 107: 3-32. In press

Di Cesare Mannelli L, Tenci B, Zanardelli M, Failli P, Ghelardini C (2015) α7 nicotinic receptor promotes the neuroprotective functions of astrocytes against oxaliplatin neurotoxicity. Neural Plast 2015: 396908

Dineley KT, Pandya AA, Yakel JL (2015) Nicotinic ACh receptors as therapeutic targets in CNS disorders. Trends Pharmacol Sci 36 (2): 96-108.

Espada S, Rojo AI, Salinas M, Cuadrado A (2009) The muscarinic M1 receptor activates Nrf2 through a signaling cascade that involves protein kinase C and inhibition of GSK-3beta: connecting neurotransmission with neuroprotection. J Neurochem 110 (3): 1107-1119.

Fan YY, Hu WW, Nan F, Chen Z (2017) Postconditioning-induced neuroprotection, mechanisms and applications in cerebral ischemia. Neurochem Int 107: 43-56. In press

Farías GG, Godoy JA, Hernández F, Avila J, Fisher A, Inestrosa NC (2004) M1 muscarinic receptor activation protects neurons from beta-amyloid toxicity. A role for Wnt signaling pathway. Neurobiol Dis 17 (2): 337-348.

Franke TF, Kaplan DR, Cantley LC (1997) PI3K: downstream AKTion blocks apoptosis. Cell 88: 435-437.

Gauthier S, Rountree S, Finn B, LaPlante B, Weber E, Oltersdorf T (2015) Effects of the acetylcholine release agents ST101 with donepezil in Alzheimer's disease: a randomized phase 2 study. J Alzheimers Dis 48 (2): 473-481.

Genter MB, Deamer NJ, Blake BL, Wesley DS, Levi PE (1995) Olfactory toxicity of methimazole: dose-response and structure-activity studies and characterization of flavincontaining mono-oxygenase activity in the Long-Evans rat olfactory mucosa. Toxicol Pathol 23: 477-486.

Han F, Shioda N, Moriguchi S, Qin ZH, Fukunaga K (2008) The vanadium (IV) compound rescues septohippocampal cholinergic neurons from neurodegeneration in olfactory bulbectomized mice. Neuroscience 151: 671-679.

Hijioka M, Matsushita H, Ishibashi H, Hisatsune A, Isohama Y, Katsuki H (2012) α7 Nicotinic acetylcholine receptor agonist attenuates neuropathological changes associated with intracerebral hemorrhage in mice. Neuroscience 222: 10-19.

Huguenard JR (1996) Low-threshold calcium currents in central nervous system neurons. Annu Rev Physiol 58: 329-348.

Ito C, Im WB, Takagi H, Takahashi M, Tsuzuki K, Liou SY, Kunihara M (1994) U-92032, a T-type Ca^{2+} channel blocker and antioxidant, reduces neuronal ischemic injuries. Eur J Pharmacol 257 (3): 203-210.

Kaneko S, Maeda T, Kume T, Kochiyama H, Akaike A, Shimohama S, Kimura J (1997) Nicotine protects cultured cortical neurons against glutamate-induced cytotoxicity via alpha7-neuronal receptors and neuronal CNS receptors. Brain Res 765 (1): 135-140.

Kihara T, Shimohama S, Sawada H, Honda K, Nakamizo T, Shibasaki H, Kume T, Akaike A (2001) Alpha 7 nicotinic receptor transduces signals to phosphatidylinositol 3-kinase to block A beta-amyloid-induced neurotoxicity. J Biol Chem 276 (17): 13541-13546.

Kita Y, Ago Y, Takano E, Fukuda A, Takuma K, Narsuda T (2013) Galantamine increases hippocampal insulin-like growth factor 2 expression via a7 nicotinic acetylcholine receptors in mice. Psychopharmacologia 225 (3): 543-551.

Kita Y, Ago Y, Higashino K, Asada K, Takano E, Takuma K, Matsuda T (2014) Galantamine promotes adult hippocampal neurogenesis via M1 muscarinic and α7 nicotinic receptors in mice. Int J Neuropsychopharmacol 17 (12): 1957-1968.

Kojima M, Kim JS, Uchimurea H, Hirano M, Nakahara T, Matsumoto T (1981) Effect of thyroidectomy on choline acetyltransferase in rat hypothalamic nuclei. Brain Res 209: 227-230.

Liu JH, Bijlenga P, Occhiodoro T, Fischer-Lougheed J, Bader CR, Bernheim L (1999) Mibefradil (Ro 40-5967) inhibits several Ca^{2+} and K^+ currents in human fusion-competent myoblasts. Br J Pharmacol 126 (1): 245-250.

Lorrio S, Sobrado M, Arias E, Roda JM, García AG, López MG (2007) Galantamine postischemia provides neuroprotection and memory recovery against transient global cerebral ischemia in gerbils. J Pharmacol Exp Ther 322 (2): 591-599.

Ma K, Yang LM, Chen HZ, Lu Y (2013) Activation of muscarinic receptors inhibits glutamate-induced GSK-3β overactivation in PC12 cells. Acta Pharmacol Sin 34 (7): 886-892.

McNulty MM, Hanck DA (2004) State-dependent mibefradil block of Na^+ channels. Mol Pharmacol 66 (6): 1652-1661.

Melancon BJ, Tarr JC, Panarese JD, Wood MR, Lindsley CW (2013) Allosteric modulation of the M1 muscarinic acetylcholine receptor: improving cognition and a potential treatment for schizophrenia and Alzheimer's disease. Drug Discov Today 18 (23-24): 1185-1199.

Mesulam MM, Mufson EJ, Wainer BH, Levey AI (1983) Central cholinergic pathway in the rat: an overview based on an alternative nomenclature (Ch1-Ch6). Neuroscience 10: 1185-1201.

Moriguchi S, Zhao X, Marszalec W, Yeh JZ, Fukunaga K, Narahashi T (2009) Nefiracetam and galantamine modulation of excitatory and inhibitory synaptic transmission via stimulation of neuronal nicotinic acetylcholine receptors in rat cortical neurons. Neuroscience 160 (2): 484-491.

Moriguchi S, Shioda N, Yamamoto Y, Tagashira H, Fukunaga K (2012) The T-type voltage-gated calcium channel as a molecular target of the novel cognitive enhancer ST101: enhancement of long-term potentiation and CaMKII autophosphorylation in rat cortical slices. J Neurochem 121: 44-53.

Navarro E, Buendia I, Parada E, León R, Jansen-Duerr P, Pircher H, Egea J, Lopez MG (2015) Alpha7 nicotinic receptor activation protects against oxidative stress via heme-oxygenase I induction. Biochem Pharmacol 97 (4): 473-481.

Niture SK, Jaiswal AK (2012) Nrf2 protein up-regulates antiapoptotic protein Bcl-2 and prevents cellular apoptosis. J Biol Chem 287 (13): 9873-9886.

Noreen H, Yabuki Y, Fukunaga K (2017) Novel spiroimidazopyridine derivative SAK3 improves methimazole-induced cognitive deficits in mice. Neurochem Int 108: 91-99. In press.

Oh JD, Butcher LL, Woolf NJ (1991) Thyroid hormone modulates the development of cholinergic terminal fields in the rat forebrain relation to nerve growth factor receptor. Brain Res Dev Brain Res 59: 133-142.

Pandya AA, Yakel JL (2013) Effects of neuronal nicotinic acetylcholine receptor allosteric modulators in animal behavior studies. Biochem Pharmacol 86 (8): 1054-1062.

Parisa SD, Fahimeh J (2015) Sensitive amperometric determination of methimazole based on the electrocatalytic effect of rutin/multi-walled carbon nanotube film. Bioelectrochemistry 101: 66-74.

Perez-Reyes E (2003) Molecular physiology of low-voltage-activated t-type calcium channels. Physiol Rev 83 (1): 117-161.

Qian J, Zhang JM, Lin LL, Dong WZ, Cheng YQ, Su DF, Liu AJ (2015) A combination of neostigmine and anisodamine protects against ischemic stroke by activating α7nAChR. Int J Stroke 10 (5): 737-744.

Robinson L, Platt B, Riedel G (2011) Involvement of the cholinergic system in conditioning and perceptual memory. Behav Brain Res 221: 443-465.

Sadigh-Eteghad S, Talebi M, Mahnoudi J, Babri S, Shanehbandi D (2015) Selective activation of a7 nicotinic acetylcholine receptor by PHA-543613 improves Aβ25-35-mediated cognitive deficits in mice. Neuroscience 298: 81-93.

Sawin S, Brodish P, Carter CS, Stanton ME, Lau C (1998) Development of cholinergic neurons in rat brain regions: dose-dependent effects of propylthiouracil-induced hypothyroidism. Neurotoxicol Teratol 20: 627-635.

Schwob JE, Szumowski KEM, Stasky AA (1992) Olfactory sensory neurons are trophically dependent on the olfactory bulb for their prolonged survival. J Neurosci 12: 3896-3919.

Shaw S, Bencherif M, Marrero MB (2002) Janus kinase 2, an early target of alpha 7 nicotinic acetylcholine receptor-mediated neuroprotection against Abeta- (1-42) amyloid. J Biol Chem 277 (47): 44920-44924.

Shin SS, Dixon CE (2015) Targeting α7 nicotinic acetylcholine receptors: a future potential for neuroprotection from traumatic brain injury. Neural Regen Res 10 (10): 1552-1554.

Shioda N, Yamamoto Y, Han F, Moriguchi S, Yamaguchi Y, Hino M, Fukunaga K (2010) A novel cognitive enhancer, ZSET1446/ST101, promotes hippocampal neurogenesis and ameliorates depressive behavior in olfactory bulbectomized mice. J Pharmacol Exp Ther 333 (1): 43-50.

Suzukawa K, Kondo K, Kanaya K, Sakamoto T, Watanabe K, Ushio M, Kaga K, Yamasoba T (2011) Age-related changes of the regeneration mode in the mouse peripheral olfactory system following olfactotoxic drug methimazole-induced damage. J Comp Neurol 519: 2154-2174.

Takada-Takatori Y, Kume T, Izumi Y, Ohgi Y, Niidome T, Fujii T, Sugimoto H, Akaike A (2009) Roles of nicotinic receptors in acetylcholinesterase inhibitor-induced neuroprotection and nicotinic receptor up-regulation. Biol Pharm Bull 32 (3): 318-324.

Tan PP, Y uan HH, Zhu X, Cui YY, Li H, Feng XM, Qiu Y, Chen HZ, Zhou W (2014) Activation of muscarinic receptors protects against retinal neurons damage and optic nerve degeneration in vitro and in vivo models. CNS Neurosci Ther 20 (3): 227-236.

Tong H, Chen GH, Liu RY, Zhou JN (2007) Age-related learning and memory impairments in adult-onset hypothyroidism in Kunming mice. Physiol Behav 1: 290-298.

Wu X, Liu H, Zhu X, Shen J, Shi Y, Liu Z, Gu M, Song Z (2013) Efficacy and safety of methimazole ointment for patients with hyperthyroidism. Environ Toxicol Pharmacol 36: 1109-1112.

Yabuki Y, Jing X, Fukunaga K (2017a) The T-type calcium channel enhancer SAK3 inhibits neuronal death following transient brain ischemia via nicotinic acetylcholine receptor stimulation. Neurochem Int 108: 272-281. https://doi.org/10.1016/j.neuint.2017.04.015

Yabuki Y, Matsuo K, Izumi H, Haga H, Y oshida T, Wakamori M, Kakehi A, Sakimura K, Fukuda T, Fukunaga K (2017b) Pharmacological properties of SAK3, a novel T-type voltage-gated Ca^{2+} channel enhancer. Neuropharmacology 117: 1-13.

Yakel JL (2013) Cholinergic receptors: functional role of nicotinic ACh receptors in brain circuits and disease. Pflugers Arch 465 (4): 441-450.

Yamamoto Y, Fuknaga K (2013) Donepezil rescues the medial septum cholinergic neurons via nicotinic ACh receptor stimulation in olfactory bulbectomized mice. Adv lzheimer's Dis 2 (4): 161-170.

Yamamoto Y, Shioda N, Han F, Moriguchi S, Fukunaga K (2013) Novel cognitive enhancer ST101 enhances acetylcholine release in mouse dorsal hippocampus through T-type voltage-gated calcium channel stimulation. J Pharmacol Sci 121: 212-226

Zdanowski R, Krzyżowska M, Ujazdowska D, Lewicka A, Lewicki S (2015) Role of α7 nicotinic receptor in the immune system and intracellular signaling pathways. Cent Eur J Immunol 40 (3): 373-379

第10章

去除血液淀粉样蛋白作为一种治疗阿尔兹海默病的策略：吸烟和烟碱的影响

Nobuya Kitaguchi[1]，**Kazunori Kawaguchi**[1]**, Kazuyoshi Sakai**[1]

1 N. Kitaguchi (✉), K. Kawaguchi, K. Sakai
Faculty of Clinical Engineering, School of Health Science, Fujita Health University, Toyoake, Japan
✉: nkitaguc@fujita-hu.ac.jp

摘要： 大脑中 β-淀粉样蛋白（Aβ）的积累导致阿尔兹海默病（AD）的认知障碍。吸烟与阿尔茨海默病或痴呆症之间关系的本质一直存在争议。然而，最近的一项 Meta 分析显示，吸烟是 AD 的一个危险因素。关于 nAChR，据报道，AD 和吸烟的对照组患者在颞叶皮质中显示 ^{3}H-胱氨酸（一种 α4β4 nAChR 激动剂）结合增加。α7 nAChR 也是 AD 病理的关键因素，特别是与 Aβs 的内化有关。此外，有许多报道显示烟碱具有神经保护作用。Aβ 的内化可能导致大脑中 Aβ 的清除。

假设一个体外系统可以快速地从血液中清除 Aβ，可能会加速 Aβ 从大脑中的清除。研究发现：①一些医疗材料包括血液透析器可以有效地消除血液 Aβ；②血液透析过程中，血液 Aβs 的浓度降低；③血液 Aβ 的去除增强了 Aβ 流入血液（最好是从大脑中），从而维持或改善认知功能；④血液透析患者脑内 Aβ 沉积明显低于对照组。吸烟影响血液 Aβ 去除效率和脑萎缩。我们相信这种体外血液 Aβ 去除系统（E-BARS）可能有助于治疗 AD。

关键词： 阿尔茨海默病；β-淀粉样蛋白（Aβ）；血液净化；血液透析；透析器；HDC；E-BARS

10.1 引言：阿尔茨海默病中的 β-淀粉样蛋白（Aβ）

与阿尔茨海默病（Alzheimer's disease，AD）相关的主要病理改变之一是 β-淀粉样蛋白（amyloid β protein，Aβ）作为老年斑的沉积和大脑中 Aβ 肽的增加（Kuo et al. 1996；Selkoe 2001）。在大脑和血浆中有几种 Aβ 种类，重量大约为 4kDa，如 40 氨基酸 $Aβ_{1-40}$ 和 42-氨基酸 $Aβ_{1-42}$。$Aβ_{1-42}$ 更容易聚集，毒性更强（Hung et al. 2008），形成可溶性 Aβ 低聚体，可导致突触丢失，影响海马神经元的长期增强（Walsh et al. 2002）。提出脑 Aβ 增加的一个机制是 Aβ 清除减少而不是 Aβ 产生增加，特别是在散发型 AD 病例中。据报道，AD 患者大脑中的 Aβ 生成与正常受试者相似，但 AD 患者大脑中的 Aβ 清除率约比对照组低 30%（Mawuenyega et al. 2010）。换句话说，通过增加大脑中 Aβ 的清除率来治疗 AD 是可能的。

最近，有报道称，一种抗抗体单克隆抗体，通过脑 Aβ 成像测量，在改善认知功能和减少脑 Aβ 负担方面有效（Sevigny et al. 2016）。类似于抗 Aβ 抗体（Hock et al. 2003；Seigny et al. 2016），外周给药白蛋白（另一种 Aβ 结合物质）在一项 2 期临床研究中可有效改善 AD 患者的认知功能，目前正在进行一项 3 期 AD 患者临床试验（Boada et al. 2009，2016）。

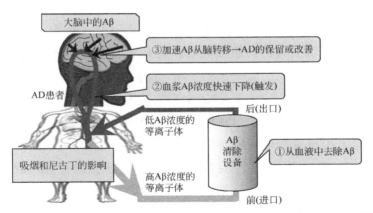

图 10.1　体外血液 Aβ 去除系统（E-BARS）治疗阿尔茨海默病（AD）的模式

研究的假设是：通过单采技术快速降低 Aβ 在血液中的浓度可能作为一个触发增强 Aβ 从大脑的排泄，从而导致认知改善（摘自 Kawaguchi et al. 2010 并修改）

我们假设通过体外系统（E-BARS，体外血液 Aβ 去除系统）从血液中快速去除 Aβ 有可能作为一种大脑 Aβ 外周的汇集处，如图 10.1 所示（Kawaguchi et al. 2010）吸烟可能会影响大脑中的血液流动，从而导致 Aβ 从大脑进入血液的排出发生变化。

10.2 吸烟、烟碱和阿尔茨海默病

对吸烟和阿尔茨海默病或痴呆症之间关系的确切性质一直存在争议。然而，最近的 Meta 分析显示，吸烟是 AD 的一个危险因素，如下文所述。这些有争议的发现可能是由于烟雾本身和烟草成分（如烟碱）的混合作用。

10.2.1 吸烟与 AD 患病率

Sabia 等（2008）报道称，戒烟者词汇量差和语言流利度低的风险降低了 30%。然而，在纵向分析中，吸烟史与认知能力下降之间的相关性不一致。尽管吸烟对记忆有改善作用（Sabia et al. 2008），但据报道，AD 的风险不受任何烟草消费指标的影响（Garcia et al. 2010）。与吸烟对痴呆症的有利或中性影响相反，有许多报道表明，吸烟对患 AD 的风险有有害影响。无论载脂蛋白 E4（APOε4）是否存在，从不吸烟且饮酒的男性和女性的 AD 风险均较低（OR=0.37，95% CI：0.21，0.65）。Ott 等（1998）通过对 6870 名 55 岁及以上人群的研究表明，与从不吸烟者相比，吸烟者患痴呆 [相对风险 2.2（95% CI：1.3～3.6）] 和 AD [相对风险 2.3（95% CI：1.3～4.1）] 的风险更高。在不携带 APOε4 等位基因的个体中，吸烟是 AD 的一个强烈风险因素 [相对风险 4.6（95% CI：1.5～14.2）]，但在携带该等位基因的参与者中没有影响 [相对风险 0.6（95% CI：0.1～4.8）]。Anstey 等（2007）通过对至少随访 12 个月的 19 项前瞻性研究进行 Meta 分析，得出结论：老年吸烟者患痴呆和认知能力下降的风险增加。相对于从不吸烟的人，当前吸烟者患 AD 的风险为 1.79（95% CI：1.43，2.23）、患血管性痴呆的风险为 1.78（95% CI：1.28，2.47）。与那些从未吸烟的人相比，在随访期间，目前吸烟的人在简易精神状态量表基线上的分数表现也显示出了更大的逐年下降。与以前的吸烟者相比，当前吸烟者在基线时表现出 AD 风险增加和认知能力下降的增加（Anstey et al. 2007）。此外，Barnes 和 Yaffe（2011）报道称，吸烟与更高的 AD 风险相关［相对风险为 1.59（95% CI：1.15，2.20）］，吸烟患病率降低 10% 可能会降低全球约 412000 例，美国近 51000 例，而吸烟患病率降低 25% 可能会预防全球超过 100 万的案例，在美国有 130000 例。

10.2.2　AD 病理与吸烟

最近报道了一项关于 AD 病理的有趣的动物研究，该研究使用香烟烟雾而不是使用烟草的某些成分，如烟碱。当 APP/PS1 转基因小鼠暴露于香烟烟雾时，AD 病理，如 Aβ 沉积和指示炎症反应的 Iba1 标记区，在皮质和海马区增强。这种增强在高剂量吸烟组中观察到，但在低剂量吸烟组中没有观察到（Moreno-Gonzalez et al. 2013）。与动物研究相反，有报道称，吸烟降低了 AD 患者额叶皮层的可溶性和不溶性 $Aβ_{1-40}$ 和 $Aβ_{1-42}$，以及颞叶皮层和海马区的 $Aβ_{1-40}$（Hellström-Lindahl et al. 2004）。

10.2.3　烟碱乙酰胆碱能受体和 Aβs

关于 nAChRs，吸烟的 AD 患者和对照组患者均显示颞叶皮层中 ^{3}H-胱氨酸（α4β4 nAChR 的激动剂）结合增加（Hellström-Lindahl et al. 2004）。此外，在这项研究中，大脑中的 Aβ 水平降低。因此，这些作者提出选择性 nAChR 激动剂可能是一种新的 AD 保护疗法。

α7 nAChR 也是 AD 病理的关键因素，特别是与 Aβs 的内化有关。已知可溶性 Aβ 与 α7 nAChR 具有高亲和力（Wang et al. 2000）。Yang 等（2014）通过 SH-SY5Y 细胞体外实验发现，细胞外 $Aβ_{1-42}$ 被细胞内化，并在核内体/溶酶体和线粒体中积累。这种内化是通过与 p38 MAPK 和 ERK1/2 激活相关的 α7 nAChR 依赖途径介导的。作者提出，阻断 α7 nAChR 可能通过限制 AD 大脑中淀粉样蛋白在细胞内的积累而产生有益作用，因此表明 α7 nAChR 是一个潜在的 AD 治疗靶点。

然而，有许多文章显示了烟碱的神经保护作用。Aβ 的内化可能导致 Aβ

从大脑中清除。Akaike 和 Shimohama 的研究小组首次证明了烟碱对 Aβ 毒性的神经保护作用（Kihara et al. 1997）。烟碱联合 Aβ$_{25-35}$ 可改善 Aβ 毒性所致大鼠皮层神经元的死亡。此外，选择性 α7 nAChR 拮抗剂 α-白藜芦醇毒素阻断了烟碱的神经保护作用。该研究小组还发现，刺激 α7 nAChR 可通过 PI3K 保护神经元免受 Aβ 增强的谷氨酸神经毒性（Kihara et al. 2001）。Shimohama 的研究小组报道称，用乙酰胆碱酯酶抑制剂加兰他敏进行大鼠小胶质细胞的治疗，可通过 nAChR 途径显著增强小胶质细胞 Aβ 吞噬能力（Takata et al. 2010）。在注射 Aβ 的 AD 小鼠模型中，这组研究人员还发现 Aβ 沉积位点的早期 CD68 阳性小胶质细胞的积累和 Aβ 的逐渐减少，这表明小胶质细胞中的 α7 nAChR 作为 AD 治疗靶点的重要性（Matsumura et al. 2015）。

10.3　对去除血液中 Aβ 作为一种 AD 治疗系统的假设

如前所述，AD 患者大脑 Aβ 增加的机制之一是 Aβ 清除减少，而不是 Aβ 产生增加，特别是在散发性 AD 病例中。因此，增强 Aβ 在大脑中的清除可能是治疗 AD 的一种方法。有几种已知的 Aβ 转运体，如从大脑进入血液的 Aβ 内流通路；例如，LRP1 或 APOE（Donahue et al. 2006；Bell et al. 2007）和 RAGE（Silverberg et al. 2010），后者也被认为介导 Aβ 内流通路进入大脑。此外，也有人提出脑毛细血管中 Aβ 的血管周消除（例如，Morris et al. 2014）。

AD 患者脑脊液（CSF）中 Aβ 浓度几乎是血浆中 Aβ 浓度的 100 倍。据报道，AD 患者脑脊液中 Aβ 浓度为 7.4～42.7ng/mL（Aβ$_{1-40}$）和 0.12～0.67ng/mL（Aβ$_{1-42}$）（Schoonenboom et al. 2005）。AD 患者血浆中 Aβ$_{1-40}$ 的浓度为 (190.1±61.7)pg/mL、Aβ$_{1-42}$ 的浓度为 (23.0±15.5)pg/mL（Lopez et al. 2008）。简而言之，大脑和血浆之间 Aβ 浓度有很大的梯度。因此，将 Aβ 从血液中移除可以加速 Aβ 从大脑的转移，从而减少大脑中的 Aβ 负担。Aβ 结合物质外周给药，如抗 Aβ 抗体、非免疫原性物质和白蛋白，可以减少脑内 Aβ 负担。然而，在治疗过程中尝试使用血液中的 Aβ 结合物质会导致 Aβ 复合物与体内的结合物质形成，有时会在血浆中保留很长一段时间（DeMattos et al. 2001）。通过被动免疫或人工合成 Aβ 肽主动免疫产生的 Aβ 抗体可以减少老年斑块的发生，并在一定程度上改善 AD 患者的认知功能障碍（Schenk et al. 1999；Hock et al. 2003）。此外，非免疫原性 Aβ 结合物质，如 GM1 神经节苷脂或凝胶蛋白，当将其外周注射到 AD 小鼠模型时也降低了大脑中的 Aβ 负担（Matsuoka et al. 2003）。目前，一项正在进行的临床试验使用静脉注射白蛋白治疗 AD 患者，白蛋白是一种 Aβ 结合物质（Boada et al. 2009）。在这项 2 期试验中，血浆置换（丢弃）去除 AD 患者的血浆，其中含有 Aβ-白蛋白复合物，一种新的白蛋白溶液被引入血液中作为替代溶液；到目前为止的结果表明，这种疗法改善了 AD 患者的认知功能。第三阶段试验目前也在进行中（Boada et al. 2016）。

基于这些观察，从血液中移除的 Aβ 可以作为外周血管和大脑中的 Aβ 水池。我们提出，E-BARS，可将 Aβ 转移出体外，或许可用于 AD 的治疗（Kawaguchi et al. 2010）（图 10.1）。血液中 Aβ 浓度的快速降低可以作为一个触发器，促进 Aβ 从大脑的排泄，从而改善认知能力。

10.4　Aβ 去除活动设备的定义

研究中评估的 Aβ 去除活动是：体外批量分析的去除率（1），基于 Aβ 去除装置使用前后浓度变化的去除率（2-1），Aβ 在全血液循环中的降低率（2-2），以及过滤速率（2-3）。其定义如下：

（1）体外批量分析　将吸附材料与 Aβ 溶液或等离子体混合，并摇晃指定的时间。

$$去除率(\%) = 100 \times \left(1 - \frac{\text{指定时间不含吸附材料的Aβ浓度}}{\text{同时不含吸附剂的Aβ浓度}}\right)$$

（2）体外血流分析和血液透析过程

（2-1）透析器的 Aβ 去除效率定义如下：

$$去除效率(\%) = 100 \times \left(1 - \frac{\text{指定时间离开透析装置后的Aβ浓度}}{\text{同时间在进入透析装置前的Aβ浓度}}\right)$$

（2-2）实验池溶液或全血循环的 Aβ 还原率定义如下：

$$还原速率(\%) = 100 \times \left(1 - \frac{指定时间在体液或全血循环中的Aβ浓度}{体液或全血循环中的初始Aβ浓度} \right)$$

（2-3）透析装置的 Aβ 定义如下：

$$过滤速率(\%) = 100 \times \left(\frac{指定时间的Aβ浓缩过滤溶液浓度}{在当时透析之前的Aβ浓度} \right)$$

10.5 用于血液 Aβ 去除的吸附装置

为了获得合适的血液 Aβ 去除材料，我们首先研究了用于治疗性血液净化（单采）的吸附材料。我们使用了六种材料：十六烷基化纤维素颗粒（HDC），用于去除腕管综合征中的 β₂-微球蛋白；与葡聚糖硫酸盐（CLD）连接的纤维素颗粒；木炭（CHA），通常用于治疗，例如肝衰竭；色氨酸连接聚乙烯醇凝胶（TRV），用于格林-巴利综合征；醋酸纤维素颗粒和无纺布聚对苯二甲酸乙二醇酯过滤器，用于溃疡性结肠炎。在这些材料中，HDC 和 CHA 在使用合成 Aβ 肽的分批分析中证明了 Aβ$_{1\text{-}40}$ 和 Aβ$_{1\text{-}42}$ 的去除率几乎为 99%（图 10.2）（Kawaguchi et al. 2010）。

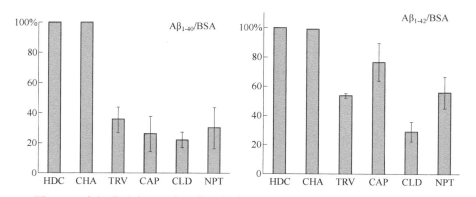

图 10.2　在间歇反应 16h 内，使用各种吸附剂进行间歇分析时的 Aβ 去除率

HDC 表示十六烷基化纤维素颗粒；CHA 表示木炭；TRV 表示色氨酸连接聚乙烯醇凝胶；CAP 表示醋酸纤维素颗粒；CLD 表示纤维素颗粒连接葡聚糖硫酸盐；NPT 表示无纺布聚对苯二甲酸乙二醇酯过滤器。HDC 和 CHA 对 Aβ$_{1\text{-}40}$ 的去除率明显高于 TRV（$p < 0.05$），而对 Aβ$_{1\text{-}42}$ 的去除率则高于 CAP（$p < 0.1$）

HDC 用于存在与血液透析相关并发症的情况，因此，我们能够在血液透析期间调查 HDC 柱前（前、入口）和后（后、出口）的 $A\beta$ 浓度。如表 10.1 所示，在 4h 血液透析过程中，对于 $A\beta_{1-40}$ 和 $A\beta_{1-42}$，HDC 的高去除效率保持在 50% 左右。

表 10.1　血液透析中 HDC 柱的去除效率

血液透析过程中的时间点	$A\beta_{1-40}$	$A\beta_{1-42}$
1h（$n=5$）	51.1%±6.6%	44.9%±5.0%
4h（$n=4$）	46.1%±6.6%	38.2%±5.8%

注：引自 Kawaguchi et al. 2010。

10.6　血液透析中血液透析器对血液中 $A\beta$ 的清除

我们之前报道过，根据对血液透析患者的分析，血液透析器表现出较高的 $A\beta$ 清除活性（Kitaguchi et al. 2011，2015；Kato et al. 2012）。在血液透析过程中，对透析器前（入口）和后（出口）的 $A\beta$ 浓度的测定表明，血液透析器有效地去除了非糖尿病患者血浆中的 $A\beta_{1-40}$ 和 $A\beta_{1-42}$。图 10.3 显示了每个透析疗程（$n=57$）透析器入口（前置）和出口（后置）处的 $A\beta$ 浓度。血液透析治疗时，$A\beta_{1-40}$ 平均去除效率 1h 时为 66.0%、4h 时为 61.1%，而 $A\beta_{1-42}$ 分别为 52.0% 和 49.2%，如图 10.3 所示。在每次透析 1h 和 4h 时，$A\beta_{1-40}$ 的去除效率均显著高于 $A\beta_{1-42}$ 的去除效率（两个时间点 $p < 0.0001$）。在整个透析过程中，每个透析器都保持其去除效率。这表明透析器在 4h 治疗期间有足够的能力去除 $A\beta$。

10.7　去除血液中的 $A\beta$s 诱发 $A\beta$s 流入血液

在血液透析期间，由于透析器的有效清除活动，去除血液中的 $A\beta$s 诱发 $A\beta$s 流入血液（图 10.3），血液透析 4h 后，如果没有 $A\beta$ 流入血液，血液 Aβs 的浓度大约为起始点浓度的 10%（图 10.4 中的"Calcd"）。然而，观察到与"Calcd"相比，血液 Aβs 浓度（图 10.4 中的"Obsd"）没有降低。"Obsd"和"Calcd"之间的差异归因于 Aβ 流入血液。我们根据前面描述的微分方程计算了流入量（Kitaguchi et al. 2011）。37 名非糖尿病血液透析患者的模拟结果如图 10.4 所示。

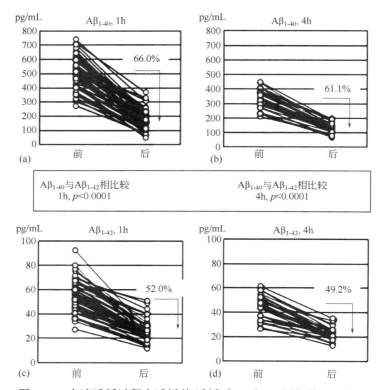

图 10.3　血液透析过程中透析前/透析后 1h 和 4h 测得的 Aβ 浓度

Aβ1-40 和 Aβ1-42 的 Aβ 去除效率都相当高，两者都约为 50%或更高（摘自 Kato et al. 2012，并进行了修改）

表 10.2 显示了对 30 名非糖尿病血液透析患者 Aβ 流入的更详细的模拟结果（Kitaguchi et al. 2015）。对于 Aβ1-40 和 Aβ1-42，在血液透析 1h 点的平均去除效率分别为 67.3%和 51.3%；在 4h 血液透析期间，Aβ1-40 和 Aβ1-42 的 Aβ 流入分别为 9243ng 和 719ng，约为血液透析前已存在的 Aβs 水平（1952ng 和 165ng）的 5 倍。在使用 HDC 的大鼠研究中也观察到类似的 Aβ 流入血液。

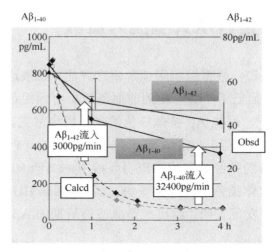

图 10.4　血液透析期间（Obsd）全身循环中观察到的血浆 Aβ 浓度的变化，以及假设没有 Aβ 流入血液（Calcd），根据透析器的 Aβ 去除效率计算出的血浆 Aβ 浓度

箭头表示血液透析期间 Aβ 内流（摘自 Kitaguchi et al. 2011，并进行了修改）

表 10.2　血液透析期间 Aβ 平均流入血液

血液透析期间的 Aβ 浓度（n=30）								
项目	Aβ1-40				Aβ1-42			
会话的时间点	0h	1h	4h		0h	1h	4h	
预透析器中的 Aβ 浓度/(pg/mL)	750.7	517.7	361.8		63.3	50.0	41.5	
前后透析器的去除效率/%		67.3				51.3		
用透析器除去 Aβ/ng		（0～1h）	（1～4h）	总去除 Aβ（0～4h）(a)		（0～1h）	（1～4h）	总去除 Aβ（0～4h）(a)
		3329	6925	10.254		227	549	776
血液中 Aβs 值的变化/ng	1952		941	降低 Aβ（0～4h）(b)	165		108	降低 Aβ（0～4h）(b)
				1011				57
Aβ 在血液透析过程期间流入血液/ng（a-b）		9243				719		

注：引自 Kitaguchi et al. 2015。

10.8　Aβs 是否从大脑流入血液？

　　最近，我们报道，根据组织病理学研究评估，血液透析（HD）患者大脑中的 Aβ 积累明显低于年龄匹配的非血液透析对照组（Sakai et al. 2016）。在非 HD 受试者中，用抗 Aβ 抗体染色的老年斑更常见，在 HD 患者中，老年斑稀疏或根本看不到（图 10.5）。关于老年斑的比例（斑块阳性/阴性受试者），HD 患者的神经炎和核心斑明显减少；17 例 HD 患者中只有 5 例出现 4G8 抗 Aβ 抗体染色的神经炎斑块，而 16 例非 HD 患者中有 12 例出现这些斑块。这些发现表明，脑可能是血液透析期间 Aβ 内流的来源之一。

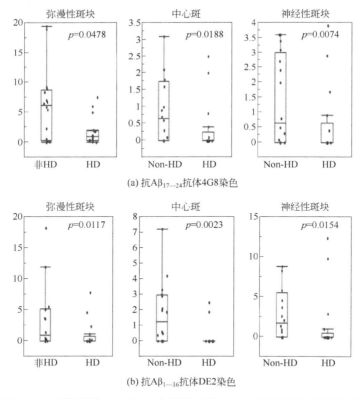

(a) 抗Aβ$_{17-24}$抗体4G8染色

(b) 抗Aβ$_{1-16}$抗体DE2染色

图 10.5　血液透析（HD）与未透析（非 HD）患者的老年斑块比较

HD 患者所有类型的 Aβ 沉积（弥漫性斑块、中心斑块和神经性斑块）的数量明显减少。

HD，$n=17$；非 HD，$n=16$（引自 Sakai et al. 2016 和修改后的版本）

10.9　血液透析是去除血液中 Aβ 的方法之一，其对认知功能的影响

众所周知，肾功能衰竭会导致认知能力下降。在我们的横断面研究中，与年龄匹配的健康对照组相比，未接受血液透析的肾功能衰竭患者的 MMSE 测量认知功能受损。然而，血液透析患者的 MMSE 得分与对照组相似（图 10.6）（Kato et al. 2012）。

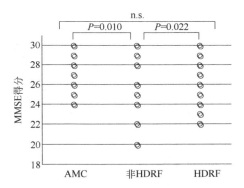

图 10.6　肾功能衰竭时认知功能恶化；然而，血液透析似乎促进了这一功能的恢复或维持

AMC，年龄匹配的健康对照组 17 例［（66.6±4.1）岁，男 5 例，女 12 例］；非 HDRF，肾衰患者 26 例［（66.6±14.7）岁，男 18 例，女 8 例］，HDRF，肾功能衰竭患者每周 3 次透析（n=57 例）［（69.4±3.8）岁，男 29 例，女 28 例］。MMSE 即简易精神状态检查（引自 Kato et al. 2012）

图 10.7 显示开始血液透析前后血浆 Aβ 浓度、认知功能、肾功能和血液透析时间（血液透析持续时间）之间的关系。在开始血液透析之前，$Aβ_{1-40}$ 和 $Aβ_{1-42}$ 的血浆浓度随着肾功能的下降而升高。然而，当患者开始血液透析时（血液透析开始后），血浆 Aβ 浓度的增加不再明显，而是有轻微的下降趋势。虽然认知功能随着肾功能的下降而下降，但在开始血液透析后，认知功能仍保持不变（图 10.7 底部）。

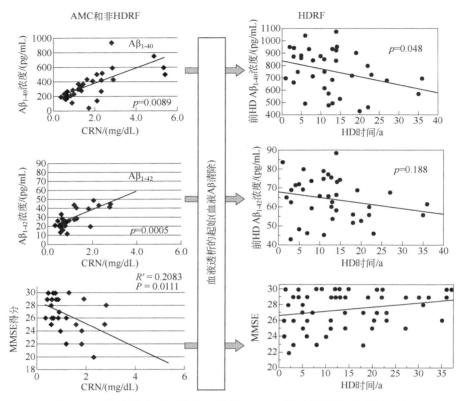

图 10.7　肾衰竭患者开始血液透析（HD）前后的横断面研究总结

中央的方框表示血液透析开始。中央方框左侧图显示的是无血液透析（非 HD）肾衰竭患者的数据。中央方框右侧图显示血液透析（HD）患者的数据。垂直轴向：上端，血浆 Aβ$_{1-40}$ 浓度；中间，血浆 Aβ$_{1-42}$ 浓度；底端迷你精神状态测试（MMSE）得分（30 表示无错误）。每次血液透析开始时采集血浆，用于测定血液透析开始后的 Aβ 浓度。横轴：血液透析开始前，血浆肌酐浓度（CRN），提示肾功能下降；血液透析开始后，血液透析的年份（持续时间）（数据引自 Kato et al. 2012）

　　在 18 个月和 36 个月随访的前瞻性研究中，MMSE 平均得分没有显著变化，如图 10.8（a）、（b）所示。然而，对个体受试者变化的分析显示，大多数血液透析患者维持或改善认知功能，但基线显示脑白质缺血的患者除外［图 10.8（c）］。这表明每周三次从血液中清除 Aβ 的血液透析可能对认知功能有积极影响，但对脑缺血的认知效果几乎没有影响。

　　此外，使用日本超过 200000 名血液透析患者的数据库显示，在非糖尿病患者中，透析时间较长的患者患痴呆症的风险明显较低（Nakai et al. 2018）。

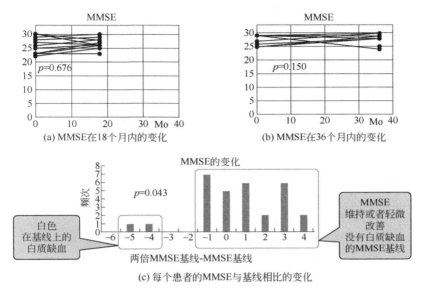

(c) 每个患者的MMSE与基线相比的变化

图 10.8　前瞻性研究中血液透析患者认知功能的变化

−1～4 的变化被视为保持或改进。MMSE 下降−4 和−5 的患者在基线时显示白质缺血

（引自 Kitaguchi et al. 2015，并修改）

10.10　吸烟对血液 Aβ 去除的影响

我们随后研究了吸烟对血液透析中 Aβ 去除效率的影响。研究对象为非糖尿病血液透析患者；$n=57$，男 29 例，女 28 例；年龄：（69.4 ± 3.8）岁（59～76 岁）；血液透析时间：（13.9 ± 9.4）年（1～37 年）；吸烟者 28 人，不吸烟者 29 人，"吸烟者"定义为曾经吸烟的患者（前吸烟者和现吸烟者）。通过对每位患者的访谈，获得了关于吸烟时间、每天香烟数量和香烟品牌的信息。持续时间和每天香烟数量的乘积也被用于分析。有趣的是，吸烟者在 4h 血液透析过程中 $Aβ_{1-40}$ 和 $Aβ_{1-42}$ 的去除效率显著降低（表 10.3），效率对非吸烟者则有增加的趋势，这是不显著的，而不是减少。造成这种差异的原因目前尚不清楚。一种可能是吸烟者血液中的 Aβ 物种可能具有某些特性，导致 Aβ 吸附饱和或透析器膜内表面堵塞。第二种可能性是，

在血液透析过程中流入血液的 Aβ 物种，吸烟者比非吸烟者使用透析器更难清除。然而，这种关于吸烟影响的推测是有局限性的。吸烟者中男性/女性的比例高于不吸烟者。因此，吸烟者和非吸烟者之间的差异可能部分归因于性别。

表 10.3　吸烟的影响：血液透析过程中透析前后 Aβ 去除效率的比较

移除效率/%		1h	4h
$Aβ_{1-40}$	吸烟者	70.0±9.6	60.0±8.6
			$p=0.0016$
	非吸烟者	65.4±9.9	70.4±20.3
$Aβ_{1-42}$	吸烟者	56.8±9.1	53.7±6.2
			$p=0.049$
	非吸烟者	50.2±11.4	55.3±8.5

10.11　吸烟对肾功能衰竭患者认知功能和脑萎缩的影响

图 10.9 表明，在我们的小样本量研究中，通过 MMSE 测量，吸烟者和非吸烟者的认知功能似乎没有明显的差异。在所有三组中，吸烟者的 MMSE 评分与非吸烟者相似；这三组包括：年龄匹配的健康对照（AMC，7 名吸烟者，10 名非吸烟者），不需要血液透析的肾衰竭患者（非 HDRF，7 名吸烟者，7 名非吸烟者），以及每周接受 3 次血液透析的严重肾功能衰竭患者（HDRF，28 名吸烟者，29 名不吸烟者）。然而，脑部 CT 扫描显示，吸烟者和非吸烟者的脑萎缩存在差异。吸烟者的额颞叶和颞顶叶萎缩比非吸烟者严重，如图 10.10 所示（χ^2 检验分别为 $p=0.0465$ 和 $p=0.0062$）。这表明，在我们的研究中，吸烟对大脑的影响可能不足以严重到影响认知功能，或者血液透析（包括每周三次从血液中去除 Aβ）可能维持认知功能，尽管吸烟者存在更严重的萎缩。

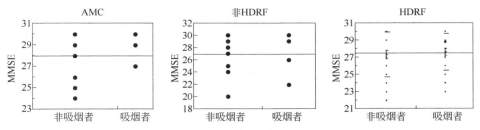

图 10.9　在我们的研究中，吸烟者和不吸烟者的认知功能相似

除 16 例非 HDRF 患者有吸烟史外，患者与图 10.6 相同。AMC，年龄匹配的健康对照（7 名吸烟者，10 名非吸烟者）；非 HDRF，无血液透析的非 HDRF 肾衰竭患者（7 名吸烟者，9 名非吸烟者）；HDRF，每周接受 3 次血液透析的 HDRF 严重肾衰竭患者（28 名吸烟者，29 名非吸烟者）。MMSE 即简易精神状态检查

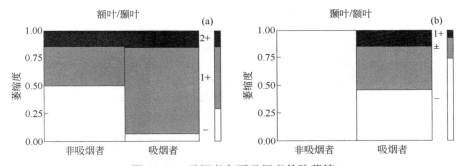

图 10.10　吸烟者和不吸烟者的脑萎缩

CT 扫描结果显示，吸烟者的额颞叶萎缩和颞顶叶萎缩较非吸烟者严重
（χ^2 检验分别为 $p=0.0465$ 和 $p=0.0062$）（摘自 Kitaguchi et al. 2015）

10.12　总结

如上所述，血液 Aβ 的去除可能会增强 Aβ 从大脑流入血液，从而维持或改善认知功能。我们相信 E-BARS 可以用于治疗阿尔茨海默病。吸烟史可能对脑萎缩和血液中 Aβ 的形态有一定影响。为了进一步阐明这一点，未来还需要进行更多的研究。

参考文献

Anstey KJ, von Sanden C, Salim A, O'Kearney R (2007) Smoking as a risk factor for dementia and cognitive decline: a meta-analysis of prospective studies. Am J Epidemiol 166: 367-378.

Barnes DE, Yaffe K (2011) The projected effect of risk factor reduction on Alzheimer's disease prevalence. Lancet Neurol 10: 819-828.

Bell RD, Sagare AP, Friedman AE, Bedi GS, Holtzman DM, Deane R, Zlokovic BV (2007) Transport pathways for clearance of human Alzheimer's amyloid beta-peptide and apolipo-proteins E and J in the mouse central nervous system. J Cereb Blood Flow Metab 27: 909-918.

Boada M, Ortiz P, Anaya F, Hernández I, Muñoz J, Núñez L, Olazarán J, Roca I, Cuberas G, Tárraga L, Buendia M, Pla RP, Ferrer I, Páez A (2009) Amyloid-targeted therapeutics in Alzheimer's disease: use of human albumin in plasma exchange as a novel approach for Abeta mobilization. Drug News Perspect 22: 325-239.

Boada M, Ramos-Fernández E, Guivernau B, Muñoz FJ, Costa M, Ortiz AM, Jorquera JI, Núñez L, Torres M, Páez A (2016) Treatment of Alzheimer disease using combination therapy with plasma exchange and haemapheresis with albumin and intravenous immunoglobulin: rationale and treatment approach of the AMBAR (Alzheimer Management By Albumin Replacement) study. Neurologia 31: 473-481.

DeMattos RB, Bales KR, Cummins DJ, Dodart JC, Paul SM, Holtzman DM (2001) Peripheral anti-A beta antibody alters CNS and plasma A beta clearance and decreases brain A beta burden in a mouse model of Alzheimer's disease. Proc Natl Acad Sci U S A 98: 8850-8855.

Donahue JE, Flaherty SL, Johanson CE, Duncan JA 3rd, Silverberg GD, Miller MC, Tavares R, Yang W, Wu Q, Sabo E, Hovanesian V, Stopa EG (2006) RAGE, LRP-1, and amyloid-beta protein in Alzheimer's disease. Acta Neuropathol 4: 405-415.

García AM, Ramón-Bou N, Porta M (2010) The effects of tobacco exposure before the age of onset of AD was investigated as a case-control study. Isolated and joint effects of tobacco and alcohol consumption on risk of Alzheimer's disease. J Alzheimers Dis 20: 577-586.

Hellström-Lindahl E, Mousavi M, Ravid R, Nordberg A (2004) Reduced levels of Abeta 40 and Abeta 42 in brains of smoking controls and Alzheimer's patients. Neurobiol Dis 15: 351-360.

Hock C, Konietzko U, Streffer JR, Tracy J, Signorell A, Müller-Tillmanns B, Lemke U, Henke K, Moritz E, Garcia E, Wollmer MA, Umbricht D, de Quervain DJ, Hofmann M, Maddalena A, Papassotiropoulos A, Nitsch RM (2003) Antibodies against beta-amyloid slow cognitive decline in Alzheimer's disease. Neuron 38: 547-554.

Hung LW, Ciccotosto GD, Giannakis E, Tew DJ, Perez K, Masters CL, Cappai R, Wade JD, Barnham KJ (2008) Amyloid-b peptide (Ab) neurotoxicity is modulated by the rate of peptide aggregation: Ab dimers and trimers correlate with neurotoxicity. J Neurosci 28: 11950-11958.

Kato M, Kawaguchi K, Nakai S, Murakami K, Hori H, Ohashi A, Hiki Y, Ito S, Shimano Y, Suzuki N, Sugiyama S, Ogawa H, Kusimoto H, Mutoh T, Y uzawa Y, Kitaguchi N (2012) Potential therapeutic system for Alzheimer's disease: removal of blood Abs by hemodialyzers and its effect on the cognitive functions of renal-failure patients. J Neural Transm 119: 1533-1544

Kawaguchi K, Kitaguchi N, Nakai S, Murakami K, Asakura K, Mutoh T, Fujita Y, Sugiyama S (2010) Novel therapeutic approach for Alzheimer's disease by removing amyloid-β protein from the brain with an extracorporeal removal system. J Artif Organs 13: 31-37.

Kawaguchi K, Saigusa A, Yamada S, Gotoh T, Nakai S, Hiki Y, Hasegawa M, Y uzawa Y, Kitaguchi N (2016) Toward the treatment for Alzheimer's disease: adsorption is primary mechanism of removing amyloid β protein with hollow-fiber dialyzers of the suitable materials, Polysulfone and polymethyl methacrylate. J Artif Organs 19: 149-158

Kihara T, Shimohama S, Sawada H, Kimura J, Kume T, Kochiyama H, Maeda T, Akaike A (1997) Nicotinic receptor stimulation protects neurons against beta-amyloid toxicity. Ann Neurol 42: 159-163.

Kihara T, Shimohama S, Sawada H, Honda K, Nakamizo T, Shibasaki H, Kume T, Akaike A (2001) Alpha 7 nicotinic receptor transduces signals to phosphatidylinositol 3-kinase to block A beta-amyloid-induced neurotoxicity. J Biol Chem 276: 13541-13546.

Kitaguchi N, Kawaguchi K, Nakai S, Murakami K, Ito S, Hoshino H, Hori H, Ohashi A, Shimano Y, Suzuki N, Y uzawa Y, Mutoh T, Sugiyama S (2011) Reduction of Alzheimer's disease amyloid-β in plasma by hemodialysis and its relation to cognitive functions. Blood Purif 32: 57-62.

Kitaguchi N, Hasegawa M, Ito S, Kawaguchi K, Hiki Y, Nakai S, Suzuki N, Shimano Y, Ishida O, Kushimoto H, Kato M, Koide S, Kanayama K, Kato T, Ito K, Takahashi H, Mutoh T, Sugiyama S, Y uzawa Y (2015) A prospective study on blood Aβ levels and the cognitive function of patients with hemodialysis: a potential therapeutic strategy for Alzheimer's disease. J Neural Transm 122: 1593-1607.

Kuo YM, Emmerling MR, Vigo-Pelfrey C, Kasunic TC, Kirkpatrick JB, Murdoch GH, Ball MJ, Roher AE (1996) Water-soluble Abeta (N-40, N-42) oligomers in normal and Alzheimer disease brains. J Biol Chem 271: 4077-4081.

Lopez OL, Kuller LH, Mehta PD, Becker JT, Gach HM, Sweet RA, Chang YF, Tracy R, DeKosky ST (2008) Plasma amyloid levels and the risk of AD in normal subjects in the Cardiovascular Health Study. Neurology 70: 1664-1671.

Matsumura A, Suzuki S, Iwahara N, Hisahara S, Kawamata J, Suzuki H, Yamauchi A, Takata K, Kitamura Y, Shimohama S (2015) Temporal changes of CD68 and α7 nicotinic acetylcholine receptor expression in microglia in Alzheimer's disease-like mouse models. J Alzheimers Dis 44: 409-423.

Matsuoka Y, Saito M, LaFrancois J, Saito M, Gaynor K, Olm V, Wang L, Casey E, Lu Y, Shiratori C, Lemere C, Duff K (2003) Novel therapeutic approach for the treatment of Alzheimer's disease by peripheral administration of agents with an affinity to β-Amyloid. J Neurosci 23: 29-33.

Mawuenyega KG, Sigurdson W, Ovod V, Munsell L, Kasten T, Morris JC, Yarasheski KE, Bateman RJ (2010) Decreased clearance of CNS beta-amyloid in Alzheimer's disease. Science 330: 1774.

Moreno-Gonzalez I, Estrada LD, Sanchez-Mejias E, Soto C (2013) Smoking exacerbates amyloid pathology in a mouse model of Alzheimer's disease. Nat Commun 4: 1495.

Morris AWJ, Carare RO, Schreiber S, Hawkes CA (2014) The cerebrovascular basement membrane: role in the clearance of β-amyloid and cerebral amyloid angiopathy. Front Aging

Neurosci 6: 1-9.

Nakai S, Wakai K, Kanda E, Kawaguchi K, Sakai K, Kitaguchi N (2018) Is hemodialysis itself a risk factor for dementia? An analysis of nationwide registry data of patients on maintenance hemodialysis in Japan. Ren Replace Ther 4: 12. https://doi.org/10.1186/s41100-018-0154-y.

Ott A, Slooter AJ, Hofman A, van Harskamp F, Witteman JC, V an Broeckhoven C, van Duijn CM, Breteler MM (1998) Smoking and risk of dementia and Alzheimer's disease in a population-based cohort study: the Rotterdam Study. Lancet 351: 1840-1843.

Sabia S, Marmot M, Dufouil C, Singh-Manoux A (2008) Smoking history and cognitive function in middle age from the Whitehall II study. Arch Intern Med 168: 1165-1173.

Sakai K, Senda T, Hata R, Kuroda M, Hasegawa M, Kato M, Abe M, Kawaguchi K, Nakai S, Hiki Y, Y uzawa Y, Kitaguchi N (2016) Patients that have undergone hemodialysis exhibit lower amyloid deposition in the brain: evidence supporting a therapeutic strategy for Alzheimer's disease by removal of blood amyloid. J Alzheimers Dis 51: 997-1002.

Schenk D, Barbour R, Dunn W, Gordon G, Grajeda H, Guido T, Hu K, Huang J, Johnson-Wood K, Khan K, Kholodenko D, Lee M, Liao Z, Lieberburg I, Motter R, Mutter L, Soriano F, Shopp G, V asquez N, V andevert C, Walker S, Wogulis M, Yednock T, Games D, Seubert P (1999) Immunization with amyloid-beta attenuates Alzheimer-disease-like pathology in the PDAPP mouse. Nature 400: 173-177.

Schoonenboom NS, Mulder C, V an Kamp GJ, Mehta SP, Scheltens P, Blankenstein MA, Mehta PD (2005) Amyloid beta 38, 40, and 42 species in cerebrospinal fluid: more of the same? Ann Neurol 58: 139-142.

Selkoe DJ (2001) Alzheimer's disease: genes, proteins, and therapy. Physiolo Rev 81: 741-766.

Sevigny J, Chiao P, Bussière T, Weinreb PH, Williams L, Maier M, Dunstan R, Salloway S, Chen T, Ling Y, O'Gorman J, Qian F, Arastu M, Li M, Chollate S, Brennan MS, Quintero-Monzon O, Scannevin RH, Arnold HM, Engber T, Rhodes K, Ferrero J, Hang Y, Mikulskis A, Grimm J, Hock C, Nitsch RM, Sandrock A (2016) The antibody aducanumab reduces Aβ plaques in Alzheimer's disease. Nature 537: 50-56.

Silverberg GD, Miller MC, Messier AA, Majmudar S, Machan JT, Donahue JE, Stopa EG, Johanson CE (2010) Amyloid deposition and influx transporter expression at the blood-brain barrier increase in normal aging. J Neuropathol Exp Neurol 69: 98-108.

Takata K, Kitamura Y, Saeki M, Terada M, Kagitani S, Kitamura R, Fujikawa Y, Maelicke A, Tomimoto H, Taniguchi T, Shimohama S (2010) Galantamine-induced amyloid-{beta} clearance mediated via stimulation of microglial nicotinic acetylcholine receptors. J Biol Chem 285: 40180-40191.

Walsh DM, Klyubin I, Fadeeva JV, Cullen WK, Anwyl R, Wolfe MS, Rowan MJ, Selkoe DJ (2002) Naturally secreted oligomers of amyloid b protein potently inhibit hippocampal long-term potentiation in vivo. Nature 416: 535-539.

Wang HY, Lee DHS, D'Andrea MR, Peterson PA, Shank RP, Reitz AB (2000) Beta-amyloid (1-42) binds to α7 nicotinic acetylcholine receptor with high affinity—implications for Alzheimer's disease pathology. J Biol Chem 275: 5626-5632.

Yang WN, Ma KG, Chen XL, Shi LL, Bu G, Hu XD, Han H, Liu Y, Qian YH (2014) Mitogen-activated protein kinase signaling pathways are involved in regulating α7 nicotinic acetylcho-line receptor-mediated amyloid-β uptake in SH-SY5Y cells. Neuroscience 278: 276-290.